名老中医

肿瘤辨治枢要 第2版

主 编 李 杰

编 者 王应天 苏春雨 吴成亚

冯 颖 严 安 宋 卓

徐竞男 朱广辉 曹璐畅

北京科学技术出版社

图书在版编目（CIP）数据

名老中医肿瘤辨治枢要 / 李杰主编 . — 2 版 . -- 北京 : 北京科学技术出版社 , 2024.1
ISBN 978-7-5714-3311-6

Ⅰ . ①名… Ⅱ . ①李… Ⅲ . ①肿瘤－辨证论治 Ⅳ . ① R273

中国国家版本馆 CIP 数据核字 (2023) 第 203473 号

策划编辑 : 刘　立
责任编辑 : 刘　立
责任印制 : 李　茗
封面设计 : 源画设计
出 版 人 : 曾庆宇
出版发行 : 北京科学技术出版社
社　　址 : 北京西直门南大街 16 号
邮政编码 : 100035
电　　话 : 0086-10-66135495 （总编室）
　　　　　0086-10-66113227 （发行部）
网　　址 : www.bkydw.cn
印　　刷 : 三河市国新印装有限公司
开　　本 : 710 mm × 1 000 mm　1/16
字　　数 : 298 千字
印　　张 : 20.75
版　　次 : 2024 年 1 月第 2 版
印　　次 : 2024 年 1 月第 1 次印刷
ISBN 978-7-5714-3311-6

定　　价 : 68.00 元

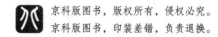

前　言

1994年，我有幸开始师从全国名老中医、中国中医科学院广安门医院的朴炳奎、孙桂芝主任医师，在肺癌、消化道恶性肿瘤、乳腺癌等中医药治疗方面深得老师的教诲，对导师们辨病与辨证相结合、以人为本的治疗理念颇有领悟。留在中国中医科学院广安门医院肿瘤科工作后，在林洪生主任指导下，我对以中医治则为统领的中医肿瘤分阶段治疗理念有了进一步认识；同时在工作中，十分注意学习科室内老专家的学术经验和体会，为自己中医治疗肿瘤体系的建立奠定了良好的基础。近30年的学习诊疗经历让我深刻地体会到，学习和继承当代中医肿瘤专家经验精华是成为优秀医师的关键，博采众长对于医生的成长至关重要！因此，随时收集一些中医名家发表的学术经验成了我平常最喜欢的学习方式，很多老师的学术经验也已成为自己平常常用的治疗方法。如江苏省中医院的单兆伟教授一直是我十分敬仰的中医名家，其在治疗脾胃病方面的经验使我受益匪浅。2015年12月离开我们的国医大师朱良春先生在动物药研究方面做出的卓越贡献也深深吸引了我，其相关文集也成了我书案上常常学习的重要内容。每当在临床上遇到疑难病症时，正是这些专家的学术经验给了我很多灵感和智慧。古语云："独学而无友，则孤陋寡闻。"正如先贤孙思邈所言，凡有"一事长于己者，不远千里，伏膺取决"，还如名医施今墨提出的"中西医应互相学习，使其融会贯通"。因此，要想在某一专科有所突破，就要博采诸家精要，这也是我撰写本书的初衷。

本书是我们在查阅大量国内中医名家防治肿瘤的经验基础上，结合我科的临床实践编写而成的。本书自2017年出版以来，受到广大业内读者的喜爱。为进一步满足读者的需求，我们结合最新的临床经验进行了全面的增补和修订，对中医治疗肿瘤现状进行了全面的展示。我们精心筛选了长期工作在中医肿瘤临床一线，来自中国中医科学院广安门医院、上海中医药大学附属龙华医院、广州中医药大学第一附属医院、江苏省中医院等中医名院101位中医名家的临床经验，从病机治法、核心处方、常用药对等方面进行了较为详细的总结，尤其是11位国医大师的经验，对中医治疗肿瘤有重大的临床指导价值。根据中医药治疗肿瘤临床实践情况，我们将本书分成三个部分：第一部分为辨病治疗篇，按照临床常见病种共分13章，涵盖了肺癌、消化道恶性肿瘤、乳腺癌等常见肿瘤及近年来发病率日益增多的甲状腺癌等疾病；第二部分是症状辨治篇，总结了肿瘤患者常见的胸腔积液、腹水、癌性疼痛的中医药处理方法；第三部分是西医治疗期间中医药防护辨治篇，针对围手术期术后症状和预防肿瘤细胞复发转移，以及放化疗、靶向治疗等现代医疗方法的常见不良反应的中医药防护进行了论述。

本书可供中医、中西医结合肿瘤专业临床工作者借鉴使用，也可以作为研究生的重要教学参考书，同时适合肿瘤患者及其家属阅读参考。在本书完成之余，我衷心感谢诸位中医名家为肿瘤防治事业所做出的突出贡献，感谢中国中医科学院、中国中医科学院广安门医院各级领导对我的大力支持和培养，以及我的研究生为本书的撰写收集资料所付出的辛勤努力！希望本书的出版，能为临床一线工作者较全面地掌握中医名家治疗恶性肿瘤的经验精髓，进一步提高我国中医药防治肿瘤的水平贡献一份力量！

李杰

2023 年 10 月

目 录

辨病治疗篇

第1章　肺癌 …………………………………………………………… 1

第一节　病机治法 ……………………………………………………… 1

☞ 朴炳奎倡随证择法、综合施治、扶正培本治肺癌 ………………… 1

☞ 孙桂芝注重燥邪，分三型论治肺癌 ………………………………… 3

☞ 林洪生以气阴为本，首创分阶段规范化治疗理念 ………………… 5

☞ 花宝金以肺气失降论肺癌，重在降肺气，兼理气阴 ……………… 7

☞ 周岱翰辨证论治，养正为主兼顾化痰治肺癌 ……………………… 9

☞ 李佩文视癌为瘘，重患者诉求分段论治 ………………………… 10

☞ 刘嘉湘倡正虚痰毒蕴肺成积论，治以扶正为本、辨证为先…… 11

☞ 徐振晔重脾肾，益气养精兼以解毒 ……………………………… 13

☞ 贾英杰以癌类疮，立三焦逐邪法 ………………………………… 14

☞ 熊继柏抓主要症状、寻病机、循经论治理肺积 ………………… 15

第二节　核心处方 …………………………………………………… 17

☞ 李斯文紧抓正虚毒蕴，自创肺癌一号方 ………………………… 17

☞ 郁仁存辨病与辨证相结合，根据病理分型立肺癌三方 ……… 19

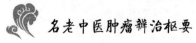
☞ 李佩文益气养阴，以百合固金汤加减为主方 …………………… 20

☞ 徐振晔益气养精、解毒散结，自创肺岩宁方 …………………… 22

☞ 贾英杰重病理，通三焦，善用千金苇茎汤 …………………… 22

第2章 食管癌 ……………………………………………… 24

第一节 病机治法 ……………………………………… 24

☞ 余桂清从补脾胃、调情志论治食管癌 …………………… 24

☞ 孙桂芝结合病理抓病机，分段辨治食管癌 …………………… 25

☞ 花宝金基于气机升降理论从疏肝调脾治疗食管癌 …………… 26

☞ 单兆伟扶正为先，益气养阴润燥治疗食管癌 …………………… 28

☞ 黄金昶结合病理分阴阳，从火、燥、寒水论治食管癌 ………… 29

☞ 王三虎从阴衰阳结、痰气血瘀、燥湿相混论治食管癌 ………… 31

☞ 张代钊从痰、气、瘀、热论治食管癌 …………………… 32

☞ 刘沈林以甘凉濡润和降、复法大方论治食管癌 …………… 33

☞ 王晞星疏肝健脾贯穿食管癌治疗始终，降胃气、补肝肾、
顾护阴液 …………………………………………………… 35

☞ 张士舜补肾培本、疏肝健脾和胃、活血化瘀解毒治食管癌 …… 36

☞ 陈慈煦运用通降解毒法治疗食管癌 …………………… 38

第二节 核心处方 ……………………………………… 40

☞ 孙桂芝抓主证，善用二术郁灵丹 …………………… 40

☞ 花宝金善用经方化裁，以旋覆代赭泻心汤为基础方加减 ……… 41

☞ 郁仁存创急灵仙方治疗食管癌 …………………… 42

☞ 王三虎创全通汤治疗食管癌 …………………… 42

☞ 孙秉严攻邪与扶正结合，创严灵丹、化瘤丹和噎膈志断汤 …… 43

☞ 朱祥麟辨证施治，以会厌逐瘀汤化裁治噎膈 …………… 44

☞ 陈光伟创消噎汤治食管癌 ·· 45

☞ 张士舜创冬龙祛噎汤治中晚期食管癌 ·························· 45

☞ 单兆伟创贞芪汤和芪竹汤扶正祛邪治疗噎膈 ·············· 46

第三节 常用药对 ·· 47

☞ 余桂清常用药对 ·· 47

☞ 孙桂芝常用药对 ·· 48

☞ 王晞星常用药对 ·· 49

☞ 沈敏鹤常用药对 ·· 50

☞ 李杰常用药对 ·· 51

第四节 其他疗法 ·· 52

☞ 黄金昶独崇任督二脉，尤其是大椎穴、至阳穴、脊中穴外治

食管癌 ··· 52

☞ 刘沈林善用粉剂药姑息治疗食管癌及术后预防复发 ·········· 53

第 3 章 胃癌 ·· 54

第一节 病机治法 ·· 54

☞ 孙桂芝认为胃癌病机为本虚毒聚，提出从恶肉论治 ·········· 54

☞ 花宝金首重脾胃，运用气机升降理论治胃癌 ················ 55

☞ 郁仁存提出肿瘤内虚学说，强调平衡论治胃癌 ·············· 56

☞ 魏品康立胃癌从痰论治理论体系，消痰散结法治胃癌 ········ 58

☞ 单兆伟学归醇正辨虚实，推崇和缓而治 ···················· 59

☞ 刘沈林推崇脾虚毒蕴学说，强调两期论治 ·················· 60

☞ 周仲瑛立足癌毒，多法合用治胃癌 ·························· 61

☞ 李杰立足阳化气阴成形理论，扶阳消阴治胃癌 ············· 63

第二节 核心处方 ··64

☞ 孙桂芝紧扣病机四法同用,定核心处方黄芪建中汤扶正培本···64

☞ 郁仁存基于脾肾不足,喜用健脾补肾方辨证加减·············65

☞ 魏品康消痰散结创八法,以核心处方消痰散结方辨证加减···66

☞ 单兆伟攻补兼施,自拟经验方芪竹方防胃癌复发·············68

☞ 刘沈林两期论治,健脾类方随证加减·······················69

☞ 周仲瑛正邪兼顾,自拟消癌解毒方随证加减治胃癌·········69

第三节 常用药对 ··71

☞ 孙桂芝常用药对 ···71

☞ 郁仁存常用药对 ···72

☞ 魏品康常用药对 ···73

☞ 单兆伟常用药对 ···74

☞ 刘沈林常用药对 ···75

☞ 周仲瑛常用药对 ···76

第4章 大肠癌 ···77

第一节 病机治法 ··77

☞ 徐景藩从扶正健脾固本、化湿散瘀解毒、益气养阴论治肠癌···77

☞ 何任不断扶正、适时祛邪、随证论治肠癌·················79

☞ 孙桂芝求本补脾肾,从虚、瘀、湿、毒分型论治肠癌·······80

☞ 周岱翰以通降为主分型论治肠癌·······················82

☞ 林丽珠升阳健脾调气血、通腑泻浊祛毒瘀论治大肠癌·······84

☞ 杨宇飞提出通阳法治疗肠癌·······························87

☞ 李杰基于气机升降失调以调气为先治疗肠癌·············88

☞ 李斯文基于扶正抑癌理论,创益气健脾法分段论治肠癌···89

☞ 赵景芳基于微调平衡法，以脾胃为本、调气化瘀治疗肠癌…… 90

☞ 金国梁抓主要矛盾，分型论治肠癌 …………………………… 92

☞ 尤建良守中调气、通腑攻下、清热解毒法论治肠癌 ………… 93

第二节 核心处方 …………………………………………………… 95

☞ 孙桂芝治疗肠癌常用核心方 …………………………………… 95

☞ 朴炳奎以益气消瘤方为主方辨证治疗大肠癌 ………………… 97

☞ 杨宇飞抓主证，以黄芪四君子汤为核心处方治疗肠癌 ……… 98

☞ 李斯文创益脾安肠汤治疗肠癌 ………………………………… 98

☞ 胡志敏创肠积消方治疗肠癌 …………………………………… 99

☞ 章永红创扶正抑癌方论治晚期肠癌 …………………………… 99

☞ 张东岳治疗肠癌常用核心方 …………………………………… 100

第三节 核心药对 …………………………………………………… 101

☞ 孙桂芝常用药对 ………………………………………………… 101

☞ 杨宇飞常用药对 ………………………………………………… 102

☞ 李杰常用药对 …………………………………………………… 102

☞ 李斯文常用药对 ………………………………………………… 103

第四节 其他疗法 …………………………………………………… 104

☞ 李斯文运用中药灌肠或滴注法治疗肠癌 ……………………… 104

☞ 金国梁运用菱壳汤食疗治肠癌 ………………………………… 105

☞ 郭勇运用养血通络方治疗肠癌化疗后神经麻木 ……………… 105

☞ 孙光荣运用动物药蛞蝓液保留灌肠治疗肠癌 ………………… 105

第 5 章 肝癌 ………………………………………………………… 107

第一节 病机治法 …………………………………………………… 107

☞ 潘敏求以瘀、毒、虚为本，分期辨证论治 …………………… 107

☞ 周岱翰辨病与辨证相结合，提倡带瘤生存 ················· 109

☞ 花宝金活用升降理论，治疗首重理气机 ················· 110

☞ 林丽珠理气血，重传变，肝脾同调 ················· 112

☞ 李佩文以血为本，病证兼顾，肝脾肾三脏同治 ················· 113

☞ 柴可群运用四则四法治肝癌 ················· 114

第二节　核心处方 ················· 116

☞ 段凤舞推陈出新，自拟参赭培气逐瘀汤 ················· 116

☞ 林丽珠重经方擅用小柴胡汤，据病理分型辨证论治 ········· 117

第三节　常用药对 ················· 118

☞ 朱良春常用药对 ················· 118

☞ 孙桂芝常用药对 ················· 119

☞ 李佩文常用药对 ················· 119

第6章　脑瘤 ················· 121

第一节　病机治法 ················· 121

☞ 周仲瑛本肝肾、重内风、复法大方辨治脑瘤 ················· 121

☞ 李佩文重风痰论治脑瘤 ················· 122

☞ 施志明化痰软坚法辨治脑瘤 ················· 123

☞ 刘伟胜通上泻下法辨治脑瘤 ················· 124

☞ 谢远明扶正活血化瘀法辨治脑瘤 ················· 125

☞ 高允旺扶阳法辨治脑瘤 ················· 125

☞ 张培宇从六经辨治脑瘤 ················· 127

第二节　核心处方 ················· 128

☞ 孙桂芝以加味慈桃丸加减辨治脑瘤 ················· 128

☞ 朴炳奎以菖蒲郁金汤为主方辨治脑瘤 ················· 129

☞ 侯炜自拟化痰逐瘀消瘤汤辨治脑瘤 ················· 130

☞ 周仲瑛以牵正散为主方辨治脑瘤 ················· 131

☞ 张培宇以小续命汤为核心处方辨治脑瘤 ················· 132

☞ 谢远明以补阳还五汤为核心处方辨治脑瘤 ················· 133

☞ 高允旺创脑瘤丸温热扶阳辨治脑瘤 ················· 134

第三节　常用药对 ················· 135

☞ 施志明以毒攻毒组药对 ················· 135

☞ 王禹堂组药对重轻清通窍 ················· 135

☞ 章永红扶正解毒兼顾组药对 ················· 136

第7章　恶性淋巴瘤 ················· 138

第一节　病机治法 ················· 138

☞ 黄振翘从三焦辨证，以祛除风邪为核心辨治恶性淋巴瘤 ······ 138

☞ 甘欣锦以扶正为主辨治老年恶性淋巴瘤 ················· 139

☞ 张士舜以霸药辨治淋巴瘤 ················· 141

☞ 吴肇庆以虚为本、痰为标辨治淋巴瘤 ················· 141

第二节　核心处方 ················· 143

☞ 李杰自拟健脾消瘤方防治淋巴瘤复发转移 ················· 143

☞ 罗秀素以消瘰丸为核心处方辨治淋巴瘤 ················· 143

☞ 史奎钧拟振元抑瘤方辨治恶性淋巴瘤 ················· 144

☞ 吴正翔自拟吴氏消瘤散辨治淋巴瘤 ················· 146

☞ 张步桃以小柴胡汤辨治淋巴瘤 ················· 147

☞ 张士舜以海藻玉壶汤辨治淋巴瘤 ················· 148

第三节　常用药对 ················· 149

☞ 李杰病症结合组药对 ················· 149

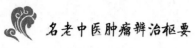
第8章 肉瘤 150

第一节 病机治法 150

☞ 孙桂芝辨寒热毒健脾补肾治疗骨肉瘤 150

☞ 李杰化痰软坚法辨治肌纤维母细胞肉瘤 151

第二节 核心处方 153

☞ 顾振东拟加减阳和汤温阳散寒治骨肉瘤 153

☞ 和贵章以回阳玉龙膏结合外治法辨治脂肪肉瘤 155

第三节 常用药对 156

☞ 李杰病症结合组药对 156

第9章 妇科肿瘤 157

第一节 病机治法 157

☞ 庞泮池据正虚邪恋，扶正祛邪治妇科肿瘤 157

☞ 李佩文据冲任损伤、肾肝脾失调治疗妇科肿瘤 158

☞ 王三虎据燥湿相混治疗妇科肿瘤 159

☞ 宋明志据脾肾两虚治疗妇科肿瘤 160

☞ 常青据肝失疏泄治疗妇科肿瘤 161

☞ 章永红据肝脾肾亏虚、冲任受损治疗妇科肿瘤 162

第二节 处方用药 163

☞ 庞泮池扶正与祛邪常用药 163

☞ 李佩文常用处方及中药 164

☞ 王三虎以当归贝母苦参丸为基本方 165

☞ 宋明志基于扶正祛邪法常用方药 165

☞ 常青常用经验方 167

☞ 章永红常用方药 167

第 10 章　胰腺癌 ·· 170

　　第一节　病机治法 ··· 170

　　　☞ 孙桂芝据脾虚为本，通散结合治疗胰腺癌 ········· 170

　　　☞ 周仲瑛辛开苦降酸收复法并用治疗胰腺癌 ········· 171

　　　☞ 杨金坤据正气虚损、脾肾亏虚治疗胰腺癌 ········· 172

　　　☞ 刘鲁明据湿热蕴结治疗胰腺癌 ·················· 173

　　　☞ 周维顺据正虚邪实治疗胰腺癌 ·················· 174

　　第二节　处方用药 ··· 176

　　　☞ 孙桂芝用黄芪建中汤或逍遥散辨证化裁 ········· 176

　　　☞ 周仲瑛基于抗癌解毒为基本大法常用药物 ········· 176

　　　☞ 吴良村辨证分型常用处方 ······················ 177

　　　☞ 刘鲁明以清胰化积汤为核心处方 ················ 178

　　　☞ 杨金坤辨证分型常用药物 ······················ 179

　　　☞ 周维顺辨证分型处方用药 ······················ 180

　　　☞ 王晞星善用和法，首推六君子汤及大柴胡汤 ······ 181

　　第三节　常用药对 ··· 183

　　　☞ 孙桂芝常用药对 ······························ 183

　　　☞ 杨金坤常用药对 ······························ 183

第 11 章　乳腺癌 ·· 185

　　第一节　病机治法 ··· 185

　　　☞ 花宝金重气机，轻灵引经治转移 ················ 185

　　　☞ 林丽珠疏肝养肝、柔肝缓急治乳腺癌 ············ 186

　　　☞ 陆德铭温补肾阳调冲任 ························ 187

　　　☞ 魏品康从痰论治三步法 ························ 188

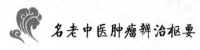

☞ 林毅受体阴阳分论 ………………………………………… 189

☞ 徐力截断法治三阴乳腺癌 ………………………………… 190

☞ 刘亚娴以"不补补之"法，从郁、瘀、痰、虚治乳腺癌 …… 191

第二节　核心处方 ……………………………………………… 194

☞ 余桂清处方精专，病、证、症巧结合 …………………… 194

☞ 孙桂芝创辨病专方乳癌消 ………………………………… 194

☞ 朴炳奎通补奇经，创四逆六君调冲汤 …………………… 195

☞ 花宝金自拟疏肝健脾方，阴阳并治抗乳腺癌 …………… 196

☞ 王桂绵以香砂六君子汤合柴胡疏肝散治乳腺癌 ………… 197

☞ 陆德铭创乳腺癌术后方，防复发转移 …………………… 198

☞ 唐汉钧创扶正祛邪乳安方 ………………………………… 199

☞ 徐力阻截显证，创抗癌模块 ……………………………… 200

☞ 张学文攻补兼施创参芪康泰汤 …………………………… 201

第三节　常用药对 ……………………………………………… 202

☞ 余桂清常用药对 …………………………………………… 202

☞ 朴炳奎常用药对 …………………………………………… 203

☞ 花宝金常用药对 …………………………………………… 204

☞ 焦中华常用药对 …………………………………………… 204

第12章　甲状腺癌 …………………………………………… 206

第一节　病机治法 ……………………………………………… 206

☞ 陈玉琨以消核软坚之法治疗甲状腺癌 …………………… 206

☞ 程益春基于气、瘀、痰、火病机辨治甲状腺癌 ………… 206

☞ 陈培丰从气论治甲状腺癌 ………………………………… 208

☞ 陈如泉运用益气养阴扶正法治疗甲状腺癌术后 ………… 210

☞ 黄挺针对甲状腺癌术后辨证施治 …………………………………… 211

☞ 陈旻从肝论治女性甲状腺癌术后 …………………………………… 213

第二节 核心处方 …………………………………………………… 214

☞ 陈玉琨以消瘰丸为基础，消肿散瘀 ………………………………… 214

☞ 程益春创活血散瘀汤、化痰解毒汤、消瘿汤等方，分证治疗 …… 214

☞ 陈培丰化裁柴胡疏肝散或逍遥散，疏肝理气 ……………………… 215

☞ 陈如泉以沙参麦冬汤或二至丸为基础方益气养阴、软坚

散结、扶正解毒 …………………………………………………… 216

☞ 黄挺辨证分型代表方：天王补心丹、生脉散与海藻玉壶汤 …… 216

第13章 前列腺癌 ……………………………………………………… 218

第一节 病机治法 …………………………………………………… 218

☞ 贾英杰注重中焦，兼以利湿祛瘀 …………………………………… 218

☞ 陈志强规范辨证分型，扶正抑瘤治疗晚期前列腺癌 ……………… 219

☞ 魏睦新提出中医待机疗法治疗早期前列腺癌 ……………………… 221

☞ 高荣林注重脾胃，以补脾代替补肾 ………………………………… 222

第二节 核心处方 …………………………………………………… 224

☞ 贾英杰创新方，调理少阳枢机，清利湿热 ………………………… 224

☞ 陈志强基于辨证论治创扶正抑瘤方 ………………………………… 225

☞ 魏睦新以知柏地黄丸为早期前列腺癌基本方 ……………………… 225

☞ 高荣林以六君子汤为基础，调理脾胃 ……………………………… 226

症状辨治篇

第14章　恶性胸腔积液 ·· 228

　第一节　病机治法 ·· 228

　　☞ 林洪生据气虚饮停治疗肺癌胸腔积液 ················ 228

　　☞ 花宝金据本虚标实治疗胸腔积液 ···················· 229

　　☞ 刘嘉湘据正虚邪实、虚实夹杂治疗肺癌胸腔积液 ···· 230

　　☞ 徐振晔据祛邪补虚治疗肺癌恶性胸腔积液 ·········· 232

　　☞ 殷东风调肝化气行水治悬饮 ························ 233

　　☞ 侯平玺以健脾补肺法治恶性胸腔积液 ················ 234

　　☞ 解建国据三焦不利治疗悬饮 ························ 235

　第二节　核心处方 ·· 237

　　☞ 林洪生辨证分型常用处方 ·························· 237

　　☞ 花宝金以防己黄芪汤辨治胸腔积液 ················ 237

　　☞ 刘嘉湘基于重视扶正、慎用攻伐处方用药 ·········· 238

　　☞ 徐振晔重祛邪，兼扶正创悬饮宁治恶性悬饮 ········ 239

　　☞ 侯平玺健脾补虚，六君子汤合用二妙丸 ············ 241

　　☞ 解建国基于补虚培元、通调水道常用药 ············ 242

　　☞ 殷东风以柴胡龙骨牡蛎汤调肝行水，四君子汤健脾利水 ······ 243

　第三节　常用药对 ·· 244

　　☞ 花宝金常用药对 ································ 244

第15章　癌性腹水 ·· 245

　第一节　病机治法 ·· 245

☞ 何任重责脾胃、除湿利水治疗肝癌腹水 …………………………… 245

☞ 刘鲁明据湿热蕴结治疗癌性腹水 ………………………………… 246

☞ 周维顺据肝、脾、肾三者失司治疗肝癌腹水 …………………… 247

☞ 孙尚见从肺、从络、从脾论治肝癌腹水 ………………………… 248

第二节　处方用药 ……………………………………………………… 249

☞ 何任基于理脾、责肾、理气常用药 ……………………………… 249

☞ 刘鲁明据湿热蕴结，用清胰化积方 ……………………………… 249

☞ 周维顺基于清热解毒、调肝利水、健脾补肾常用药 …………… 250

☞ 孙尚见基于从肺、从络、从脾论治常用药 ……………………… 251

第三节　常用药对 ……………………………………………………… 252

☞ 何任常用药对 ……………………………………………………… 252

☞ 刘鲁明常用药对 …………………………………………………… 252

第16章　癌性疼痛 ……………………………………………………… 253

第一节　病机治法 ……………………………………………………… 253

☞ 施志明以辨证论治为基础，从心肝论治癌痛 …………………… 253

☞ 庞德湘抓主证，以急则治其标为原则治疗癌痛 ………………… 253

☞ 章永红消癌毒，兼以扶正补虚治疗乳腺癌疼痛 ………………… 255

☞ 郑卫琴基于气血不通、久之成瘀病机标本同治癌性疼痛 …… 255

第二节　核心处方 ……………………………………………………… 256

☞ 张士舜以芍药甘草汤为基础，缓急止痛 ………………………… 256

☞ 施志明擅用虫类药，合以宁心安神、疏肝行气之品 …………… 257

☞ 章永红创补虚化毒方，辨病与辨证相结合 ……………………… 257

☞ 郑卫琴以内服汤剂调脾胃，外用膏剂散寒止痛、通经

化瘀血 ……………………………………………………………… 258

西医治疗期间中医药防护辨治篇

第17章　调理围手术期术后症状 ················· 259

　第一节　病机治法 ························· 259

　　☞ 李杰基于大气下陷理论辨治胸部恶性肿瘤术后症状 ·········· 259

　　☞ 李杰基于气机升降理论以调气法辨治肠癌术后肠道功能
　　　紊乱 ····························· 261

　　☞ 邵文虎以脾胃升降失调为核心病机辨治腹部肿瘤术后胃瘫 ··· 263

　　☞ 楼丽华从瘀虚论治乳癌术后上肢水肿 ················ 264

　　☞ 徐经世重视平衡疗法，以扶正安中之法辨治肿瘤术后诸症 ··· 265

　第二节　核心处方 ························· 266

　　☞ 李杰以升陷汤为核心处方辨治胸部恶性肿瘤术后症状 ········ 266

　　☞ 杜建抓主要矛盾，创解毒消癥饮和扶正抑瘤方 ··········· 267

　　☞ 徐经世创健中扶正汤辨治肿瘤术后诸症 ·············· 268

　　☞ 金实创五白散治疗胃癌术后残胃吻合口炎 ············· 269

第18章　预防围手术期术后复发转移 ·············· 270

　第一节　病机治法 ························· 270

　　☞ 王沛以养阴益气、化痰解毒法防治肺癌术后复发转移 ········ 270

　　☞ 单兆伟以益气养阴、解毒化瘀法防治胃癌术后复发转移 ····· 272

　　☞ 王笑民以疏肝补肾、化痰祛瘀解毒法防治乳腺癌术后复发
　　　转移 ····························· 274

　　☞ 山广志健脾温阳、散结解毒辨治肠癌术后腹腔淋巴结转移 ··· 276

　　☞ 刘嘉湘以益气养阴、扶正抗癌法防治胃癌术后复发转移 ······ 277

第二节 核心处方 ·· 278

☞孙桂芝创溶纤方预防腹部恶性肿瘤术后肠粘连 ········· 278

☞单兆伟以芪竹方为核心处方辨治胃癌术后 ············· 279

第三节 常用药对 ·· 280

☞孙桂芝常用药对 ······································ 280

☞单兆伟常用药对 ······································ 282

☞李杰常用三联药对 ···································· 283

第19章 化疗毒副作用的防护 ······························ 285

第一节 病机治法 ·· 285

☞花宝金从寒客于胃论治化疗后呕吐 ····················· 285

☞魏品康消痰和胃法论治化疗后呕吐 ····················· 285

☞张培宇辨热毒治疗化疗所致周围神经毒性 ··············· 287

☞贾英杰重补气论治化疗后骨髓抑制 ····················· 287

☞周岱翰从升降学说论治化疗后消化道不良反应 ··········· 288

第二节 核心处方 ·· 289

☞花宝金以香砂六君子汤为核心处方辨治化疗后呕吐 ······· 289

☞刘金文以健脾补肾方辨治化疗后骨髓抑制 ··············· 290

☞张培宇以炙甘草汤为核心处方辨治化疗后骨髓抑制 ········ 291

☞张培宇以桂枝汤为核心处方辨治化疗后周围神经毒性 ······ 293

☞常忠莲以当归四逆汤为核心处方辨治化疗后周围神经毒性 ··· 294

☞常忠莲以百合地黄汤治疗化疗后肝损伤 ················· 295

第三节 常用药对 ·· 295

☞周岱翰常用药对 ······································ 295

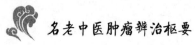

第20章 放射性肠炎中医药防护 ……………………… 297

第一节 病机治法 ……………………………………… 297

第二节 核心处方 ……………………………………… 298

第21章 放射性肺炎中医药防护 ……………………… 300

第一节 病机治法 ……………………………………… 300

☞ 张代钊以阴虚为本，养阴不忘清热 …………………… 300

☞ 李斯文倡创"辨证＋辨病＋对症＋情志疗法"组方模式 …… 301

☞ 徐艳玲倡温邪犯肺论，从卫气营血辨证论治 ………… 302

☞ 胡志敏擅用经方，中西医结合分型辨证论治 ………… 303

第二节 核心处方 ……………………………………… 306

☞ 张代钊巧用生脉饮祛邪扶正 …………………………… 306

第22章 靶向药物相关不良反应的中医药防护 …… 307

第一节 病机治法 ……………………………………… 307

☞ 花宝金以清热利湿解毒为本，治疗靶向药物相关性皮疹 …… 307

☞ 林胜友从"阴火论"论治恶性肿瘤靶向治疗后口腔溃疡 …… 309

☞ 李杰基于证型演变分段辨治延缓肺癌靶向药物耐药 ………… 309

第二节 核心处方 ……………………………………… 311

☞ 林丽珠以荆防四物汤辨治靶向药物导致的皮疹 ……… 311

☞ 王笑民重视温补中焦，善用黄芪建中汤 ……………… 311

辨病治疗篇

第1章　肺　癌

第一节　病机治法

☞朴炳奎倡随证择法、综合施治、扶正培本治肺癌

朴炳奎为中国中医科学院首席研究员，中国中医科学院广安门医院肿瘤科原主任、主任医师，博士研究生导师，世界中医药学会联合会肿瘤专业委员会会长。其从事中医临床和教学工作已逾50载，熟谙中医医理药性，擅长肿瘤的综合防治，尤其对于肺癌的辨证施治，积累了丰富的临床经验。

1.烟毒是肺癌重要的致病因素　朴炳奎认为，烟毒是肺癌重要的致病因素。烟毒辛燥，可直接损伤肺络，耗气伤阴。烟毒入络，致使气血瘀滞，败坏络体。若正虚不制，败络化毒，络毒亢变，亢害无制，则化生新络。新生之络亦即络毒蕴结之处。络毒亢变，随络流溢，内伤脏腑，外达肢节。络毒损伤脏腑，败坏形体经脉，构成恶性病理循环。烟毒损络，痰瘀阻络则肺胀、喘满；毒瘀化火，灼伤血络则咳嗽咯血。晚期正气衰败，毒随络流，移至他脏，则变证丛生。在肺癌的发病机制中，痰瘀既是邪毒侵肺、脏腑功能失调的病理产物，又是导致正气内虚、邪毒交结成块的致病因素。因此，痰瘀为病贯穿于肺癌的整个发病过程。本病以咳嗽、咯血或痰中带血、胸痛、胸闷

为主要临床表现，常伴有气促、喘鸣、乏力、纳呆、进行性消瘦等。以上临床表现皆与瘀、痰、毒阻络有关，此三种病理因素之间常常相互兼杂，相互影响，形成恶性循环。这些病理因素的消长又决定着病情的演变发展和预后转归，如痰瘀胶结阻络，伤津耗气，损精败血，从而导致络伤难复，病情缠绵难愈；日久虚愈甚，毒愈结，血愈滞，络愈伤，积乃成，终致肺体不张，肺痿不用，络息成积。

2. 随证择法，综合施治，扶正培本　朴炳奎提出了"肺癌是多种因素夹杂致病的慢性疾患，应当随证择法、综合施治，扶正培本应贯穿治疗始终"的学术思想。肺癌以肺脾两虚多见，治疗宜培土生金，以益气为主，佐以养阴。朴炳奎认为，肺癌早期病在肺脾，这一阶段多选用既可入肺、脾两经，又具有滋肺阴、补脾气功效的药物组成基本方，即遵循培土生金、虚则补其母的治则；晚期多为肺、脾、肾虚，根据金水相生的治则，多选用补益肺肾的药物，同时辅以健脾理气的药物。另外，治疗既要重视攻邪，解毒抗癌消灭肿瘤，又要重视扶正，益气养阴提高抗癌能力，应灵活掌握"邪去则正安"和"养正积自除"两者之间的辩证关系。中医药治疗肺癌的特色并不在于直接攻伐肿瘤，扶正与解毒抗癌并非矛盾，"邪去则正安"和"养正积自除"殊途同归。现代药理学研究也已证实这一观点，部分益气扶正药，如从黄芪、人参等提取的成分，可通过改变机体的免疫状态达到抗癌消瘤的目的。当然在运用中药治疗肺癌时还需要重视患者的特殊性，必须仔细分辨阴、阳、气、血孰盛孰衰，不可妄加补益。他同时反复强调，扶正与祛邪是为了一个共同目的，应根据具体病情，或补中有泻，或攻中寓补，或攻补兼施，因人因时而异；只有将扶正与祛邪有机地结合，才能做到有的放矢。

其治疗一男性老年肺癌患者，未行放化疗及手术治疗，症见咳嗽，胸闷，左侧胸痛，咯少量血丝黏痰，乏力，纳差，失眠，便干，咽干，手足心发热，舌质淡红、苔薄白少津，脉滑，尺脉重按无力。辨证：气阴两虚，痰瘀胶结，毒损肺络。治法：益气养阴，清热解毒，祛痰化瘀。处方：瓜蒌 15 g，杏仁 10 g，桔梗 10 g，浙贝母 20 g，海蛤壳 15 g，黄芪 30 g，北沙参 10 g，太子参 15g，麦冬 10g，白术 15g，山药 12g，肉苁蓉 15g，女贞子 15g，当归 15g，焦三仙各 30g，豆蔻 5g，仙鹤草 15g，侧柏炭 15g，甘草 10g。15 剂。同时配服益肺清化膏，每次 15g，每日 3 次；西黄解毒胶囊，每次 2 粒，每日 3 次。交替服用。后患者精神逐渐好转，咳嗽时痰亦减，坚持门诊调方换药，带瘤生存达 7 年之久。

按语：此例肺癌患者在治疗中遵循"养正积自除"的观点，多应用益气养阴、健脾益肾之剂，同时也不忽视解毒抗癌治疗本病，如选用中成药益肺清化膏和西黄解毒胶囊。

☞ 孙桂芝注重燥邪，分三型论治肺癌

中国中医科学院广安门医院孙桂芝主任医师从事中医和中西医结合治疗恶性肿瘤 50 余年，是第二批博士后全国老中医药专家学术经验传承指导老师、第四批全国老中医药专家学术经验继承工作指导老师。孙桂芝认为，肺燥日久，膹郁不解，必生癌变。肺癌患者均不同程度地存在着燥、火、热、痰、瘀及阴虚，这是肺癌的病机关键，只不过这些病理因素在不同患者身上的表现有偏轻偏重之异而已。随着疾病的进展，阴损及阳，加之患者体质因素，也会呈现不同程度的气虚。肺癌的病因病机主要包括以下三个方面。

1. 肺失清肃，膹郁致癌　本型之病机乃因肺气郁闭，肺之宣发、肃降失常，肺热叶焦。燥热伤阴，阴伤必损及肺气，因而又往往兼有不同程度的气虚，在肺燥津伤的基础上也兼有痰热和瘀血。治宜清热润燥、化痰开郁，佐以益气养阴。该型的主要临床表现有干咳少痰，痰中带血，胸胁隐痛或胸闷气促，口干唇燥，小便短赤，大便秘结，舌质红或暗红，少苔，苔薄黄而燥，脉细涩。治宜清热润燥、化痰开郁，佐以益气养阴。孙桂芝常以清燥救肺汤为基础加减。常用药物：太子参、枇杷叶、生石膏、阿胶珠、杏仁、天冬、麦冬、火麻仁、桑叶、百合、百部、瓜蒌皮、天花粉等。燥象不显而痰热明显者，则以小陷胸汤为基础化裁。

2. 火燥交攻，化毒致癌　本型的病机特点是热象更著，火旺化毒更为突出。其临床表现有咳嗽，痰少而色黄黏稠，或痰中带血甚则吐血、衄血，或见烦躁易怒，咳则胸胁疼痛，或见心烦失眠，面红目赤，发热，口渴喜饮，口燥咽干，小便黄赤，大便秘结，舌质红，苔黄厚，脉数。治宜清热解毒、润燥生津，兼以活血化瘀、软坚散结。孙桂芝常以千金苇茎汤为基础加减。常用药物：芦根、杏仁、桃仁、薏苡仁、冬瓜仁、山慈菇、浙贝母、川贝母、天花粉、鼠妇、鱼腥草、金荞麦、白花蛇舌草、半枝莲等。

3.肺肾阴虚，正虚癌生　本型的病机特点是阴虚与燥热并存，正邪相争较为突出。在阴虚燥热的基础上，也存在不同程度的痰、瘀、热、毒。临床可见咳嗽无痰或少痰，或痰中带血，甚则咯血不止，胸痛，心烦寐差，低热盗汗，或午后潮热，或夜间发热，手足心热，或骨蒸潮热，心烦，少寐，多梦，颧红，盗汗，口干咽燥，尿少色黄，大便干结，舌质干红或有裂纹，无苔或少苔，脉细数。治宜清热养阴、补肾固本。孙桂芝常以百合固金汤为基础加减。常用药物：百合、生地黄、熟地黄、当归、白芍、桔梗、沙参、玄参、天冬、麦冬、山茱萸、黄精、山药、女贞子、川贝母、鳖甲、龟甲等。

其治疗一男性肺癌术后患者，刻诊：咳嗽，咳少量黏痰，色黄，咽部不适，纳可，眠可，腹不胀，脉沉，舌红，苔黄燥。证属肺燥津伤、肺失清肃，兼气阴两伤、痰瘀互结。以清燥救肺汤为基础化裁，药用：沙参15g，桑叶10g，枇杷叶15g，麦冬12g，生石膏30g，旋覆花10g，浮海石15g，莲子心3g，百合30g，浙贝母10g，桑椹30g，炒杜仲10g，金荞麦15g，鱼腥草15g，白花蛇舌草30g，生黄芪30g，紫草根15g，菊花10g，石斛15g，炙甘草10g。14剂，2日1剂。

按语：该患者辨证属燥邪伤肺，致气阴两伤，痰瘀互结而成癌，治宜清肺润燥、益气养阴，兼以清热解毒、软坚散结。方中沙参、桑叶、枇杷叶、麦冬、百合、石斛共奏养阴润燥之功；石膏、鱼腥草清肺热；桑椹、杜仲补肾阴，肾阴足则可上济肺阴；旋覆花降逆气以止咳；白花蛇舌草、浙贝母、金荞麦、紫草根共用以软坚散结、解毒抗癌；浮海石清肺化痰；莲子心交通心肾；生黄芪补气。

☞林洪生以气阴为本，首创分阶段规范化治疗理念

林洪生系中国中医科学院首席研究员，中国中医科学院肿瘤研究所副所长，中国中医科学院广安门医院肿瘤科原主任，从事中西医结合防治肿瘤工作近50年。林洪生认为中医药是肺癌不同阶段综合治疗的重要手段之一，中医药参与肺癌综合治疗的时机及方法是关键，故治则在不同阶段各有不同。针对肺癌发展快、病因复杂的临床特点，需要在掌握大量中西医肺癌知识和丰富的临床经验基础上，以中医理论为指导，参照规范化的诊疗技术精细实施治疗方案。林洪生提出的肺癌分阶段规范化治疗方案，贯穿于肺癌治疗的全过程，基础方案是以调补气阴、益气固表为主，或养阴润肺与益气养阴同步实施，在其基础上再分阶段治疗。

1. 手术前后　多运用玉屏风散加养阴、养血之药，以固卫气防感染，提高免疫力。

2. 化疗期间　为保护机体、预防消化道和骨髓抑制反应，以益气养血、健脾和胃、化痰止呕、滋补肝肾为法，脾胃气虚较明显则用"养胃方"加减，舌苔腻、恶心呕吐突出则用温胆汤加减，血象低则用当归补血汤加减。化疗期间少用抗癌解毒之药，多用补益和调理脾胃之药。

3. 放疗期间　多数运用沙参麦冬汤或增液汤加活血解毒之品，例如：郁金、莪术、赤芍、蒲公英，按放疗的部位随证加减，头部放疗口腔干裂时加用滋阴化痰降火的石斛、玄参、芦根等，胸部放疗引起噎膈、吐白沫痰则加用解痰毒的威灵仙。

4. 靶向治疗期间　多用玉屏风散加党参、诃子肉等健脾止泻之药，以防出现腹泻的不良反应；运用沙参麦冬汤加地肤子等养阴凉血、祛风止痒之品，防治皮疹等不良反应。加强抗癌作用时，仅用一或两个抗癌解毒之药，帮助靶向药之抗癌作用，但尽量避免正气过度损失。

5. 无法手术、放化疗而单用中医药治疗时　辨证论治用药，同时多用夏枯草、玄参、浙贝母等软坚散结之药，以增强抗癌作用。

其治疗一晚期中年女性肺癌患者，从发现癌症即开始进行易瑞沙靶向治疗，患者有轻度腹泻，未见皮疹。2011年4月11日初诊，就诊时咳嗽，带少量白痰，偶胸憋，易叹息，易汗出，纳可，眠可，大便稀，小便调，舌红、舌苔白，脉细。辨证为肺脾气虚兼痰凝气滞，癌毒壅结。治法为益气固表、健脾止泻、化痰止咳、解毒散结。方药如下：生黄芪20g，焦白术10g，防风12g，天冬12g，麦冬12g，赤芍10g，白芍10g，党参10g，紫苏梗10g，桑白皮12g，猪苓20g，茯苓20g，莪术10g，桔梗10g，川续断10g，红景天5g，诃子肉10g，金荞麦15g，白英15g，怀牛膝10g。28剂，水煎服。2011年5月26日复诊，复查左肺瘤体略缩小，左肾上腺转移性结节增大，准备全身化疗。患者自觉咳嗽痰多，失眠，纳可，大小便调，舌红苔白，脉沉细。此时属于化疗期间的治疗，基本治法为益气养血、健脾养胃、滋补肝肾。患者痰湿壅盛则咳痰多，故用温胆汤加减化痰理气，防化疗不良反应，具体药物：法半夏10g，竹茹12g，桔梗10g，天冬12g，麦冬12g，石斛15g，玄参12g，红景天10g，莪术10g，郁金10g，蒲公英10g，枸杞子10g，党参12g，生黄芪20g，鸡血藤15g。2012年2月21日第八诊：化疗结束，恢复期间单独用中药调理，维持治疗中。复查胸部CT结果：肿瘤较前缩小。症状：患者自觉时有头晕，关节不利，失眠，舌红苔白，脉细。此时已不在放化疗期间，属于中药维持治疗的时机，方药如下：沙参、麦冬、党参各12g，红景天10g，金荞麦15g，白英15g，蜂房6g，柏子仁15g，合欢皮15g，鸡血藤15g，延胡索10g，怀牛膝10g。

按语：初诊时患者肺癌转移较广泛，属于整体正虚和局部邪实；汗出明显则辨证以气虚为主要病机。在口服易瑞沙靶向药时出现大便稀的症状，说明肺气虚兼脾气虚。痰湿阻碍肺之气机则咳嗽、带少量白痰、胸憋，气滞则血瘀，故舌质暗。用玉屏风散加党参、诃子肉以健脾涩肠；紫苏梗、桔梗化痰止咳；莪术、赤芍活血散结；金荞麦、白英专门解毒抗癌，靶向治疗中不用太多抗癌药，仅用两个药味来辅助靶向药的抗癌作用。后化疗期间多治以益气养血、健脾养胃、滋补肝肾，不加解毒抗癌之中药，以增强体质而使患者顺利完成化疗，同时缓解化疗的不良反应。西医治疗结束后的维持治疗期间，以扶正培本为主，同时配合解毒抗癌之治法，以达到中药抑制肿瘤的目的。

☞ 花宝金以肺气失降论肺癌，重在降肺气，兼理气阴

花宝金为中国中医科学院广安门医院副院长、肿瘤科主任医师，现任国家中医药管理局中医肿瘤重点学科带头人、中华中医药学会肿瘤分会主任委员，善于治疗多种恶性肿瘤、恶性胸腔积液及肿瘤并发症等。花宝金认为肺气失降是肺癌的基本病理环节，气虚、阴虚是肺癌的基本证候要素。肺病的主要特征是气与津液方面的病变，肺癌则主要以气与津液病变为主要临床表现，而气病、津病悉乃肺气失降所致。《血证论》曰："肺既津润，则其叶下垂，气泽因之得以下降，利膀胱，传大肠，诸窍通调，五脏受益。如肺叶枯焦，不能覆下，则翘举而气亦上逆，不得卧息，外应皮毛不荣，下则二便不调，足痿肠燥，百病俱生。"花宝金认为，正虚是肿瘤发病的根本原因，正虚导致肺癌的咳喘、胸腔积液等症状，依据肺的生理特性及肺病的主要特征，多责之于气虚、阴虚。肺气虚无力下降，咳喘少气不足以息，气短声低，神疲怯寒；肺阴伤津亏，清肃之气不行，津亏气逆，而干咳气促，痰少而黏，不易咳出；肺宣降失职，水精不得输布，轻者流于胁下而为痰饮，重者不能通调水道而发为水饮（胸腔积液），遏阻气机，肺气更难肃降，形成恶性循环。花宝金因而分析得出，肺癌的基本病理环节为肺气失降；气虚、阴虚则是肺癌的基本证候要素。花宝金认为治疗肺癌当顺应肺的生理特性，以"宣通气机、肃降肺气"作为治疗肺癌的基本法则之一。肺主宣发肃降，然以降为主。《素问·脏气法时论篇》曰："肺苦气上逆，急食苦以泻之。"简明指出了肺的病理特性，并提出相应的苦降泻肺法。以下为花宝金临床运用降肺法治疗肺癌的治疗法则及方药辨证加减。

1. 补气降肺法　适用于高龄老年人群，或者放化疗期间体质偏弱的人群，临床表现以气短、乏力、咳嗽为主，常以生黄芪或者太子参、生白术、茯苓、陈皮组成基础方。

2. 利水降肺法　适用于恶性胸腔积液的患者，常以葶苈大枣泻肺汤合木防己汤合己椒苈黄丸为基础方。

3. 化痰降肺法　适用于咳嗽、痰浊内阻的患者，或者化疗后呕吐的患者，常以旋覆花、赭石、姜半夏、黄连为基础药物组方。

4. 敛肺降肺法　适用于咳嗽日久、迁延不愈、气阴两伤的患者，以罂粟壳、乌梅、五味子为基础药物组方。

5. 润燥降肺法　适用于放疗后津液损伤严重的患者，常以南沙参、北沙参、麦冬、天冬、桑叶、杏仁、桔梗为基础药物组方。

6. 清肺降肺法　适用于肺有伏热、肺失肃降，气急喘息、吐痰黄而黏的患者，常以瓜蒌、薤白、桑叶、杏仁、桑白皮为基础药物组方。

花宝金认为各法之间并不是相互孤立的，常需相互配合使用，以达到良好的临床效果。

其治疗一老年男性肺癌术后患者，初诊症见气短，乏力，轻咳，少痰、色白，偶有泛酸，胃灼热，纳可，眠可，二便调，舌质淡、苔薄白，脉弦。辨证属肺脾气虚，肝胃不和。治以补气降肺，佐以疏肝和胃。处方：生黄芪45 g，生白术30 g，茯苓20 g，防己、黄芩、龙葵、白英、生地黄、牡丹皮、炒谷芽、炒麦芽各15 g，姜半夏9 g，陈皮、黄连各6 g，吴茱萸3 g，柴胡、紫苏子、紫苏梗、前胡各12 g，生姜5 片，大枣5 枚。辅以院内制剂中成药西黄解毒胶囊以清热解毒抗癌。原方服用半年后，复查各项指标均未见异常，左肺肿物大小未见明显变化，左肾肿物亦未见明显变化。后坚持门诊治疗，随访一年未见复发。

按语：本例患者以长期应用扶正药物（如黄芪、白术、茯苓等）和宣发肃降的药物（如半夏、紫苏、瓜蒌、薤白、杏仁、桔梗等）来调节并且恢复肺的基本生理特性，针对"肺居高位，在上者宜下行"及"肺气易虚"的特点，为临床用药和治疗原则提供了良好的借鉴。

☞ 周岱翰辨证论治，养正为主兼顾化痰治肺癌

周岱翰是广州中医药大学首席教授，广州中医药大学附属第一医院主任医师，国医大师。周岱翰临证近 50 年，对肿瘤的辨证论治造诣颇深，尤其是对肺癌的辨治，积累了丰富的临床经验。周岱翰认为肺为娇脏，不耐寒热，易被邪侵，耗损正气；肺主气，调节气的升降出入运动，与宗气生成密切相关，故易出现本脏气郁与血瘀；肺主气，通调水道，为贮痰之器；脾主运化水谷与水湿，为生痰之源。肺脾气虚，运化失常，易生痰饮。痰瘀互结日久化毒而成肺癌。周岱翰强调，尽管肺癌表现复杂、变化多端，诊疗自当辨证论治，但肺癌之痰、瘀、癌毒皆因正虚而生，本质属阴邪，治当甘温益气，以"生少火之气"则"养正积自除"之原则贯穿辨证治疗的始终。肺癌的种种症状，皆与痰饮密切相关。咳嗽气促为痰湿蕴肺所致，肺内结块为痰瘀互结而成，痰饮为水液输布失常所致，而三焦气化失调是根本。故治疗肺癌的关键是除痰，而痰饮为阴邪，治痰饮"当以温药和之"。"温药和之"可细分为辛温散寒解表、苦温燥湿化痰、甘温补虚利湿，配伍温通行气之品则相得益彰。若肺中虚冷、阳不化气之吐涎沫证，又可用甘草干姜汤温肺益气；若中焦阳虚，脾失运化，则取苓桂术甘汤温阳化饮，健脾和中；若见中焦虚寒之胃脘痞满、呕吐清稀痰涎，则用半夏干姜散或小半夏汤降逆和中；若胸阳不振，痰浊上逆，则取瓜蒌薤白白酒汤通阳散结，甚则用附子散温经祛寒；心下悸动不安者，宜用半夏麻黄丸；心阳虚损，惊悸不宁，则重用桂枝；水饮停胸，取大小青龙汤、三子养亲汤。肺癌多因正虚而起，因虚致实，虚以气虚、阴虚多见，实则以气滞、血瘀、痰凝、毒聚为主，其病因病机复杂，临床症状变化多端。周岱翰诊治注重整体与辨证论治，强调益气除痰是关键，清热解毒法、软坚消瘤法、以毒攻毒法、活血化瘀法、消痰散结法、理气解郁法等宜辨证化裁，不能一味见瘤治瘤。

其治疗一中年男性肺癌术后复发患者，行化疗后就诊，症见精神疲倦，左胸肋疼痛，咳嗽痰多，咳痰稀薄，胸闷气短，纳呆消瘦，腹胀便溏，小便

调，近期体重减轻约 2 kg，舌淡胖，边有齿痕，苔白腻，脉滑。根据脉证诊断为肺积（肺癌复发），证属脾虚痰湿。西医诊断：左下肺癌术后，双肺转移。治以健脾燥湿，理气化痰。处方：党参、薏苡仁各 30 g，白术、生半夏、生天南星、全瓜蒌、山慈菇、浙贝母各 15 g，壁虎 6 g，茯苓、猪苓各 20 g，桔梗 12 g。30 剂，每天 1 剂，水煎服。后以上方加减进服数个月后，诸症均缓解，后坚持门诊治疗，随访 5 年仍存活。

按语：该患者由于脾气亏虚，失于运化，上渍于肺，故咳嗽痰多，咳痰稀薄；脾不健运，疲乏懒言，纳呆消瘦，腹胀便溏；脾失运化，痰湿内生，贮存于肺；肺失宣降，气机不利，故胸胁疼痛、气短。治疗宜健脾燥湿，理气化痰。方中党参、白术、生天南星、生半夏健脾消积，为君；壁虎、浙贝母、山慈菇化痰散结，茯苓、薏苡仁渗湿除痰，为臣；全瓜蒌、猪苓宽胸散结，以利水之上源，为佐；桔梗开宣肺气，为使。全方攻补兼施，扶正、温阳化痰、散结并用。

☞ 李佩文视癌为痿，重患者诉求分段论治

李佩文是中日友好医院中医肿瘤科原主任，曾担任中华中医药学会肿瘤专业委员会副主任委员，中国抗癌协会传统医学委员会副主任委员，中国中医药研究会促进会理事会副会长，致力于中西医结合治疗肿瘤的临床与研究工作 50 余载。李佩文认为，临床所见肺癌患者多表现为干咳无痰或少痰，气短乏力，口干口渴，或有潮热，身体消瘦，舌红少津，脉细或细数，类似中医学的"肺痿"。究其原因有多种：如患者素体阴虚，患肺癌后毒邪更伤肺肾阴液；而放射治疗可以看作一种"大热峻剂"，耗伤人体阴液；手术中失血、化疗中剧烈呕吐、大剂量给予利尿药均可致体液丢失过多，津血匮乏进一步导致阴伤；此外，某些化疗药可造成肺纤维化。以上诸多因素单独或联合作用于人体，导致肺气虚损，肺阴不足，肺热叶焦，发为痿证。另外，肺中有形积块虽去，但其发病之病因病机未除，又屡经放化疗以毒攻毒，所以体内毒邪未清，仍需解毒。所以，肺癌患者辨证当以气阴两虚为主，治疗当

益气养阴解毒。李佩文认为，治病首先应明确治疗目的，其次是分清标本缓急。临床所见肺癌患者多为中老年人，大部分进行了手术治疗及放疗、化疗，其就诊原因主要有以下几类。

（1）放疗、化疗间歇期或肿瘤缓解期，希望用中药治疗增强放疗、化疗的作用，或延长生存期。

（2）即将或正在放疗、化疗，希望减轻不良反应。

（3）缓解不适症状的困扰。

（4）晚期或年高体弱而无法进行西医治疗，则希望服用中药以减轻痛苦，维持生存质量，延长生存期。

如其治疗一老年肺癌患者，术后放化疗过程中前来就诊，症见气短甚则喘息，声音嘶哑，舌红，苔黄厚而干，脉弦。治以养阴润肺，祛风散结。处方：生黄芪30 g，生白术15 g，沙参、石斛、百合、百部、蝉蜕、焦神曲各20 g，紫菀、石菖蒲、枇杷叶、川贝母、前胡、苦杏仁、桔梗、钩藤各10 g，瓜蒌、白花蛇舌草各15 g。7剂，水煎服。放化疗期间，上方加减化裁，气短、声音嘶哑均有好转。

按语：此患者就诊时处于放化疗期间，西医治疗已达到明显抑制癌毒的作用，病患之所苦为放化疗所致不良反应，主要表现为气阴两虚，故治疗重在养阴益气，而稍佐解毒抗癌之品。方中沙参、石斛、百合、百部、贝母共奏养阴之功，黄芪、白术益气，蝉蜕、前胡、钩藤疏风，紫菀、桔梗、杏仁调畅肺气。经坚持调理，放疗、化疗期间不良反应明显减轻，从而满足患者之诉求，提高其生存质量。

☞ 刘嘉湘倡正虚痰毒蕴肺成积论，治以扶正为本、辨证为先

刘嘉湘是上海中医药大学附属龙华医院肿瘤科原主任、教授、博士生导师，国医大师，我国著名肿瘤中医专家。刘嘉湘十分重视正气在人体发病中的作用，推崇古人"正气虚则成岩"的学术观点，认为恶性肿瘤的形成主要

是由于正气不足，阴阳失衡，脏腑功能失调，以致邪毒乘虚而入，正如《医宗必读·积聚篇》曰："积之成也，正气不足，而后邪气踞之。"正气虚损，阴阳失衡，六淫邪气乘虚袭肺，邪滞胸中；肺气膹郁，宣降失司，气机不利，血行受阻，津液失于输布，津聚为痰；痰凝气滞，瘀阻络脉，痰气瘀毒胶结，久而形成肺部肿块。肺癌乃因虚而得病，因虚而致实，是一种全身属虚、局部属实的疾病。临床上，素体阴虚，内火偏旺，邪毒从阳化热，耗伤阴液，阴虚多由肺及肾；素体脾胃虚弱，肺气不足，肺脾两虚，痰湿内生。肺癌气阴两虚者为多，这与肺的生理特点密切相关。肺为娇脏，喜润而恶燥，主一身之气。肺脏有病，常可蕴热而耗气伤阴，故气阴两虚在肺癌之中较为多见。

刘嘉湘根据肺的生理病理特点，通过对肺癌正虚的临床特点和肺癌正虚的演变规律的临床研究，认为肺癌之虚以气阴两虚、肺肾阴虚、肺脾两虚为主，随着疾病的进展，气虚阳微，日久伤及脾肾之阳，或阴损及阳，临床可见阴阳两虚之证，多为肺癌之晚期。中医认为肿瘤之邪实不外乎气滞、血瘀、痰凝、毒聚等病理变化，但是，肿瘤发生在不同的脏腑，邪实的特点不同，决不能一概而论。对于肺癌，临床以局部肿块为主要表现，从病机分析以痰毒内结为肺癌邪实的基本特点。肺癌患者有临床常见的肺系症状，如因痰毒蕴肺，以致肺失清肃，肺气上逆，症见咳嗽、咳痰；痰毒蕴久化热则咳嗽，咯黄脓痰；热毒灼伤血络，症见咳血；等等。晚期肺癌患者正气内虚，痰毒内结，肺失清肃，血行不畅，正不束邪，邪毒走窜，变证丛生，症状十分复杂。如肺失宣肃而不能通调水道，脾失健运而湿毒内停，则可致胸腔积液、心包积液；正不束邪，毒邪流窜可蚀骨淫脑，出现骨骼疼痛；痰毒蒙蔽清窍则头痛、呕吐、肤体不涵、神昏谵语等，危及生命。治疗上，刘嘉湘强调扶正培本，辨证为先。肺癌之辨证当首辨正虚，紧紧抓住正虚之本，根据气血阴阳、不同脏腑之虚辨证施治。此外，根据"五脏之伤，穷必伤肾"之理论，刘嘉湘处方用药时常将补肾法贯穿于治疗始终。

其治疗一位老年男性患者，未行手术及放化疗，刻下症见咳嗽痰少，偶面部潮红，乏力盗汗，脉细数，舌质淡红、苔薄。辨证属气阴两虚，热毒内结，清肃失司。治以益气养阴、清肺解毒。药用：生黄芪15 g，北沙参30 g，天冬15 g，麦冬15 g，桑白皮15 g，杏仁9 g，开金锁30 g，石上柏30 g，石见穿30 g，白花蛇舌草30 g，夏枯草15 g，王不留行15 g，生牡蛎20 g，预知子15 g，紫菀12 g，肉苁蓉20 g，淫羊藿12 g，鸡内金12 g。后经上方加减，坚持治疗，以上症状均缓解。随访2年，患者病情稳定。

按语：患者就诊时未行西医治疗，辨证属气阴两虚，热毒内结，初次就诊以癌毒内盛的表现为主，方中重用清肺解毒药如开金锁、石上柏、桑白皮、石见穿、白花蛇舌草、夏枯草、王不留行，同时辅以沙参、麦冬、天冬养阴，生黄芪益气，预知子、紫菀、杏仁利肺气，肉苁蓉、淫羊藿合用以补肾。

☞ 徐振晔重脾肾，益气养精兼以解毒

徐振晔为上海市名中医，上海中医药大学附属龙华医院肿瘤科教授、博士生导师，从事中西医结合肿瘤研究近50年。肺癌发病以中老年人居多。中医认为中老年是天癸渐衰阶段，脏腑功能减退，抵抗外邪能力下降。脾为后天之本，肾为先天之本，脾肾两虚，正气不足无力抗邪，六淫之邪乘虚而入，邪滞于肺，导致肺功能失调；肺气阻郁，宣降失司，气机不利，血行受阻，津液失于输布，津聚为痰；痰凝气滞，气滞血瘀，瘀阻络脉，痰气瘀毒胶结，日久形成肺癌。徐振晔认为，肺癌基本病机是精气两亏，痰毒瘀结。正虚为本，痰毒瘀为标。病位在肺，涉及脾肾。根据"虚则补之"的理论，肺癌的治疗应以补益扶正为基本思路。《素问·阴阳应象大论篇》指出："形不足者，温之以气；精不足者，补之以味。"据此，徐振晔提出扶正重在益气养精，兼顾解毒散结的原则。益气以补益肺脾之气为主，药用黄芪、党参、太子参、山药等；养精则分阴阳，可用黄精、沙参、麦冬、女贞子等补肺肾之阴，淫羊藿、肉苁蓉、菟丝子、胡芦巴等补益肾阳。

其治疗一老年男性患者，该患者体质差，未做化疗。刻下症见头昏、腰酸乏力、气短、咳嗽、痰少，晨起有咳血、鲜红色，进食不香，二便调，寐可，舌淡红、苔薄白，脉象细弱。治以益气养精、解毒散结，佐以清肺止咳

止血。药物如下：党参15g，炒白术12g，茯苓15g，杏仁9g，芦根30g，枇杷叶12g，石见穿30g，石上柏30g，蛇六谷30g，干蟾皮6g，炙黄芪30g，黄精30g，灵芝15g，女贞子15g，墨旱莲15g，三七6g，小蓟炭15g，黄芩炭15g，白及9g，鸡内金12g，炒谷芽15g，炒麦芽15g。14剂。上方加减服用3个月后，症状均显著缓解。后患者定期复诊，复查结果显示病灶稳定，患者每天可步行半小时而无不适感。

按语：患者年老体弱，肾气渐衰，脾胃虚弱，生化乏源，以致头昏、腰酸乏力、气短，毒邪盘踞于肺，损伤肺络，所以咳嗽、咳血。舌淡脉弱俱为精气两亏之象，方中党参、白术、茯苓、黄芪益气，黄精、女贞子、墨旱莲、灵芝补肾，佐以杏仁、芦根、枇杷叶理肺止咳，三七、小蓟炭、黄芩炭、白及止血，石见穿、干蟾皮、蛇六谷、石上柏解毒散结，鸡内金、炒谷芽、炒麦芽健脾和胃。全方共奏益气养精、解毒散结之功，目的明确，效果显著。

贾英杰以癌类疮，立三焦逐邪法

贾英杰是天津中医药大学第一附属医院肿瘤科主任，天津市中西医结合肿瘤研究所副所长。贾英杰认为应该从毒疮的角度认识肺癌。外在肿瘤凹凸不平，腐溃疮蚀表现较直观。《仁斋直指附遗方》就指出："癌者，上高下深，岩穴之状。颗颗累垂，毒根深藏。"肺癌外见咳嗽、喘憋、咯血、胸痛，西医内镜下可见如毒疮般的颗粒累垂、腐溃的表现，这是古人很难见到的，所以历代人多难以认清肺癌就是发生于肺的毒疮这一事实。《中藏经·论痈疽疮肿第四十一》指出："夫痈疡疮肿之所作也，皆五脏六腑蓄毒之不流则生矣，非独营卫壅塞而发者也。"认为肿瘤的发病与"蓄毒"有关。人之生理莫不是摄纳有益，排出有害，这一机制主要通过三焦气机的升降出入实现。"升降出入无器不有。出入废，则神机化灭；升降息，则气立孤危。"倘若升降出入失调，有害不能排出，久之酿生毒邪。毒邪深陷，久病入络，瘀血内结，精血为之乖变，恶气乃起，癌瘤乃成。贾英杰治疗肿瘤多取法于温病学，四诊中尤重舌诊，以三焦辨证结合卫气营血辨证，立三焦逐邪法，但祛邪不忘固本，具体治疗时扶正与祛邪同用。肺癌病在上焦，上焦肺气郁闭痰结不化，治疗以开宣逐邪为法，使病邪随痰而出，常选用射干、浙贝母、瓜蒌、桔梗等品；邪气居于中焦，芳香化湿、苦温燥湿、淡渗利湿通用，以达分消目的，药用半夏、藿香、佩兰、生薏苡仁、茯苓之属；邪气居于下焦，降肺气，使病邪随大便而出，药用大黄、葶苈子、紫苏子、槟榔之类。理气之品畅达三焦妙不可言，在上用杏仁、桔梗、紫苏子，在中用莱菔子、枳壳、厚朴，在下用沉香、槟榔、乌药。

其治疗一老年男性患者，肺癌术后10个月，放化疗后，刻下：咳嗽，咯黄黏痰，口干咽燥，牙龈肿痛，乏力，纳差，大便干结，舌绛苔黄厚腻有裂纹，脉细沉数。处方如下：芦根30 g，薏苡仁30 g，冬瓜子仁15 g，大黄（后下）30 g，厚朴30 g，枳壳10 g，槟榔15 g，紫苏子15 g，葶苈子15 g，桑白皮15 g，瓜蒌30 g，郁金10 g，姜黄10 g，白花蛇舌草15 g，川贝母10 g，木通15 g，杏仁10 g，射干15 g，前胡15 g，炙麻黄10 g。14剂，水煎服，每日1剂，早晚各1次。

按语：患者经放化疗后，为热毒所伤，舌脉及症均为热毒所伤之见证，辨证属下焦，热毒壅盛，治以泻肺通腑、泻热解毒。方中以千金苇茎汤泻肺；大黄、厚朴、枳壳、槟榔通腑泻热；杏仁、紫苏子、葶苈子、桑白皮增强泻肺之功；炙麻黄、前胡宣肺，合前药以促肺之宣发肃降之功；贝母、射干化痰；白花蛇舌草抗癌。后据方调整，患者定期复诊，坚持治疗，病情稳定。

☞熊继柏抓主要症状、寻病机、循经论治理肺积

熊继柏是全国老中医药专家学术经验继承工作指导老师，国医大师，湖南中医药大学教授，第一批湖南省名中医。其从事中医临床已逾60载，熟稔中医经典，善于防治肿瘤，尤其对肺癌的辨治具有丰富的经验。熊继柏认为痰邪是肺癌发生发展的关键病理要素。外淫袭肺，久而不散，耗气滞血，炼液为痰，郁而化热，滞气、瘀血、痰浊、邪热相结，聚于胸中而为肺积。或外邪袭肺，使得肺有失宣降，通调水道功能失司，津液输布失常，从而使水聚成

痰；痰瘀阻结于胸，气血津液运行受滞，渐以成积。熊继柏在病机上重视热毒内蕴、痰瘀互结、正邪消长；在治疗上主张清热解毒贯穿始终、化痰散瘀以消癌肿、祛邪扶正不应偏颇；临证时清热化痰散瘀治其标，补益气血治其本，标本兼顾，主张扶正气以祛邪气，调整脏腑功能，恢复机体阴阳平衡。

1. 临证谨遵《黄帝内经》"谨守病机，各司其属"之论　熊继柏善于抓主要症状，从主要症状入手，辨舌脉，寻病机，确立治法，依法选方用药。如肺癌手术及放化疗后的患者，常见症有：咳嗽，咯血、血色鲜红，纳少，汗多，口苦，便溏，失眠，舌淡白、苔薄黄，脉弦数，其中咯血即为主要症状。确立主要症状后需四诊合参以寻求病机。此类患者当前阶段病机为邪热郁肺、热伤血络。病机确立后需因证立法，予以清肺凉血止血。因主要病机出现的症状得以治疗，伴随次要病机出现的症状往往亦会随之解决。肺癌患者常见复合病机，证候群复杂，只有从中寻觅出各病机的代表症状，加以四诊合参，剖析出主要症状，才能取得更好的临床疗效。而肿瘤患者在坚持服药治疗过程中，经适时干预，症状多变，主要症状、次要症状可发生转换或消失，各阶段的证候不尽相同，此时需灵活因证立法，因法处方，因方遣药，不可拘泥一方或一法。

2. 善分辨经络、循经诊治　《灵枢·经脉》言："经脉者，所以能决生死，处百病，调虚实，不可不通。"强调了经脉对脏腑功能的重要性。肺脏作为五脏六腑之华盖，与肺脏相关联的经络较多，临证据伴随症状的差别，灵活配伍归肺、心、脾、胃、肝、大肠经药物，随症加减。

其治疗一右肺中分化鳞癌术后、放疗后患者，男，68岁，咳嗽、咯痰，胸闷不适，咳甚则痰中带血，西医诊断为放射性肺炎，住院治疗一月余而未见缓解，遂求中医药治疗。症见：咳嗽，咯黄色黏痰，痰中带血，胸闷不适，偶有胸痛，大便干，舌质红，苔黄腻，脉滑数。中医辨证：痰热阻肺、肺气失宣。治宜清热化痰、宣肺止咳。方以桑贝止嗽散、小陷胸汤合黛蛤散化裁：桑白皮15g，浙贝母30g，苦杏仁10g，桔梗10g，炙紫菀10g，百部10g，白前10g，陈皮10g，白花蛇舌草15g，黄连5g，炒瓜蒌皮6g，法半夏

6 g，青黛粉 8 g，海蛤粉 15 g，田七片 15 g，甘草 6 g，白及片 10 g，栀子炭 6 g。30 剂，水煎服，每日 1 剂，每日 2 次。二诊：患者诉服药后咳嗽明显减轻，黄痰较易咯出，痰中带血已止，胸闷胸痛不适症状减轻，舌质红，苔黄略厚，脉滑数。上方去田七片、白及片、栀子炭，加矮地茶 10 g，20 剂。三诊时患者咳嗽大减，偶咳少许黄痰，纳可，二便调。以上方继服半个月而愈。

按语：此病人症见咳嗽、吐黄痰、痰中带血，且舌苔黄腻、脉滑数，既见痰热互结之小陷胸汤证，又见肺气失宣之止嗽散证，为痰热阻肺之证。治当清热化痰、宣肺止咳，以小陷胸汤合止嗽散化裁，酌加桑白皮、浙贝母、苦杏仁宣肺清热，化痰润肺止咳，并合黛蛤散清肺泻火化痰。方证相应，效如桴鼓。

第二节　核心处方

☞李斯文紧抓正虚毒蕴，自创肺癌一号方

李斯文是云南省中医医院暨云南中医药大学第一附属医院肿瘤科主任、学术及学科带头人，从事中医、中西医结合内科临床医疗、教学、科研工作近 40 年。李斯文认为，肺癌病机虽多，但正虚毒蕴是肺癌发病的关键。无论是气滞、血瘀、湿聚，还是火热熏灼，只有毒蕴日久并达到一定的程度，才会导致肺癌的发生。故李斯文在临证时以自创之肺癌一号方为基础辨证加减。肺癌一号方如下：人参 10 g，浙贝母 30 g，虎杖 15 g，石见穿 15 g，守宫 10 g，预知子 15 g。李斯文把肺癌分为六种证型。

1. 气虚痰湿　症见咳嗽痰多，胸闷纳呆，神疲乏力，面色㿠白，大便溏，舌质淡胖，苔白腻，脉濡缓或濡滑。治法：健脾益气，化痰除湿。方用香砂六君子汤加减：半夏 15 g，陈皮 10 g，木香 10 g，砂仁 10 g，党参 15 g，白术 15 g，茯苓 15 g，炙甘草 10 g，全瓜蒌 30 g，薏苡仁 30 g，龙葵 30 g 等。

2. 阴虚毒热　症见咳嗽无痰或少痰，或痰黄难咳，痰中带血，胸闷气促，

心烦少寐，口干便秘，发热盗汗或午后发热，舌质红，舌苔花剥而干，或光绛无苔，脉细数。治法：养阴清热，解毒散结。方用沙参麦冬汤加减：沙参20ｇ，麦冬15ｇ，生甘草10ｇ，天花粉20ｇ，金银花20ｇ，连翘15ｇ，蒲公英15ｇ，菊花10ｇ，炒枳壳10ｇ，炒知母10ｇ，白花蛇舌草30ｇ，百合10ｇ等。

3. 气阴两虚　症见咳嗽少痰，咳声低微，咳血痰，气促，神疲乏力，面色㿠白，自汗恶风或盗汗，口干，不喜多饮，舌质红、苔薄或光滑无苔，脉细弱。治法：益气养阴，调补脾肺。方用生脉散加味：沙参30ｇ，党参20ｇ，麦冬15ｇ，五味子10ｇ，生黄芪40ｇ，太子参30ｇ，白术15ｇ，茯苓15ｇ，山茱萸10ｇ，怀山药30ｇ等。

4. 气滞血瘀　症见咳嗽咳痰，或痰中带血，气促，胸胁胀痛或刺痛，大便干结，舌质紫暗有瘀斑，舌苔薄白，脉弦或涩。治法：行气活血，化瘀散结。方用血府逐瘀汤加减：生桃仁10ｇ，枳壳15ｇ，柴胡15ｇ，川芎15ｇ，桔梗15ｇ，牡丹皮15ｇ，延胡索15ｇ，香附10ｇ，丹参15ｇ等。

5. 热毒炽盛　症见高热，气促，咳嗽，痰黄稠或血痰，胸痛，口苦，口渴欲饮，大便秘结，小便短赤，舌质红，脉大而数。治法：清肺泻热，豁痰解毒。方用千金苇茎汤加减：苇茎30ｇ，薏苡仁30ｇ，冬瓜仁30ｇ，鱼腥草30ｇ，桃仁10ｇ，贝母10ｇ，黄芩15ｇ，炒栀子15ｇ，半枝莲30ｇ，白花蛇舌草30ｇ等。

6. 痰瘀互结　症见咳嗽痰黏稠难咳，颜面发绀，略水肿，痰中带血，纳呆食少，口干，舌质暗红夹瘀，苔白腻，脉滑数。治法：清热化痰，通络宣肺。方药：金银花30ｇ，连翘20ｇ，蒲公英30ｇ，浙贝母15ｇ，川贝母10ｇ，夏枯草15ｇ，生牡蛎30ｇ，鱼腥草30ｇ，三七粉（兑服）8ｇ，丹参10ｇ，焦山楂15ｇ，鸡内金15ｇ，甘草6ｇ。

此外，李斯文对肺癌的治疗坚持扶正抑癌的指导思想。扶正就是培补正气，对肺癌的扶正之法最崇培土生金，处方用药多取六君子汤化裁。对于肺肾两虚证的治疗，补肾固然重要，但不主张使用地黄、当归等传统的滋阴补肾药物，而是使用杜仲、狗脊、续断、巴戟天等补肾而不滋腻之品，又多伍木香、鸡内金、砂仁之属，使其滋肾而不碍胃气。

其治疗一中年女性肺癌患者，经手术化疗后2年余前来就诊，刻下症见咳嗽，痰多，痰中偶有血丝，鼻塞，乏力，易出汗，舌胖，边有齿痕、质红，苔黄腻，脉细弦。辨证为气阴两虚。处方如下：沙参30 g，麦冬20 g，五味子15 g，虎杖15 g，石见穿15 g，守宫10 g，丹参15 g，法半夏25 g，苍术15 g，预知子15 g，浙贝母15 g，夏枯草30 g，知母10 g，栀子15 g，蒲公英30 g，鱼腥草30 g，鸡内金15 g，砂仁5 g，陈皮5 g，甘草6 g。14剂，每日1剂，水煎浓取汁300 ml，分2次服。后经数次复诊，以上方为基础加减化裁，症状基本消失。

按语：患者就诊时症状明显，辨证属气阴两虚，以生脉散为主方加减，益气养阴为主，辅以滋阴润肺、软坚散结。诸药共奏固本扶正、祛邪解毒之功。

☞ 郁仁存辨病与辨证相结合，根据病理分型立肺癌三方

郁仁存是北京中医医院肿瘤科主任医师，中国抗癌协会理事兼传统医学委员会副主任委员，中国抗癌协会癌症康复委员会顾问，中国中西医结合学会肿瘤专业委员会副主任委员，从事中西医结合肿瘤研究50余年。郁仁存认为，针对肺癌的治疗，应辨证与辨病相结合，明确中西医结合治疗肺癌的思路，合理运用中西医有效的治疗手段，取长补短，充分发挥各自的治疗优势在疾病治疗各阶段中的作用，做到在提高免疫力的前提下最大限度地抑制或消灭肿瘤细胞，达到标本兼治的目的，以延长患者的生命。郁仁存根据肺癌的病理组织学的不同，制订了不同的方剂。

1.肺鳞癌　紫草根30 g，山豆根15 g，拳参15 g，重楼15 g，前胡10 g，夏枯草15 g，海藻15 g，山海螺30 g，土贝母15 g。

2.肺腺癌　白英、龙葵、山海螺、薏苡仁、牡蛎各30 g，蛇莓、山慈菇、夏枯草各15 g，浙贝母10 g。

3.肺未分化癌　徐长卿、半枝莲、白花蛇舌草、龙葵、土茯苓、仙鹤草、

黄药子各 30 g，重楼、野菊花各 15 g，前胡、桔梗各 10 g。

同时，郁仁存以中医理论为指导，根据局部和整体相结合、扶正和抗癌相结合的原则，在治疗肺癌的总纲之下，依患者的不同表现，予以不同的方药。若症见干咳痰少，心烦眠差或咽干声哑，脉细数，舌红、苔薄黄，放疗刚结束者，多因邪毒蕴结致阴虚内热，故多以南沙参、北沙参、生地黄、天冬、麦冬、鳖甲、地骨皮等清虚热，而以半枝莲、白花蛇舌草、石见穿、山海螺解毒抗癌。若症见神疲乏力，痰多嗽重，胸闷纳呆，便溏浮肿，舌体胖大、苔白腻，脉滑或滑数者，多因脾虚痰湿内蕴，或多有感染而预后较差，治疗除用前述抗癌之品外，伴以苍术、白术、茯苓、党参、薏苡仁健脾利湿，陈皮、半夏、胆南星、前胡等化痰散结清肺；寒湿较重者，可予麻黄、白芥子、附子等温化寒痰，但应严防药物中毒。若症见气急胸痛，如锥如刺，痰血暗红，唇暗舌绛、苔薄黄，脉涩者，为气滞血瘀、痰气互阻，治以枳壳、瓜蒌、桔梗、杏仁理气化痰，降香、干蟾活血化瘀解毒，紫草、茜草根凉血止血，祛瘀生新。若症见咳嗽气短，动则喘促，腰膝酸软，肢凉畏寒，脉沉细无力，寸尺脉弱，舌淡苔白者，多为病久气血耗亏，阴损及阳致肺肾双亏，邪毒留连不去，瘀阻气道所致，治之以黄芪、太子参、白术、茯苓补肺脾之气，取培土生金之义，脾旺则肺气充沛，脾强则肾气亦强；同时，以五味子、补骨脂、仙茅温肾气，制胆南星温化寒痰，冬虫夏草益气润肺，露蜂房、僵蚕解毒散结。

☞李佩文益气养阴，以百合固金汤加减为主方

李佩文以益气养阴为基本治则，以百合固金汤加减为主方，具体药物如下：百合 30 g，党参 15 g，沙参 20 g，石斛 15 g，白芍 10 g，桑叶 15 g，枇杷叶 15 g，浙贝母 20 g，半枝莲 15 g，白花蛇舌草 15 g。若气虚甚者，气短乏力，倦怠懒言，咳声低微，加黄精、生黄芪、白术、茯苓、山药以补益肺脾之气；若阴虚较甚，口干咽燥，呛咳无痰，或痰少而黏，舌红，脉细数，加生地黄、玄参、麦冬、玉竹、五味子以养肺肾之阴；软坚解毒可加预知子、

猫爪草、白英、百部等。部分患者处于放疗、化疗间歇期或肿瘤缓解期，无明显症状。对于这些患者，李佩文主张在养阴益气、扶正固本的基础上，加强抗癌解毒的力量，可在基本方基础上酌加生薏苡仁、百部、预知子等具有抗癌作用的药物。若患者即将或正在进行放疗、化疗，用中药以平补气阴、补肾生血为原则，可在基本方中加生黄芪、黄精、当归、枸杞子、女贞子、菟丝子等药。放疗患者可加活血、清热之品以提高放疗敏感性，并可防止放射性肺炎、肺纤维化的发生；化疗患者可加和胃降逆之品，以减轻化疗药的消化道反应。临床常见患者以各种并发症前来就诊，如感染、胸腔积液、疼痛、咳血等，李佩文认为此时治疗应急则治其标，辨证论治，必要时采用中西医结合治疗，切不可囿于门户之见，或拘泥于基本原则不知变通。如患者咳嗽频繁，在养阴润肺基础上加前胡、苦杏仁、清半夏、紫菀、瓜蒌皮等宣降肺气。并发感染，咳痰色黄，或有发热，应以清肺化痰为要，用川贝母、瓜蒌、菊花、鱼腥草、黄芩等寒凉之品，但慎用大苦大寒药，以防重伤气阴。并发胸腔积液，胸闷气促，倚息不得卧，证属悬饮，应泻肺利水逐饮，药用葶苈子、猪苓、茯苓、泽泻，配伍宣降肺气之药以开水之上源，此时养阴之品宜少用或不用，但逐水之剂更伤阴液，还应以养阴益气为本。肿瘤侵犯血管常出现咳血，多为痰中带血或咳出少量鲜血，治疗宜养阴清热止血，基本方伍以白茅根、仙鹤草、白及、云南白药等，止血不留瘀，也可稍用石榴皮、藕节炭等收敛止血药；侵犯胸膜常出现胸胁疼痛，治宜加用宽胸理气、通络止痛的郁金、瓜蒌、丝瓜络、延胡索、川楝子等。肺癌患者由于肺气阴虚，卫外不固，阴液外泄，常常自汗、盗汗，应及时加用浮小麦、生黄芪、五味子、生龙骨、生牡蛎、石榴皮等收敛汗液，以防多汗进一步耗伤气阴。癌性发热多为低热或中度热，多无感染指征，辨证属于阴虚不能潜阳，气虚阴火内生而见发热，治以养阴益气、清潜虚热，基本方中加用牡丹皮、地骨皮、鳖甲、生龙骨、生牡蛎等药。

徐振晔益气养精、解毒散结，自创肺岩宁方

肺积是一种全身属虚、局部属实的疾病，虚则以精气虚为主，实则以痰凝、气滞、血瘀毒结为多见，徐振晔临床以此为肺癌基本病机，自创肺岩宁方，治疗收到良好效果。肺岩宁方组成：党参 15 g，白术 12 g，茯苓 15 g，石见穿 30 g，石上柏 30 g，蛇六谷 30 g，干蟾皮 9 g，生黄芪 30 g，黄精 30 g，灵芝 15 g，淫羊藿 15 g，桃仁 9 g。其中党参、白术、茯苓、生黄芪健脾益气补肺，灵芝、黄精、淫羊藿补肾养精，石见穿、石上柏、蛇六谷、干蟾皮清热解毒散结，桃仁活血化瘀。全方共奏益气养精、解毒散结之效。另外，不同实验研究也表明肺岩宁方对肿瘤具有良好的控制作用。邓海滨等人研究肺岩宁方对人脐静脉内皮细胞增殖、迁移及管腔形成的影响，结果提示肺岩宁方具有明显的抑制新生血管生成的作用，这可能是肺岩宁方抗肺癌侵袭转移的机制之一。郭净等人研究肺岩宁方对肺癌小鼠 CD4[+]、CD25[+] 调节性 T 细胞比例及 Foxp3 表达的影响，结果提示肺岩宁方通过降低 CD4[+]、CD25[+]Treg 细胞比例、下调 Foxp3 mRNA 表达而增强机体的抗肿瘤免疫应答发挥抑瘤作用。临证时兼有咳嗽者加杏仁、芦根、枇杷叶；痰色黄者加黄芩、鱼腥草、车前草；瘀较重者加丹参、川芎；有胸腔积液者加猫人参、川椒目、龙葵；骨转移者加蜈蚣、自然铜、骨碎补；纳差者加鸡内金、炒谷芽、炒麦芽；便秘者加制大黄、瓜蒌仁；脾胃虚弱、腹泻者去桃仁、干蟾皮，加白扁豆、生薏苡仁、炒山药；口苦、舌苔浊腻者加黄连、苍术；潮热盗汗者加知母、黄柏；气短乏力较甚者，重用黄芪。

贾英杰重病理，通三焦，善用千金苇茎汤

肺癌尽管病情变化错综复杂，但贾英杰认为，三焦气机的升降出入失调是癌毒产生的根源，而癌毒痰瘀内结是病理的关键。症状之所发皆因毒邪之所成，患者初次就诊，其诉求应是改善症状，缓解痛苦。肺为娇脏，属轻清之府，痰瘀毒邪久积于肺而致肺之宣发肃降不利，引发诸多不适。急则治其标，邪去方可调畅肺气，进而调畅三焦气机。贾英杰常以千金苇茎汤加减治疗，具体方药：芦根 15 g，瓜子仁 15 g，桃仁 10 g，薏苡仁 30 g。方中芦根甘寒轻浮，善清肺热；瓜子仁清上彻下利湿排脓、肃降肺气；薏苡仁甘淡微寒，上清肺热而排脓，下利肠胃而渗湿；桃仁活血以祛瘀，痰瘀去而肺可安。对于年老体弱之类，恐不胜祛邪之力，当以扶正祛邪兼顾，常伍以黄芪、党参、白术、百合、麦冬之属以益气养阴；对于肺癌术后的患者，手术已除去积聚之有形病邪，故应重在调畅气机而防无形之痰瘀凝结，此时应在千金苇茎汤基础上佐以补气行气之品，在上则加桔梗、杏仁、生黄芪，在中则加厚朴、陈皮、党参、白术，在下则加茴香、沉香、黄芪、白术。

第 2 章　食管癌

第一节　病机治法

☞ 余桂清从补脾胃、调情志论治食管癌

余桂清是我国中医、中西医结合肿瘤专业的主要创始人之一，成立了中国中医科学院广安门医院中医肿瘤科，擅长消化系统肿瘤、乳腺癌、头颈部肿瘤及肺癌的治疗，提出了扶正祛邪、活血化瘀、清热解毒等中医治疗肿瘤法则。

余桂清在长期的临床实践中，承东垣之脾胃学说，注重后天之本在肿瘤治疗中的作用，强调培补脾胃为要，认为食管癌以脾胃虚弱、气血不足为本。因肿瘤的发生都存在不同程度的免疫功能低下，多数患者又经手术、放疗、化疗的损伤，导致人体正气亏损，无力抗邪。西医以祛邪作为治疗手段，中医则重在扶正，以四君子汤健脾益气、扶正固本，调整机体的内部平衡，增强机体免疫功能，提高机体的抗癌能力。同时中医重视情志之因，如《素问·通评虚实论篇》曰："膈塞闭绝，上下不通，则暴忧之病也。"随着西医的发展，情志因素致癌的理论亦得到充分肯定，现代研究表明约 70% 肿瘤患者发病前有较长期严重的精神抑郁经历。因此余桂清又常常以疏肝调畅情志法治疗食管癌，方药常以四君子汤合经验方二术郁灵丹加减，处方：太子参、白术、莪术、茯苓、郁金、威灵仙、丹参、急性子、石见穿、白花蛇舌草、夏枯草等。气虚加生黄芪 30 g；进食哽噎加急性子 15 g、石见穿 10 g；呕吐痰涎加陈皮 6 g、清半夏 9 g、竹茹 9 g、炙枇杷叶 9 g、生薏苡仁 15 g；胸闷、胸骨后疼痛加瓜蒌皮 15 g、徐长卿 15 g；放疗、化疗后白细胞下降加生黄芪 20 g、当归 9 g、鸡血藤 15 g、枸杞子 15 g、菟丝子 15 g；食管梗阻严重，不

能下咽者，配合开道散（硼砂 60 g，火硝 30 g，硇砂 6 g，青礞石 15 g，沉香 9 g，冰片 9 g）服用，共研细末，每次口服 1 g，含化后缓缓吞咽，1 小时 1 次，待黏液吐尽，能进食时改为 3 小时 1 次，服 2 天后停药；伴淋巴结转移者加浙贝母 30 g、玄参 15 g；骨转移加狗脊 10 g、杜仲 15 g；肺转移加川贝母 6 g、桔梗 9 g、杏仁 9 g；疼痛加徐长卿 15 g、白屈菜 10 g、延胡索 15 g。同时食管癌郁阻日久，必然化热蕴毒，毒邪内生，患者出现胸骨后灼热疼痛，不喜热饮，苔黄，便干，选加白花蛇舌草、半枝莲、白英、山豆根、冬凌草等清热解毒抗肿瘤活性药，其中部分药物还能提高机体免疫功能。

如治疗一食管中分化鳞状细胞癌放疗后的患者，1992 年 6 月 10 日初诊，就诊时症见吞咽困难，进食哽噎，时时呕吐黏液白沫，胸闷灼热，消瘦乏力，面色萎黄，倦怠懒言，舌质暗红，苔白微腻，脉弦细，辨证属脾胃虚弱、痰气郁阻，治以健脾益气、理气化痰、祛瘀散结，以二术郁灵汤合六君子汤加减：太子参 9 g，炒白术 9 g，茯苓 9 g，陈皮 6 g，半夏 9 g，莪术 15 g，郁金 9 g，威灵仙 15 g，丹参 9 g，夏枯草 15 g，急性子 9 g，瓜蒌皮 12 g，白花蛇舌草 30 g，半枝莲 15 g，生薏苡仁 15 g。每日 1 剂，水煎，2 次分服。服药 10 余剂后，吞咽困难明显减轻，呕吐黏液停止，能进软食。2 个月后患者吞咽顺利，活动有力，已无明显自觉症状。上方加减断续服用至 1995 年 4 月 17 日，共服 700 余剂，经 X 线钡剂复查示：食管中段管壁僵硬，黏膜紊乱，长度约 3 cm，钡剂通过顺利。患者能参加一般家务劳动，病情稳定。

☞孙桂芝结合病理抓病机，分段辨治食管癌

孙桂芝认为，一般食管中、上段以鳞癌为多见，下段则以鳞癌、腺癌均较常见，且食管上段癌多兼火热，中段癌多有痰气交阻，下段癌多见痰湿蕴结，概因火热炎上，痰湿趋下，而中段乃气机升降之枢纽的缘故。故孙桂芝常根据癌灶部位性质的不同，分别酌以清热解毒、行气化痰、和胃除湿之法：偏于中上段，病理检查显示为鳞癌者可辅以守宫、僵蚕、北豆根、射干等治之；偏于中下段，病理检查显示为腺癌者，可辅以橘皮竹茹汤、瓜蒌薤白半

夏汤、小陷胸汤等宽胸理气，化痰除湿。病久而气血不足者，可以黄芪建中汤、归脾汤等化裁；脾肾两亏者，可以四君子汤加六味地黄丸或参芪地黄汤等为主方化裁。此外，食管癌与肝癌、乳腺癌等病一样，多与患者情志不舒有关，故食管癌还须根据辨证，注意疏肝和胃或疏肝健脾，可根据患者病证分别以小柴胡汤或丹栀逍遥散辨证化裁，取效甚捷。

如其治疗一食管中下段鳞癌术后一年余的患者，术后未行放疗，一直中药治疗。现眠不实，梦多，多为噩梦，胸闷，咽干，大便调，舌红，苔少，脉沉细。孙桂芝处方：瓜蒌皮15g，薤白10g，清半夏10g，太子参15g，炒白术15g，茯苓15g，龙眼肉8g，炒酸枣仁30g，首乌藤30g，生蒲黄10g，麦冬12g，乌骨藤15g，炮山甲（代）10g，莪术10g，守宫5g，威灵仙15g，白花蛇舌草30g，半枝莲30g，龟甲15g，石见穿15g，急性子5g，鸡内金30g，生麦芽30g，炙甘草10g。14剂，水煎服，2天1剂。一剂药煎汁400~500ml，每次服用100~125ml，早晚各1次。

按语：患者病位在中下段，且胸闷，脉沉细，故以瓜蒌薤白半夏汤通阳散结，宽胸利膈。患者病理性质为鳞癌，故以守宫软坚散结、解毒抗癌。患者眠差，多梦，久病致气血不足，故以归脾汤加减益气养血。并以生麦芽、鸡内金疏肝和胃，其余如生蒲黄、乌骨藤、炮山甲（代）、莪术、威灵仙、白花蛇舌草、半枝莲、龟甲、石见穿、急性子等共奏软坚散结、解毒抗癌之功。患者定期复诊，病情稳定。

花宝金基于气机升降理论从疏肝调脾治疗食管癌

花宝金强调情志因素在肿瘤中的致病作用，其中与其密切相关的是食管癌，认为食管癌的发生主要与情志不畅和脾胃虚弱密切相关，外因为情志因素诱导，内因为脾胃虚弱，内外和合导致胃气上逆和脾气下陷，进而引起清浊之气郁滞，最终形成痰、瘀、毒等病理产物蕴结于食管而导致本病的发生。情志失调和脾胃失调引起气机升降失衡，进而导致痰、瘀形成，是食管癌发生的基本病理过程。治则上顺应食管"通降"的生理特性以通降为原则，治法上调肝与调脾胃相互结合，以恢复气机升降的平衡。同时考虑到食管为胃之口，生理特性与胃相同，喜润恶燥，治疗上紧扣调理情志与润燥。花宝金指出调理情志与润燥归结到脏腑，主要是肝和脾胃的关系。肝主情志，主升发，因而调畅情志必以疏肝为主；脾亦以升清为主，脾陷则肝气不升，健脾升清而肝升则下窍开，下窍开则为通降提供前提条件，进而通过降肺胃之气以降浊阴则上窍开，因而在治法上以通降与升清并用，相辅相成，并根据患者体质进行分配通降与升清的比例。兼有痰浊者，化痰降气；兼有瘀血者，化瘀行气；与现代放疗配合治疗时，则应考虑放疗为"热毒"，治以养阴生津通下。

如治疗一食管中分化鳞癌术后、放疗后复发的患者，因化疗不耐受不良反应接受中医治疗，2011年9月17日初诊，就诊时症见自觉食管中有黏液，咳出费力，纳可，眠可，二便调，舌质淡，苔薄白，脉弦。处方：旋覆花15 g，赭石15 g，姜半夏10 g，黄连6 g，急性子12 g，威灵仙15 g，莪术10 g，郁金9 g，竹茹12 g，蒲公英20 g，金银花15 g，砂仁6 g，夏枯草15 g，半枝莲30 g，生姜5片，大枣5枚。30剂，水煎服。复诊时症见痰多，饥饿感强，排气多，舌质淡，苔薄白，脉滑。原方减夏枯草、半枝莲，加金樱子15 g、覆盆子15 g、瓜蒌20 g、浙贝母30 g，同时辅以中成药安替可胶囊。继续服用，随访至2012年4月28日，患者一般体质可，生活质量稳定，仍以痰多为主要症状，治疗法则上以降气化痰为主。

按语：旋覆代赭汤出自东汉张仲景《伤寒论》"伤寒发汗，若吐若下，解后心下痞硬，噫气不除者，旋覆代赭汤主之"，临床上应用于多种由于气机上逆的疾病。半夏泻心汤出自《伤寒论》，是为伤寒误下后，脾胃气虚、寒热错杂、升降失常、气机痞结而设。方中旋覆花、赭石、半夏、黄连、生姜、大枣相伍，即旋覆代赭泻心汤，意在散中焦痞结，恢复中焦气机升降，加用郁金疏肝调畅情志，砂仁健脾和胃。针对食管癌进食梗阻，选用急性子、威灵仙、莪术活血软坚舒张食管括约肌；针对局部癌毒，选用夏枯草、半枝莲清热解毒抗癌；竹茹降逆化痰；蒲公英清胃火；金银花清热解毒，缓解食管局部糜烂、溃疡灶。全方以旋覆代赭泻心汤为主，辅以健脾化痰降逆、解毒抗癌之品，体现花宝金调气、恢复气机升降的思想。

☞ 单兆伟扶正为先，益气养阴润燥治疗食管癌

单兆伟是南京中医药大学教授、博士生导师，江苏省重点学科中医消化病专科的创建人之一，师从全国著名脾胃病专家张泽生、徐景藩，在消化道疾病的诊治方面有较高的造诣，治疗采用扶正祛邪、益气活血法，以宏观辨证与微观辨证、辨证与辨病、中医基础理论与现代科技相结合，取得显著疗效。

单兆伟认为食管癌的发病原因除西医学认为的病毒感染、理化刺激等诱发因素外，机体自身正气的衰弱在食管癌的发生发展中起着至关重要的作用。《黄帝内经》云："邪之所凑，其气必虚。"机体正气虚损，正不胜邪，各种致病因素才能入侵而发生肿瘤。同时，人体正气虚弱，阴阳失衡，脏腑经络功能紊乱，导致痰湿、瘀血等病理产物产生，并相互胶结，造成了肿瘤发病的病理基础。正气虚弱贯穿于食管癌发病过程的始终，单兆伟常谓"扶正气乃治瘤之本"，因此在治疗时着重培护正气。单兆伟临床观察发现食管癌晚期多伴有气阴亏虚，这也是导致食管癌恶化的重要因素。中医的扶正疗法，可提高机体免疫功能，延长晚期癌症患者的生存时间和生存质量，故单兆伟治疗食管癌特别注重益气养阴、扶正抑瘤，临证时常选用贞芪汤。另外，单兆伟认为晚期食管癌的发病机制为素有瘀血、顽痰、逆气阻隔胃气而成噎膈，其发生以正虚为本，气滞、痰凝、瘀结为标，证属本虚标实，病久由实转虚，由气及血，致气血亏虚、精血内耗，而致食管涩滞，治宜益气扶正兼以开郁理气润燥。同时单兆伟还强调在晚期肿瘤的治疗中必须明确扶正与祛邪的关系，倡以扶正为主，但这并不是忽视祛邪，主要是因为肿瘤晚期，患者经过手术及放化疗后，多正气大伤，虚损症状明显，肿瘤迅速增长，形成邪盛正衰或邪衰正更衰之势，此时明辨标本缓急，根据"急则治其标，缓则治其本"的原则，当先扶正，在扶正的同时视其体质状况佐以祛邪，或可先扶正，待

机体情况好转后，根据其病情，在能耐受的前提下确定相应的攻补法则，临证遣药。单兆伟善用芪竹汤加减。

如治疗一食管鳞状细胞癌患者，因患者年高体虚，手术风险大，患者家属拒绝院方为其行手术治疗。患者就诊时症见面色无华，形体消瘦，食入梗阻、吞咽困难，每顿仅能进半流饮食少许，夜寐不佳，大便干结，舌偏红，苔薄黄，脉沉细。辨证属气阴两伤，正气大虚。宜益气养阴，开郁润燥。予以芪竹汤加减：黄芪10g，玉竹10g，郁金10g，生薏苡仁15g，仙鹤草15g，灵芝15g，百合15g，急性子15g，威灵仙10g，半枝莲15g，白花蛇舌草15g，首乌藤15g。服药14剂后来诊，进食梗阻已有改善。先后在芪竹汤的基础上加莱菔子15g、麦冬15g、煅海螵蛸15g、白及10g、木蝴蝶2g。计服8个月余后，患者进食通畅，每天可进软饭6两左右，体重增加5kg。此后随访，症状明显改善，饮食已如常人，唯面色少华，继续以益气养血健脾中药调理。

☞黄金昶结合病理分阴阳，从火、燥、寒水论治食管癌

黄金昶是北京中医药大学博士生导师，在临床工作中提出了肿瘤的三焦治法，运用经络辨证、运气学辨证，补充了不在脏器内瘤体的治法，丰富了中医肿瘤学治疗内涵，提出中医药抑瘤在辨证基础上应重视温阳、活血、以毒攻毒、通利二便四大治法，取得较好疗效。同时对化疗靶向治疗药物进行寒热燥湿分类，结合病理类型、分期、患者寒热体质用药；把肿瘤定义为"机体局部内环境改变后，自体细胞变异增殖而不被周围免疫细胞识别抑制的异生物"，提出改变内环境和局部免疫抑瘤是中医治疗肿瘤的强项；倡导针药灸并举、局部靶向免疫抑瘤。

1. 火、燥、寒水论治　食管癌属中医"噎膈"范畴，《素问·阴阳别论篇》云："三阳结谓之膈。"黄金昶主任医师从运气学说角度分析，认为"三阳结"是指少阳、阳明、太阳三阳互结。其中一阳为少阳相火，属火；二阳为阳明燥金，属燥；三阳为太阳寒水，属寒。三阳结即火、燥、寒三邪互

结，阻碍气机升降，日久化痰、化瘀，痰、火、燥、寒、瘀共同作用形成膈证。且食管位于胸中，胸居上焦属阳，胸部患病容易出现胸阳不足，温化不利，易为痰浊上蒙。痰邪、瘀血、火邪、燥邪为主要的病理因素，故临证中以益气养血润燥、化痰利水养阴、化瘀抗癌解毒为治疗大法。同时顾护相应脏腑的自然属性，食管癌酌加降逆理气和胃之药如生赭石、姜半夏、缩砂仁、麦芽等。

如治疗一食管低分化鳞癌术后 6 个月余患者，术后因一般情况较差，未行放化疗，一直口服中药治疗，就诊时症见全身怕冷，不思饮食，食欲差，胸痛，腰酸，乏力，心悸，脉沉细弦，舌淡紫暗，辨证为脾肾两虚、阳虚饮结、痰瘀毒聚。处方：熟地黄 20 g，当归 15 g，炙黄芪 30 g，党参 15 g，山药 30 g，生赭石 30 g，青礞石 30 g，干姜 15 g，细辛 3 g，五味子 10 g，守宫 30 g，蜈蚣 3 条，乳香 10 g，没药 10 g，枳壳 10 g，川椒 10 g，茯苓 30 g，白术 15 g，泽泻 20 g。14 剂，水煎服，每日 1 剂，每剂药煎汁 200~400 ml，每次服用 100~200 ml，早晚各 1 次。服上方同时配合口服金龙胶囊。服 3 剂后患者症状明显缓解，阳气渐复。在此方基础上加减，患者体重增加，每年 3 次复查均未见明显异常。

按语：患者为食管癌术后，正气大亏，气血两虚，故乏力，以熟地黄、当归、炙黄芪、山药等益气养血润燥；气损及阳，故怕冷，以川椒温阳散寒；同时食管局部痰瘀互结，以守宫、蜈蚣、乳香、没药等活血化瘀；生赭石、青礞石、枳壳降逆化痰；血不利则为水，阳虚饮停胸中，故心悸，以干姜、细辛、五味子、茯苓、白术、泽泻等温阳利水。

2.结合病理分阴阳　食管为消化道的一部分，接近口腔处鳞癌多见，近贲门处逐渐出现腺癌。我国是食管癌发病率最高的国家，以食管鳞癌多见，大约占所有食管癌的 90%，腺癌仅占 8% 左右。黄金昶结合临床实践，发现食管鳞癌属火热者多见，多为阳证，治疗上予以清热化饮；腺癌属寒者多见，多为阴证，治疗上予以温阳化饮。黄金昶临证中强调阴阳辨证，酗酒、喜吃烫食等火热毒邪是食管癌常见的重要发病因素。以上表明根据病理辨阴阳的正确性。

☞ 王三虎从阴衰阳结、痰气血瘀、燥湿相混论治食管癌

王三虎是广西中医药大学硕士研究生导师，从事医疗、科研及教学工作 30 余年，积累了丰富的临床经验，在诸多疑难杂病，尤其在肺癌、食管癌、白血病等方面有独特的见解和良好的临床治疗效果，提出了寒热胶结致癌论、燥湿相混致癌论、把根留住抗癌论等治癌理论。

王三虎认为传统的食管癌病因病机分型很难适用于临床，且据其治疗效果不佳，他基于燥湿相混致癌论，认为食管癌虽然病因病机复杂，但是癌毒胶固、阴衰阳结、痰气血瘀、燥湿相混、上下不通这一基本病机贯穿本病始终。食管癌属于中医"噎膈"范畴，情志不畅、气机升降失常、气结导致津液分布不均是食管癌的关键病机。《黄帝内经》曰："三阳结，谓之膈。"王三虎指出"三阳者，谓大肠、小肠、膀胱也；结谓气结也，而不是单纯指热结"。张景岳亦云："噎膈一证，必以忧愁、思虑、积劳、积郁，或酒色过度损伤而成。盖忧思过度则气结，气结则施化不行；酒色过度则伤阴，阴伤则精血枯涸。气不行则噎膈病于上，精血枯涸则燥结病于下。"食管癌患者临床表现为：一方面食管乃至胃肠津亏血燥，哽噎难咽，甚至胸骨后干痛，口干唇燥，大便干如羊屎，一周甚至半个月大便一次，舌暗乏津；另一方面痰浊白沫上泛，胸脘憋闷，舌苔厚腻，正是由于气血津液不能循经运行供养全身，才导致津液上泛为痰。食管癌癌毒胶固与阴衰阳结，上下不通互为因果，形成恶性循环，难分难解，故噎膈顽固难愈。临证治疗时，必须一方面针对具体病机，应用如麦冬与半夏、猪苓与阿胶、苍术与玄参等药对，做到祛痰而不致燥，祛湿而不伤阴，再用黄连、干姜等寒热药，平调寒热；另一方面顾护食管通降之性，和降胃气用柿蒂、旋覆花，散寒止痛则用徐长卿等药；同时，结合针对食管癌本身的特殊用药如守宫、硇砂、硼砂、姜石、鹅管石、藤梨根。

如治疗一食管中分化鳞癌放化疗后复发的患者，2003 年 11 月 27 日初诊，

就诊时症见痛苦貌，面色暗黄，身体消瘦，患处疼痛难忍，左背部近日作痛，干咳，头晕，食欲差，梦多，口水多，不能食凉，舌红苔少黄，脉弦。王三虎认为，当前以疼痛为主要症状，在基本病机的基础上以阴虚为主，顾及气虚。处方：沙参10g，麦冬10g，玉竹10g，徐长卿20g，半夏15g，姜石20g，枇杷叶12g，生姜8g，冬凌草30g，延胡索20g，白芍20g，甘草10g，人参10g，白及20g，栀子10g，干姜6g。水煎服，每日1剂。瘤痛康贴1盒，外用。复诊时，症状已有所缓解，但咽干，项强，胸背痛，舌红苔染，脉弦数，于上方去干姜，缓解项强加葛根20g，加行气活血止痛抗癌的夏天无12g、郁金12g、血竭（冲服）4g，嘱常服米油。在王三虎半年多调理下，病情慢慢缓解，症状则似有若无。至2004年4月30日复诊时，患者精神较好，面色稍黄，仅谓食醋则胸前不适，下肢拘挛，舌苔薄，脉弦。处方：沙参10g，麦冬10g，玉竹10g，徐长卿20g，半夏15g，姜石20g，枇杷叶12g，生姜8g，冬凌草20g，延胡索20g，白芍15g，炙甘草10g，白及12g，栀子10g，干姜6g。水煎服，每日1剂。此后病症虽减，仍不能掉以轻心，谨防死灰复燃。

☞张代钊从痰、气、瘀、热论治食管癌

张代钊为中日友好医院主任医师，博士研究生导师，北京中医药大学教授，从事中西医结合防治肿瘤60余年，积累了丰富的临床经验，特别是在中西医结合治疗肿瘤的疗程设计方面经验丰富，并在康复疗养方面取得了较好的疗效。

张代钊将食管癌发病过程总结为噎—吐—痛—梗—衰。食管癌患者最早出现进食有哽噎感——噎；食管进一步狭窄出现吐涎沫，甚至进食后呕吐——吐；肿瘤向周围侵犯，出现胸背疼痛——痛；肿瘤向食管内生长，最终完全梗阻——梗；不能进食，体质迅速下降，出现衰竭——衰。其中噎、吐的病机不外乎痰、气、瘀、热四种类型：患者胸膈胀满，进食哽噎，头晕目眩，便溏，舌胖大，齿痕，舌苔白腻或灰腻，脉弦滑，辨为痰湿壅盛证，

予以半夏 10 g、天南星 10 g、莪术 15 g、沉香 10 g；进食哽噎伴两胁作痛，呃逆频作，口苦口干，腹胀便秘，舌红苔白，或舌苔薄黄，脉弦细，辨为肝郁气滞证，予以逍遥散加急性子 15 g、威灵仙 10 g、广木香 10 g、紫苏梗 10 g；进食哽噎伴胸背刺痛，烦热口渴，面色发黑，口唇发紫，大便干结，舌紫暗有瘀斑，舌苔黄燥，脉弦细而滑，辨为血瘀热毒证，予以四物汤加莪术 15 g、山慈菇 15 g、水红花子 10 g、露蜂房 10 g；进食哽噎伴口干咽痛，午后潮热，五心烦热，大便干燥，尿黄尿少，舌红或绛，无苔少津，脉沉细，辨为热毒伤阴证，予以银柴胡 10 g、鳖甲 20 g、生地黄 20 g、天花粉 20 g、山豆根 10 g。同时从活血化瘀治癌痛，常用方药：五灵脂 90 g，没药 60 g，蒲黄（炭）60 g，沉香 30 g，白芷 15 g，细辛 9 g，当归 15 g，川楝子 30 g，白芍 30 g，延胡索 30 g，共研细末，装入胶囊（每粒 0.3 g），每次 1 或 2 个胶囊，每天 3 次。另外，也加用缓急止痛的方法减轻癌性疼痛，处方为：罂粟壳 3 g，白屈菜 30 g，延胡索 15 g，白芍 20 g，水煎服，每日 1 剂，分 2 次服。从降气化痰、活血软坚治梗阻。降气化痰法常用方药：硇砂 6 g，硼砂 6 g，丁香 9 g，冰片 1.5 g，共为细末，含化，每日 4 次（有溃疡的食管癌患者禁用硇砂，以防发生胃穿孔出血）。活血软坚法常用方药：麝香 1.5 g，人工牛黄 9 g，乳香 15 g，没药 15 g，三七 30 g，共研细末，每次 2 g，每日含化 4 次。益气养血治衰竭：黄芪 30 g，当归 15 g，女贞子 30 g，补骨脂 15 g，鸡血藤 30 g，竹茹 9 g，每日 1 剂，煎服。

☞ 刘沈林以甘凉濡润和降、复法大方论治食管癌

刘沈林是第四批全国老中医药专家学术经验继承工作指导老师，江苏省名中医，博士生导师，师从著名中医学家张泽生、徐景藩，从事中医事业 40 余载，在中医临床方面积累了丰富的经验，擅长中医治疗脾胃病，尤其对消化系统肿瘤的诊治有一定的心得。

刘沈林认为食管与胃相连，为胃气所主，当以通降为顺，其中胃为阳土，喜润恶燥。食管癌患者常有食管干涩灼热不适感，伴口干便干、身体

消瘦、舌红少苔、脉象细数等。以上均为胃阴不足之征，治疗时切忌一味化痰散瘀，只着眼于局部肿块的消散，应该治病求本，顾护脏腑功能正常为主。刘沈林总结临床上食管癌常见证型为胃阴受损、痰瘀交阻、胃气上逆证，采用甘凉濡润法滋养胃阴、和降胃气，配合化痰散瘀法消散局部癌肿。甘凉濡润法可宗古人沙参麦冬汤、麦冬汤、益胃汤、百合汤等方义。同时食管癌患者常见泛吐痰涎，刘沈林认为此由胃失和降、胃气上逆所致，常以旋覆代赭汤合橘皮竹茹汤加减化裁，喜用旋覆花与赭石、橘皮与竹茹两个药对，赭石重镇降逆，橘皮理气和胃，旋覆花与竹茹均有化痰止呕之功。另外，基于食管癌病情复杂，单种疗法难以兼顾，刘沈林主张基于中医辨证论治的基本原则，在辨清证型的前提下，采用复法大方治疗病程较长的食管癌患者。如手术、放疗后患者常见局部疼痛，进食疼痛加剧，痰涎较多，此为痰瘀交阻、气滞阴伤所致，当兼顾化痰散瘀、养阴和络，常以旋覆代赭汤、瓜蒌薤白半夏汤、麦冬汤相配；有胸膈疼痛，烧灼感，牵及两胁不适，泛酸嘈杂，属气郁化火，胃郁热，常以旋覆代赭汤、黄连温胆汤、金铃子散、左金丸、沙参麦冬汤相配；有嗳气，恶心，口干口苦，舌质光红无苔，此属胃阴受损，失于和降，常以益胃汤、百合汤、橘皮竹茹汤相配。考虑到癌毒本身属于热盛成毒，而化学药品、放射线亦有热毒之性，故用药中常配以清热解毒之品，如石见穿、半枝莲、重楼、急性子、威灵仙、山慈菇、藤梨根等。

如治疗一术后3个月的食管癌患者，患者体质虚弱未行放化疗，就诊时症见胸膈疼痛，进食后尤甚，泛吐白色涎沫，时有恶心，口干口苦，大便干结，形体消瘦，舌质光红，多裂纹，脉细数，辨证为肝胃郁热、胃阴受损、痰瘀交阻证，治以甘凉濡润、和降胃气、化痰散瘀，用方如下：旋覆花（包煎）10g，赭石（先煎）15g，法半夏10g，化橘红10g，茯苓15g，炒竹茹10g，威灵仙15g，急性子15g，紫苏梗10g，枳壳10g，南沙参15g，麦冬15g，川黄连3g，淡吴茱萸1.5g，石见穿30g，天花粉15g。另予守宫粉、参三七粉、莪术粉、生鸡内金粉，每次各1g，每日2次，用藕粉调服。服上药14剂后，患者痰涎减少，疼痛亦轻。上方减紫苏梗、枳壳，加百合 15 g、台乌药 10 g，继续调治。随访患者半年，病情平稳。

按语：此例患者素体阴虚，手术以后，阴血更伤，故见舌质光红而有裂纹，此为胃阴大伤之象。阴虚则生内热，热邪煎津为痰，煎熬血液成瘀，痰瘀交阻，气机不畅，不通而痛，故见胸膈疼痛；胃失濡润，不能和降，故见恶心；热邪伤津，故见口干口苦，大便干结；脉象细数亦为阴虚内热之征。胃为阳土，喜润恶燥，胃又为六腑之一，以通降为顺，故在治疗中宜甘凉濡润、通降为法，扶正祛邪、兼顾标本，既有沙参麦冬汤、麦冬汤养阴润胃之意，又有旋覆代赭汤、左金丸、橘皮竹茹汤清热化痰、降气散结之法，还有石见穿、急性子、威灵仙善走食管、清热解毒、活血止痛，另局部配用守宫粉等加强疗效。全方选方用药颇费苦心，考虑周全。

☞ 王晞星疏肝健脾贯穿食管癌治疗始终，降胃气、补肝肾、顾护阴液

王晞星是第四批全国老中医药专家学术经验继承工作指导老师，博士生导师，擅长中西医结合治疗肺癌、胃癌、食管癌、结直肠癌、肾癌等实体肿瘤及相关并发症。

王晞星认为食管癌病变为脘管狭窄。过食辛辣热饮，致使局部受损；饮食不节，饥饱无常，脾胃受困；情志不畅，肝气不舒，藏泄无度，气滞血瘀；年老肾亏，蒸化无权，津液停聚。以上一种或多种情况结合而致病。总的病机以肝郁脾虚为本，气滞、痰凝、血瘀结于食管，阻塞不通，饮食难下，终致津液干枯，气血无源，大肉尽脱，阴竭阳脱。病位在食管，以脾胃所主，与肝肾关系密切。王晞星临证治疗中健脾疏肝贯穿始终，善用六君子汤合四逆散。同时食管为胃系所主，具六腑传化物而不藏的特性，以通降为顺，故根据病情选用厚朴、生白术、旋覆花、赭石之类通降胃气。此外，部分食管癌患者生活失度或年老体衰，津液亏损，或因西医放化疗引起正气亏损，耗气伤津。而津液的濡润，是食物正常通过食管的必要条件，因此在治疗过程

中注意益气养阴、顾护津液，临证根据病情辨证选用沙参麦冬汤、生脉饮之类具有温润平和、阴阳互滋配伍方式的药物进行治疗。

王晞星指出，久病必及肾，对于久病缠绵、肝肾不足、阴阳亏损的患者，要滋补肝肾；对于放化疗引起的骨髓抑制，要温养精气。肾为水、火之宅，为脏腑阴阳之根，五脏之阳非此不能发，五脏之阴非此不能滋，在补肾之阴阳时要宗张景岳"阴中求阳，阳中求阴"，临床常用二至丸加仙茅、淫羊藿，单用或合用。同时临证中重视辨证论治，将其分为三大类型：症见神疲乏力，进食干涩不畅感，口干，纳眠不佳，大便稀溏，或伴排便不畅感，小便无力，舌淡红，苔薄或无，脉细数，辨为脾虚气滞型，以六君子汤合四逆散加减；症见呕吐痰涎，吞酸口苦，进食不畅，喜冷饮，急躁易怒，失眠多梦，舌红苔黄，脉滑数，辨为痰热中阻型，以小陷胸汤合四逆散加减；进食不畅或进食时胸骨后疼痛，口干，口苦，胃灼热，咽痛，心烦易怒，或伴两胁疼痛，或伴咳嗽，咳痰，大便干，舌红，苔白或黄，脉弦数或弦滑，辨为阴虚胃逆型，以一贯煎合四逆散加减。同时结合辨病选用抗肿瘤活性中药如山慈菇、八月札、浙贝母、守宫等。王晞星指出，在诊治过程中应四诊合参，辨其寒热虚实、气血阴阳，"有是证用是方"，不可拘泥于以上三种证型。

张士舜补肾培本、疏肝健脾和胃、活血化瘀解毒治食管癌

张士舜是河北省石家庄华光中医肿瘤医院首席专家，河北省首届名中医，全国第三、第四批老中医药专家学术经验继承工作指导老师，从事中医临床工作 50 余年，对食管癌等恶性肿瘤的治疗有独到经验。

1. 补肾培本　张士舜认为食管癌发病的内在因素与肾虚关系较为密切。肾为先天之本，育真阴真阳。肾阴对人体各脏腑起着濡润滋养作用，为人体阴气之根，如果肾水不足，津亏液枯，可以发生噎膈诸病；肾阳对人体各脏腑起着温煦生化的作用，为人体阳气之根，如果命门火衰，不能生土，脾胃

虚寒，最终也可成为噎膈。食管癌患者的病理本质是肾虚，患者进食困难、呕吐食物与痰涎、舌红、苔黄、脉实有力等表现，正是所谓的"至虚有盛候"。运用补肾培本法治疗食管癌，主要是补法和泻法，即补肾水不足，泻三阳热结，常用补肾药有熟地黄、何首乌、阿胶、沙参、枸杞子、女贞子、肉苁蓉等，常用方有六味地黄丸、麦味地黄丸、左归丸、右归丸，张士舜常将丸剂改为汤剂以增强药效强度。由于食管癌病机除肾虚外尚有热毒结滞，因此对附子、肉桂等大热之品应慎用，以免助阳生热，致热灼津伤，病深不解。对于有阳虚表现的，可以阴阳双补，多将巴戟天、淫羊藿、补骨脂等温阳药与滋阴补肾药熟地黄、山茱萸、山药等并用，并适当平衡补阴药与温阳药的比例。

2. 疏肝健脾和胃　张士舜在多年的临床实践中发现，食管癌发病多存在气机郁结的因素。如情志抑郁，肝失疏泄而侮脾犯胃，脾失健运则津液失布、聚生痰浊，痰气交阻于食管就可发为噎膈。食管癌患者出现吞咽不利、下咽困难等症状时，多出现恐惧、焦虑心理，会进一步加重肝气郁结，形成恶性循环。张士舜常用瓜蒌薤白汤、左金丸、旋覆代赭汤等疏肝理气，瓜蒌、香橼理气宽胸、行气散结，郁金、砂仁、枳壳理气以开郁。张士舜尤其喜用瓜蒌一味药，盖因其甘缓而润，功善疏肝，《重庆堂随笔》言"瓜蒌实润燥开结，荡热涤痰，夫人知之，而不知其疏肝郁、润肝燥、平肝逆、缓肝急之功有独擅也"。同时张士舜认为，脾为后天之本、气血生化之源，与胃相表里，在正常情况下，脾主升清，胃主降浊，升降相因，燥湿相得，则水谷得以正常运化，气血充盛，人体自然健康无病。脾胃受损，脾失升清、运化无力，胃失和降、受纳失职。久之中气不旺，水湿聚生痰浊，胃气不能下降，升降失序，痰涎随逆气上并，壅塞食管，致吞咽梗阻不畅，而发为噎膈。食管癌患者进食困难，水谷不入，气血生化乏源，加之癌瘤毒素的作用、抗肿瘤治疗、遣药不当都可能进一步损伤脾胃功能。若病程日久，胃气一绝，则诸药罔效，势必不救，即所谓"有胃气则生，无胃气则死"。张士舜主张用药应振奋中土，清润和降，时时顾护胃气，使脾升胃降，气机升降有序。常用药物有薏苡仁、茯苓、黄芪、白术、山药、石斛、黄精、麦芽、芡实等。由于三阳热结，食管癌患者有便秘症状者占半数，遵"胃腑以通为补"之义，运用通腑法可减轻症状：对胃热内盛、大便燥结者，用大黄、甘草，通便存阴；对气血亏虚、肠道液枯者，用肉苁蓉、当归，补益精血，润肠通便。张士舜喜用赭石以和胃降逆，《医学衷中参西录》言"其质重坠，又善镇逆气，降痰涎，止呕吐，通燥结，用之得当，能建奇效……降胃之药，实以赭石为最效"。

3. **活血解毒抗癌**　食管癌临床症状常见唇舌青紫，或舌体、舌边及舌下有青紫斑点，皮肤暗黑、粗糙，肌肤甲错，局部疼痛，痛有定处，日轻夜重，脉涩滞，以上均为有瘀血表现，应用活血化瘀法治疗，能起到止痛祛瘀、消除癌肿、恢复正常气血运行的作用，常用大黄、石见穿、桃仁、红花、蒲黄、五灵脂、穿山甲、威灵仙等活血化瘀通络。张士舜认为癌毒是形成食管癌的特异病因，癌毒与瘀血、痰湿等均为内生之邪，它们既是病理产物，又是致病因素。张士舜常用抗癌解毒药物，包括以毒攻毒类药物如蜈蚣、守宫、干蟾皮、生半夏、生胆南星、急性子等，以及清热解毒类药物如半枝莲、白花蛇舌草、山豆根、冬凌草、龙葵等，其研制的冬龙祛噎胶囊就是活血抗癌解毒的主要成果，主要由冬凌草、守宫、山豆根等组成。

 陈慈煦运用通降解毒法治疗食管癌

陈慈煦为贵州省首批名老中医，行医五十余载，勤求古训，博览群书，对中医经典和各家学说研究至深，积累了丰富的脾胃病诊疗及遣方用药经验，提出"脾以健为运，胃以通为补"为原则，用药应刚柔相济。

食管癌属于中医"噎膈"范畴，为饮食不节、情志不遂、正气内虚等多种因素综合作用而成，虚、痰、毒、瘀是其复杂的病理过程。陈慈煦指出，食管癌在发生、发展过程中，除与虚、痰、毒、瘀之间互为因果外，胃之通降失常亦起着关键作用。盖胃为太仓之职，主受纳水谷和传化糟粕，食管亦属于胃，胃为六腑之一，以降为顺，以通为用。气滞、痰阻、血瘀、毒热等阻滞食管，中焦痞塞不通，势必导致胃腑通降失司，六腑之虚实更替失常，上不能受纳水谷，下不能传化糟粕。水谷受纳受阻则化源无继，气血无以化生，从而加重了正气之虚；传化之道不利，糟粕难以下行，邪毒难以从谷道排出体外，愈聚愈深、愈甚。正气愈虚则祛邪无力，邪毒愈甚则精气愈亏。气虚则气更滞，血燥津枯瘀尤深，痰瘀交结气更滞，邪毒积聚正愈虚，从而促进食管癌的恶性发展。针对气滞、痰凝、血瘀、邪毒胶结阻滞食管、胃脘这一环节，施以通降之法，再结合解毒之法以抗癌解毒。六腑以通为用，以通为补，恢复六腑的通降气血功能才有生化之源，糟粕始能下行，邪毒才能随糟粕而清除有道。行气、化痰、活血祛瘀、解毒抗癌是通法的具体措施。行气则使气郁得以疏泄有常、脾胃健运，气行则津行、血行，原有之痰浊、瘀血因之而消。痰、瘀既行，则经气流行，脉道滑利，自无瘀滞之弊。

如治疗一例疑似食管癌、贲门癌而拒绝手术、放化疗的患者，1981年3月4日初诊，症见食入作梗，胸膈憋闷，嗳气，矢气，吐痰涎后食入稍快，不久复阻如前，舌红苔黄，脉细弦。拟方理气化痰、清热解毒、降逆和胃兼以活血通络。药物如下：瓜蒌皮、瓜蒌仁各7g，薤白头9g，陈皮9g，法半夏10g，云苓9g，炙甘草4g，佛手片12g，生薏苡仁20g，炒枳壳9g，白术10g，桃仁9g，红花9g，当归9g，旋覆花（包煎）10g，赭石（先煎）10g。7剂。1981年3月11日二诊：嗳气减轻，纳食渐甘，原方加丁香2g、柿蒂9g。1987年4月28日病理确诊为贲门癌，累及食管下段，调整原法原方，拟通降解毒法治之。处方：旋覆花（包煎）10g，赭石（包煎）15g，法半夏15g，云苓15g，陈皮12g，生薏苡仁20g，丁香3g，柿蒂9g，昆布15g，夏枯草15g，重楼10g，丹参15g，火麻仁15g，郁李仁12g，白术9g，炒谷芽10g，炒麦芽10g，芒硝（另包，嚼服）12g，白花蛇舌草30g，半枝莲15g，并加服蜈蚣、守宫酒，每次50 ml。以后一直以此方加减治疗，每日1剂，至1982年4月13日诸症消失。改制丸药，丸重9g，每次1丸，日服3次。又服年余，服食一如常人，遂停药。

按语：方中旋覆花、赭石降逆胃气；法半夏、陈皮、云苓、瓜蒌皮、薤白化痰利窍，消痞开塞；桃仁、红花、丹参活血行瘀；重楼、蜈蚣、守宫、白花蛇舌草、半枝莲抗癌解毒；火麻仁润下通降。以上充分体现了通降与解毒相结合的基本原则。初诊和二诊疏以通（理气、化痰、行瘀、通腑）降（降逆）解毒之法；三诊确诊为贲门癌，辨病与辨证相结合，在原法原方基础上，选用临床和药理试验均证明确有卓效的抗癌解毒药物。因患者体质尚实，故少用补正恋邪之品，以免助邪为患，仅用枳术丸合于方中，取其补而不滞，能蠲饮化痰、补中行气，妙用芒硝噙化，通涤六腑而伤正之弊少，可谓辨证精确，遣药如神，守法守方而告全功。

小结：食管癌、贲门癌，与虚、痰、毒、瘀互为因果，为胃失通降而成，陈慈煦紧扣病机，治以行气、化痰、行瘀、通腑，使瘀结得消，又以降逆之法，因势利导，解毒抗癌以削毒力。用药看似平淡，然配伍精当，攻邪而不伤正，通以使降，降以助通，解毒以削毒力，似通降而祛邪下行；且辨证与辨病相结合，中医辨证施以通降、清热解毒之法，西医辨病用抗癌力宏之品。故效果确切，所治病例大多能减轻痛苦，延长寿命。

第二节　核心处方

☞ 孙桂芝抓主证，善用二术郁灵丹

食管癌主要表现为噎膈之证，即患者饮食哽噎难下，包括机械性吞咽困难和动力性吞咽困难两个方面。一是因压迫梗阻，二是因气血推动无力。因此，治疗食管癌之噎膈证必须首先解决压迫梗阻和气血推动无力这两个主要矛盾。据此，孙桂芝临床治疗食管癌善用方剂二术郁灵丹，具体组成如下：白术15g，莪术9g，郁金10g，威灵仙15g，丹参15g。

方中威灵仙可以扩张食管平滑肌，舒展食管内腔，而威灵仙、丹参这两味药均有抗癌消肿作用，可治疗机械性吞咽困难，减轻哽噎和压迫症状；白术、莪术、郁金等则主要用于治疗动力性吞咽困难，因其合用可以补气活血，宣郁通脉，促进气血运行，从而有利于推动食物下行。

由于噎膈，患者还容易出现饮食难下及反食、泛酸等症状，这些均根于胃气不和，失于通降。故孙桂芝常在二术郁灵丹基础上合用调胃气方（又称金麦代赭汤，由鸡内金 15g、生麦芽 30g、赭石 15g 组成）、焦楂榔（焦山楂 15g 和焦槟榔 10g）以和降胃气，消食除积；并予以黄芪建中汤、当归补血汤等健脾和胃，促进水谷食物之运化，益气生血。因胃酸反流进一步灼伤食管，加重病情，可根据病情需要再合小陷胸汤和左金丸，以宽胸利膈、清热和胃、理气降逆，保护食管黏膜，或辅以瓦楞子抑酸，白及保护食管及胃黏膜。

☞ 花宝金善用经方化裁，以旋覆代赭泻心汤为基础方加减

花宝金基于气机升降理论，结合食管通降的生理特性，调肝与调脾胃相互结合，疏肝调脾，临证中以旋覆代赭泻心汤为核心处方辨证治疗食管癌，取得了较好的疗效。旋覆代赭泻心汤由旋覆代赭汤合半夏泻心汤组成。旋覆代赭泻心汤组成如下：旋覆花 15g，赭石 15g，姜半夏 10g，黄连 6g，生姜 5片，大枣 3枚，甘草 10g。旋覆代赭汤出自东汉张仲景的《伤寒论》"伤寒发汗，若吐若下，解后心下痞硬，噫气不除者，旋覆代赭汤主之"。临床上应用于多种由于气机上逆的疾病，如中风呃逆、妊娠恶阻、胃食管反流病、慢性胃炎等。花宝金经常运用其治疗食管癌，临床效果显著。方中重用下气的旋覆花化胶结之痰；赭石质重降逆，助君药降逆下气，止呕化痰；半夏通降胃气，并与其他佐药相合，共奏降逆化痰、益气和胃之功。半夏泻心汤亦出自《伤寒论》，是为伤寒误下后，脾胃气虚、寒热错杂、升降失常、气机痞结而设，是辛开苦降的代表剂，临床广泛用于治疗多种疾病，尤其对脾胃疾病的治疗具有较高的价值，被誉为调和脾胃的祖方。《伤寒论直解》中言："半夏以启一阴之气，黄芩、黄连助天气而下降，引水液以上升，干姜、人参、甘草、大枣助地气之上升，导火热而下降。交通天地，升降水火。"此外，通过

临床观察，半夏泻心汤治疗 54 例肿瘤患者，病种分布为胃癌、食管癌、胰腺癌、肝癌、胆管癌、大肠癌等，取得一定疗效。

☞ 郁仁存创急灵仙方治疗食管癌

郁仁存在辨证论治的基础上，治疗食管癌有三大原则，即解毒抗癌、降逆化痰、润肠通便。在此基础上，郁仁存创急灵仙方为核心处方，临证辨证加减，疗效显著。急灵仙方组成如下：急性子 10 g，木鳖子 10 g，威灵仙 30 g，半夏 10 g，瓜蒌 30 g，郁金 10 g，老刀豆 15 g，山豆根 10 g。

方中威灵仙具有祛风湿、通经络、止痛、消骨鲠之功效，主要药理作用为抗肿瘤、松弛平滑肌、抗菌、镇痛和镇静；木鳖子味苦，微甘、凉，有毒，有散结消肿、攻毒疗疮等功能，用于疮疡肿毒、乳痈等，其中的有效成分木鳖子素有很强的细胞毒性，能较强烈地抑制兔网织细胞裂解液蛋白质合成；急性子有软坚消积功能，用于噎膈、腹部肿块、骨鲠咽喉等，药理研究证实本品具有抗癌、广谱抗菌之功效，郁仁存常用之与威灵仙、木鳖子配伍治疗食管癌所致进食哽咽之症，常用剂量 6~10 g。食管癌肿局部常伴有水肿、糜烂、溃疡等改变，而加重梗阻症状，并导致局部烧灼、疼痛等临床症状。郁仁存常用山豆根等清热解毒、清咽利膈的药物，起到消炎止痛作用，从而缓解肿瘤局部水肿症状。郁仁存指出降逆化痰是治疗食管癌的重要原则之一，用半夏、瓜蒌化痰降逆，其中重用瓜蒌并与郁金伍用有化痰通便作用，还有抑瘤抗癌作用；呃逆者用老刀豆降逆止呃；郁金清心、凉血、活血、解郁，疏通食管局部瘀血及改善患者情志。

☞ 王三虎创全通汤治疗食管癌

王三虎认为阴衰阳结、痰气血瘀、燥湿相混是食管癌的核心病机。针对病机，益气养血，祛痰而不致燥，祛湿而不伤阴，寒热并用，和降胃气，散寒止痛等，创"全通汤"，临床效果显著。全通汤组成如下：石见穿 30 g，冬凌草 30 g，威灵仙 12 g，人参 6 g，肉苁蓉 15 g，当归 12 g，栀子 10 g，生姜6g，枇杷叶12g，降香12g，赭石20g，瓜蒌12g，竹茹12g。方中以石见穿、冬凌草解毒抗癌为君药；威灵仙解除食管局部拘挛为臣药；人参、肉苁蓉、当归益气补阳，活血润肠，栀子、生姜寒热并用，共为佐药；枇杷叶、降香、赭石、瓜蒌、竹茹降逆和胃化痰为使药。全方体现了辨病与辨证结合的组方特色。

☞ 孙秉严攻邪与扶正结合，创严灵丹、化瘤丹和噎膈志断汤

孙秉严，主任医师，三世祖传中医，天津著名肿瘤专家，致力于肿瘤治疗工作60余载，重视辛热散瘀、以毒攻毒的治疗方法，尤擅于胃癌、食管癌、膀胱癌、卵巢癌的治疗。

孙秉严立说"癌毒"，善用毒药，主张以毒攻毒治疗肿瘤。根据食管癌邪实正虚的病机特点，以严灵丹和化瘤丹为主，噎膈志断汤为辅，攻邪与扶正结合，临床辨治该病取得良好疗效。严灵丹组成：铁甲军（焙）120g，九香虫（焙）60g，狗宝30g，猴枣15g，马宝30g，天冬90g，麦冬60g，桃仁60g，急性子（焙）90g，生地黄90g，茶叶（一级）180g，木香90g，油桂90g，槐角45g，槐花45g，红花60g，穿山甲（醋炙）60g，雄黄45g，柿蒂30g，硼砂30g，威灵仙60g，莱菔子（炒）30g，党参90g。以上23味，共研细末，炼蜜为丸，每丸9g，每日化服1~2丸。化瘤丹：硇砂12g，冰片15g，天麻12g，白及6g，金礞石45g，荆芥穗15g，蜈蚣3条，章丹60g，全蝎（炒）9g，巴豆霜12g，川大黄90g，麝香3g，血竭21g，苍术30g，粉草12g，川芎12g，乳香21g，没药21g，蟾酥15g，朱砂15g，金银花12g，斑蝥（去头翅）7个，雄黄30g，杜仲12g，穿山甲（醋炙）45g，沉香30g，黄芩30g，蜗牛12g。以上28味共研细末，用人乳汁浸蟾酥，再用黄酒兑调上药面，做丸如小黄豆粒大，朱砂为衣。每次化服1粒，每日可服3~7粒。两丹具有芳香开窍、辛散温通、化瘀解毒之功。服药时间以餐前或餐后2小时为宜。服药期间，必须保持大便通畅，以利于癌毒和药毒的排出，

从而达到攻癌毒凝聚而人不中毒之目的。孙秉严在用严灵丹和化瘤丹治疗食管癌时，加用疏肝调气的药物，以起到相辅相成的作用。

噎膈志断汤是孙秉严在其学兄段志纯传授的经验方噎膈汤基础上加味而成。处方组成：远志、川续断、扁豆花、白芍、枇杷叶、钩藤、鸡内金、沙苑子、浮海石、柿蒂、砂仁、桃仁、赭石各 9 g，九香虫 2 对，党参 15 g，天冬 30 g。全方具有益气养阴、顺气降逆、软坚化痰之功。每天 1 剂，水煎，每日 2 次。

加减法：胸中闷热加红花、苏木散瘀通络，胸胁闷胀加柴胡、香附、青皮理气宽胸，胸胁疼痛加乳香、没药、延胡索通络止痛，呕吐黏沫加姜半夏、制南星、陈皮化痰降逆，食欲缺乏加焦神曲、焦山楂、焦麦芽、生姜、大枣健脾和胃，气短乏力加黄芪、党参、五味子益气扶正，失眠加炒酸枣仁、首乌藤、珍珠母镇静安神，咽喉干燥加玉蝴蝶、射干、知母养阴利咽，大便秘结加肉苁蓉、当归、杏仁润肠通便。

☞ 朱祥麟辨证施治，以会厌逐瘀汤化裁治噎膈

朱祥麟是湖北省鄂州市中医医院主任医师，湖北省名中医、鄂州名医，擅治疗时病、内伤杂病、妇科病。

朱祥麟认为，噎膈多发于老年人，非短期内形成，实为伏气为病，基本病因病机为邪伏日久，乃致气郁、痰阻、血瘀互结，津枯血燥，食管贲门干涩狭窄。他认为在稍有吞咽不利时必须先期防治，消除伏邪于萌芽阶段；若噎膈已经形成，则应滋阴润燥，解郁活血，消瘀化痰，解毒散结，通闭。临证中，朱祥麟以王清任《医林改错》中的会厌逐瘀汤加减治疗食管癌，改善晚期食管癌进食哽噎症状疗效明显，显著延长患者带瘤生存的时间。具体药物组成如下：桃仁（炒）10 g，红花 10 g，甘草 9 g，桔梗 9 g，生地黄 12 g，当归 6 g，玄参 10 g，柴胡 6 g，枳壳 6 g，赤芍 10 g，海藻 15 g，水蛭 10 g，石见穿 15 g，急性子 15 g，守宫 5 g。

方中桃仁、红花、赤芍、当归活血化瘀；生地黄、玄参滋阴润燥；柴

胡、枳壳疏肝理气解郁；桔梗引药上行；海藻、水蛭、石见穿、急性子、守宫化痰消瘀散结，清热解毒抗癌。全方共奏疏肝解郁、活血化瘀散结、养阴生津润燥之功。

☞ 陈光伟创消噎汤治食管癌

陈光伟是陕西省名中医，陕西中医药大学附属医院肿瘤诊疗系统的创建人。

陈光伟认为食管癌是全身疾病在局部的表现，机体正气虚弱是形成癌瘤的内在因素，正虚邪气才乘虚而入并增殖发展，局部癌块则是正虚后产生的"标实"结果，属实证。标实主要表现在气滞、痰阻、血瘀、毒蕴，正虚有五脏六腑、气血阴阳之虚。因此治则上以培本扶正为主，兼以行气化痰、活血化瘀解毒。陈光伟根据多年临床经验总结出消噎汤，对食管癌患者放化疗及手术后有良好疗效。具体药物组成如下：黄芪 15 g，灵芝 15 g，山豆根 15 g，穿山甲 15 g，黄药子 15 g，蜈蚣（焙干，研末冲服）2 条，胆南星 12 g，生半夏 12 g。

方中黄芪、灵芝益气健脾，扶正抗癌；山豆根属清热解毒药，不但有直接抗菌、抗病毒作用，同时还有明显的抗癌活性，亦能促进机体的免疫功能；穿山甲、黄药子活血化瘀，解毒软坚散结，消除食管之肿塞；蜈蚣攻毒散结，通络止痛；胆南星、生半夏清热化痰，解逆和胃。全方共奏扶正抗癌、活血解毒、化痰、止痛之效。临床中胸痛明显者加延胡索、川楝子、郁金、白芍；嗳气、呕吐、呃逆明显者，加旋覆花、赭石、生姜、柿蒂、紫苏梗；纳差消瘦者，加炒谷芽、炒麦芽、神曲、怀山药。

☞ 张士舜创冬龙祛噎汤治中晚期食管癌

张士舜认为食管癌为本虚标实之证，肾亏、脾虚、津亏液竭为病之本，气郁、痰阻、血瘀为病之标；补肾、健脾、调理脏腑功能均为治本，化痰、理气、治血瘀、解除梗阻等皆为治标。张士舜针对中晚期食管癌错综复杂的病理特点，标本兼治，临证中以化痰解毒、活血抗癌为大法，形成了自己独特的经验方冬龙祛噎汤，该方由冬凌草 30 g、山豆根 20 g、守宫 20 g、法半夏 15 g、莪术 10 g、三棱 10 g、干姜 10 g、半枝莲 30 g、白花蛇舌草 20 g、黄芩 10 g、炙甘草 5 g 等组成。

处方中冬凌草抗鳞癌作用最强，为主药，味甘苦，性微寒，有清热解毒、消炎止痛、健胃活血之功，用于治疗热毒痈肿、瘀血癥瘕等证。山豆根性寒味苦，功效为清火、解毒、消肿、止痛，药理试验表明有抗癌作用。以上两药共同发挥清热解毒、抗癌祛噎作用，对食管癌疗效显著，故为君药。法半夏性温味辛，功能燥湿化痰、降逆止呕、消痞散结，其所含多种成分均具有抗癌作用。守宫味咸，性寒，有小毒，功能祛风镇惊、解毒散结，主治中风偏瘫、历节风痛、风痰惊痫、瘰疬恶疮等病证。药理研究表明壁虎有抗肿瘤作用。法半夏、守宫二药共奏燥湿化痰、解毒散结的功效，协助君药加强清热解毒抗癌祛噎的作用，故为臣药。三棱、莪术共奏活血化瘀的作用，半枝莲、白花蛇舌草为广谱抗癌药，干姜防止诸药过于寒凉，以保护胃气，共为佐药。黄芩引药入食管，炙甘草调和诸药，为使药。全方共奏化痰解毒、活血抗癌养阴之功效。

临床中热毒壅盛、癌灶有感染、坏死者加用重楼、白花蛇舌草以清热解毒，消肿散结；痰瘀阻滞者加天南星、牡蛎化痰软坚；涌吐大量痰涎白沫者加旋覆花、赭石、葛根；口干、舌红者加麦冬、天花粉、石斛；若进食困难，梗阻严重则加赭石、半夏、柿蒂、丁香降逆之品，亦可加入瓜蒌、威灵仙、薤白缓解梗阻；病理类型属腺癌者选用重楼、龙葵、藤梨根；淋巴转移者加海藻、夏枯草、白芥子；肝转移者加柴胡、郁金、穿山甲、鳖甲。

☞ 单兆伟创贞芪汤和芪竹汤扶正祛邪治疗噎膈

单兆伟强调治病求本，确立扶正固本为主要治则，认为晚期食管癌当以益气养阴为主，兼顾祛邪，重视后天脾胃整体治疗和综合调理。临证中创贞芪汤和芪竹汤扶正祛邪治疗噎膈。贞芪汤组成如下：女贞子 15 g，黄芪 15 g，白术 15 g，炒枳壳 15 g，怀山药 15 g，灵芝 15 g，百合 15 g，石斛 15 g。功能扶助正气、抑制肿瘤以改善症状，减轻痛苦，让癌症患者与癌"和平共处"，从而达到延长寿命、提高生存质量的目的。芪竹汤组成如下：黄芪 10 g，玉竹 10 g，郁金 10 g，生薏苡仁 15 g，仙鹤草 15 g，灵芝 15 g，百合 15 g，急性子 15 g，威灵仙 10 g，半枝莲 15 g，白花蛇舌草 15 g。

第三节　常用药对

中药药对是通过临床应用被证明确实有效的两种药物的组合，临证通过组成一定的方剂而加以应用。药对的临床疗效不同于单味中药，是中药学学术的升华、方剂学的基础。药对经常是方剂组成之母方，且很多治法学的内容，系由药对的功效启悟而来。药对的组成以单行、相须、相使、相畏、相杀、相恶、相反的药性七情为依据。一个好的药对，临床用之可起到事半功倍之效。

☞余桂清常用药对

1. 郁金 15 g，威灵仙 15 g　威灵仙辛散性温通利，具有消痰逐饮、行气化滞之功，适用于气血滞痛、膈脘痰水之症；郁金辛开苦降，芳香宣达，性寒又能清热，入气分以行气解郁，入血分以凉血破瘀，为血中之气药，用于气血凝滞不畅所致的胸胁疼痛等症。两者配伍，具有行气开郁、消痰化滞之效，临床上用于食管癌气血凝滞，痰阻所致胸部闷痛、膈脘痰水等症。

2. 白术 15 g，白芍 15 g　白术主入脾经，助脾胃之健运，为补气健脾第一品，养后天之气以充先天之气，精气充足则血化有源；白芍主入肝经，养血柔肝。两药合用，一阴一阳，刚柔相济，健脾柔肝，主治食管癌肝郁脾虚所致之症。

3. 白术 10 g，莪术 10 g　莪术辛苦微温，能入气分、血分而行气血之滞，用于气滞血瘀和饮食积滞所致胸腹胀痛等症；白术甘温补中，苦可燥湿，为补脾燥湿之要药，用于脾虚不运或痰湿停留之证。两者配伍，具有燥湿化瘀之功，临床上用于肿瘤患者因痰瘀互结所致痰涎壅盛之症，以及食管癌肝郁脾虚之胸胁满闷、腹痛、泄泻等症。

4. 急性子 6 g，石见穿 15 g　急性子味辛，微苦，性温，能化瘀降气，软坚散结，《本草纲目》记载急性子"治产难、积块、噎膈，下骨鲠，透骨通窍"；石见穿味苦、辛，性平，入肺、脾经，能清热解毒，活血止痛。二药合用，具有降气活血、解毒散结之效，临床上用于食管癌见进食哽噎之症。

5. 柴胡 6 g，郁金 10 g　柴胡味苦，性寒，轻清升散，善疏散少阳半表半里之邪，又能疏肝解郁，且善升举阳气；郁金既入气分，又入血分，功偏行气解郁，凉血散瘀。二药合用，一气一血，气血并治，行气解郁之力增强，临床上用于食管癌肝郁气滞，症见胸胁胀闷、脘腹痞塞等。

☞ 孙桂芝常用药对

1. 煅瓦楞子 15 g，海螵蛸 15 g　海螵蛸，味咸涩，性温，有收敛止血、涩精止带、制酸敛疮等功效。瓦楞子味咸，性平，有消痰化瘀、软坚散结、制酸止痛功效。现代药理学研究证明，海螵蛸和瓦楞子中的化学成分均含有碳酸钙，可中和胃酸，缓解泛酸与胃灼热症状，又可促进溃疡面炎症吸收，防止出血，减轻局部疼痛，故可用作制酸药，临床常常配伍使用，加强制酸止痛之功，对有恶心泛酸、痞满的患者尤为适宜。

2. 威灵仙 15 g，石见穿 15 g　威灵仙性温而味辛，走窜而不留邪，祛湿而活血，《本草正义》载："威灵仙以走窜消克为能事，积湿停痰、血凝气滞诸实宜之。"药理学证明其还有解除食管、支气管、环咽肌等平滑肌痉挛的作用，并有较强的消炎止痛作用。《本草纲目》中指出石见穿"主痈肿"，《苏州本产药材》中云其"治噎膈、痰饮气喘"，《江苏药材志》中云其"治瘰疬"，足见石见穿具有清热解毒、化痰消饮、软坚散结之功，且由于能治痈肿，故具有祛腐肉而生新肌之作用，此点对于同为血肉腐败的食管癌来说，亦非常契合。两者相配，加强和胃降逆、消痰软坚之力。

3. 旋覆花 10 g，浮海石 15 g　旋覆花味苦、辛、咸，性温，有降气行水化痰、降逆止呕之功，乃主气之帅也，《名医别录》谓其"消胸上痰结，唾如胶漆，心胁痰水"。浮海石咸寒，化痰软坚散结，朱丹溪谓其"咸能软坚也，治老痰积块"。诸石皆沉，而浮海石独浮，李时珍谓其善入肺除上焦痰热，止咳嗽而软坚。两者配伍，治疗食管癌而见痰涎多而难咳，如唾胶漆者，收效颇佳。

4. 山楂 15 g，槟榔 15 g　山楂酸，温，归脾、胃、肝经，有消食化积、行气散瘀之功，《日用本草》谓其"化食积，行结气，健胃宽膈，消血痞气块"。槟榔苦、辛，温，归胃、大肠经，能行气消积利水，《药性论》谓其"宣利五脏六腑壅滞，破坚满气，下水肿，治心痛、风血积聚"。山楂入血分，槟榔入气分；山楂善于活血，槟榔善于下气。两者均能化痰散结、除痰痞癥瘕。两者相伍，具有疏通气血、调畅气机、开胃进食、行痰除痞、化积消瘤、降脂减肥等功效，尤其适用于食管癌伴气机不畅、痰瘀阻滞、食欲缺乏者。健脾开胃者炒焦用，降脂减肥者生用。

5. 守宫 6 g，僵蚕 15 g　守宫又名天龙，味咸，性寒，有小毒，具有祛风、定惊、止痛、散结之功。试验表明，天龙醇提物能诱导人食管鳞癌细胞凋亡。临床研究证实，天龙合剂可诱导食管癌前病变细胞凋亡，总有效率为 86.7%；以守宫为君药的天龙散治疗噎膈证总有效率为 83.3%。僵蚕咸、辛，平，能祛风定惊、化痰散结，《本草纲目》谓其"散风痰结核、瘰疬"。孙桂芝临床常用守宫、僵蚕配伍以治疗食管鳞癌，起到通络搜毒之功效。

☞ 王晞星常用药对

1. 砂仁 10 g，郁金 15 g　砂仁辛温芳香，化湿行气，为醒脾调胃要药，尤其适用于寒湿气滞的胃胀；郁金辛开苦降，其性轻扬，芳香宣达，上达高巅，善行下焦，疏肝郁，解肝滞，为行气解郁、活血祛瘀止痛之佳品。两者相配，行气和胃解郁，用于气滞兼有痰阻之食管吞咽不畅。

2. 旋覆花 12 g，赭石 30 g　旋覆花苦、咸，温，归肺、胃经，降气行水化痰；赭石苦寒，质重沉降，降逆止呕。两者都能平降上逆之胃气，以止呕逆嗳气、下气消痰涎。二药相配，一温一寒，肝阳得潜，肺气得降，水气不得上泛，使降逆止呕之性更强，用于食管癌吞咽困难，呃逆不止。

3. 急性子15 g，威灵仙30 g　急性子降气化瘀，破血消癥，软坚散结，药理研究表明具有广谱抗癌作用；威灵仙消痰湿，散癥积，祛风湿，通经络，止疼痛，消骨鲠，通行十二经脉，现代药理研究其主要有抗肿瘤、松弛平滑肌、减轻梗阻作用。二药配伍，共奏祛瘀通络、散结解毒作用，主要用于食管癌严重吞咽困难者。

4. 守宫6 g，山慈菇30 g　守宫性善穿行，消肿散结；山慈菇解毒散结，《本草拾遗》谓"山慈菇主痈肿疮瘘"。两者配伍，攻毒散结，化痰通络，具有控制食管肿瘤复发转移之效。

5. 浙贝母30 g，玄参18 g　浙贝母苦寒，清热化痰，散结消痈；玄参咸寒，滋阴，泻火解毒，软坚散结。两者配伍清热化痰，软坚散结，且化痰不伤阴，滋阴不恋邪，使食管濡润，气机调畅，症状缓解，切合食管癌燥、痰、瘀互结病机。

沈敏鹤常用药对

急性子9 g，水红花子15 g，刀豆子30 g　急性子味辛微苦，性温，《本草纲目》载其"治产难、积块、噎膈，下骨鲠，透骨通窍"。沈敏鹤取其质坚性降，有破血行瘀、降气搜痰、软坚散结之功，故能明显改善吞咽梗阻症状。水红花子味咸，性凉，主治瘀块积聚、水臌膨胀、胃脘疼痛、目赤昏暗、瘰疬、疮毒，《本草汇言》载其"消血积，化癖散疬之药也。善消磨，能入血分，逐留滞，去痹气，清血障，明目疾"。现代药理研究亦表明水红花子抗肿瘤、抑菌作用显著。刀豆子味甘，性温，临床多用于虚寒呃逆、呕吐、腹痛等症，《本草纲目》亦谓其"能温中下气，利肠胃，止呃逆，益肾补元"，沈敏鹤用其降胃浊之力。三者相配，正切合食管癌的病机，故临证使用每获良效。沈敏鹤在辨证选方的基础上常常配伍炒三子，这是其治疗食管癌的最具特色用药。

☞李杰常用药对

李杰是中国中医科学院广安门医院副院长，肿瘤科主任医师，北京中医药大学兼职教授，医学博士，留美博士后，博士研究生导师，北京市科技新星，首都中青年名中医，师从全国名老中医朴炳奎、孙桂芝教授，在肺癌、消化道恶性肿瘤、乳腺癌、淋巴瘤等方面积累了丰富经验，在临床上善用药对治疗恶性肿瘤，取得了很好疗效。

1. 生黄芪 30 g，莪术 9 g　生黄芪甘、温，归脾、肺经，具有健脾补肺、益气扶正之效；莪术辛、苦，温，归肝、脾经，《药性解》谓其能"开胃消食，破积聚，行瘀血"。两药配伍，一攻一补，祛邪而不伤正，扶正而不助邪，尤适宜于食管癌本虚标实的核心病机。

2. 鹅管石 15 g，威灵仙 15 g　鹅管石外形似食管，治胸膈痞满，根据中医取象比类思想，用来治疗食管病变，其主要成分为碳酸钙，还能中和胃酸从而保护胃黏膜。威灵仙性温而味辛，通行十二经脉，可治"停痰宿饮，喘咳呕逆"。现代药理学研究表明，威灵仙能解除食管、支气管、环咽肌等处平滑肌痉挛的作用，并有较强的消炎止痛作用。两者相配，有和胃降逆、消痰软坚之效。

3. 女贞子 15 g，墨旱莲 15 g　女贞子甘、凉，滋补肝肾，乌须明目；墨旱莲甘、寒，滋补肝肾，凉血止血。两者均入肝、肾经，为甘、凉平补之品，补而不滞，润而不腻，为平补肝肾之佳品。两者相配，取自二至丸之意。二药分别采于冬至日和夏至日，有滋阴清热之效，正好符合食管癌肾水亏虚、阴虚内热的病机。现代药理学研究表明二药合用有增强免疫的功效。

第四节　其他疗法

☞ 黄金昶独崇任督二脉，尤其是大椎穴、至阳穴、脊中穴外治食管癌

大椎穴为六条阳经之会，泻火作用强；至阳穴与膈俞平齐（膈俞对应的前方是膈肌，膈肌是胸腔和腹腔分界线，食管与胃的交接点在膈肌），具有理气降逆、交通阴阳的作用，临床中食管癌患者至阳穴有明显压痛点；脊中穴位于脾俞所对应督脉上，与痰湿密切相关，可治疗胃肠道疾病、黄疸、癫痫等，针刺脊中可以化痰祛湿。食物自口而入，经过胃肠道的消化吸收，最终由肛门排出体外，任督二脉正是掌管了食物的入口及粪便的出口，中间由先天少阴肾及带脉维系，不可不谓设计之巧妙。黄金昶依据中医整体观念思想，认为食管癌和任督二脉失调有密切联系。大椎穴、至阳穴、脊中穴是治疗食管癌督脉上重要的穴位，三者共奏泻火化痰、理气降逆的作用，也正好解决食管癌"三阳结谓之隔"中火、痰的病因病机。任脉上的承浆、廉泉、天突、膻中、巨阙、上脘、中脘、下脘等穴位是治疗食管癌的重要穴位，既能滋阴化痰，又能宽胸降逆。因此临床中，黄金昶主张选用承浆、廉泉、天突、膻中、巨阙、上脘、中脘、下脘、气海、关元、大椎、至阳、脊中等穴位，采用泻法，每天1次，每次留针20分钟，可配合电针及刺血拔罐等外治方法加强刺激作用。

此外，黄金昶发现多数食管癌患者后背刮痧后可出现明显大小不等的皮下结节，主要分布于督脉、华佗夹脊穴及足太阳膀胱经上，所以主张治疗食管癌刮痧应以脊柱及夹脊穴为主，尤其是大椎穴、至阳穴、脊中穴，其次就是华佗夹脊穴及足太阳膀胱经，手法采用泻法。多数患者经刮痧治疗后，进食困难的症状可明显好转，这与刮痧疏通经络的作用密不可分。黄金昶临床还喜用刺血拔罐方法治疗肿瘤，因为很多时候正气虚是由于邪气盛导致的。

在临床实践中，黄金昶治疗食管癌主张于督脉大椎穴、至阳穴、脊中穴及刮痧后的皮下结节处刺血拔罐，出血量宜多，务尽其邪，同时给邪以出路。络通瘀去，气血调和，邪去则正复。

☞ 刘沈林善用粉剂药姑息治疗食管癌及术后预防复发

守宫粉、三七粉、莪术粉、生鸡内金粉各 1~2 g（剂量根据个体特点而改变），用藕粉调服，每日 2 次，用于食管癌、贲门癌的姑息治疗，或食管癌、贲门癌术后预防复发。守宫，性味咸寒，有小毒，《四川中药志》言其"驱风，破血积包块，治肿瘤"。《医方摘要》用本品研末外用治疗痈疮溃疡。守宫为动物类药，入煎剂其有效成分易被破坏，且口感较差，古人多采用粉剂、散剂或入丸剂给药。刘沈林用守宫粉药剂治疗，保证了其有效成分。三七性温，味甘、微苦，功善散瘀止血、消肿定痛，《玉楸药解》云："三七和营止血，通脉行瘀，行瘀血而敛新血。"有医家赞三七与人参同为药中最为珍贵者，能破一切瘀血，又能止血养血。另所配的莪术可加强活血化瘀作用，鸡内金则可消食化积。四药同用，化瘀散结，用藕粉调服，可使药物在食管、贲门停留较长时间，令药物直达病所，最大程度地发挥疗效。

第3章 胃 癌

第一节 病机治法

☞ **孙桂芝认为胃癌病机为本虚毒聚，提出从恶肉论治**

脾胃虚损为胃癌发病的最重要环节，其中脾胃虚寒、饮食不节、气机郁结、气滞血瘀是胃癌发病的主要病因。结合古代文献记载，孙桂芝认为胃癌的发生在于各种原因导致脾胃虚弱，运化不及，以致气、血、痰、湿、食积于胃，郁而化热，乃生癌毒。脾胃同居中焦，为气血生化之源，气机运化、升降出入之枢纽。脾胃虚弱，则脾气不能升清，津液失于运化而生痰饮、水湿；气血生化乏源，气血不足，脉络失养，则易发生气血运行不畅而出现气滞、血瘀；胃失和降，则饮食不能正常纳入肠道以分清别浊，滞留于胃，而生食积。这些内生之积（气、血、痰、湿、食积）盘桓于胃脘，壅塞气机；气机郁滞，"气有余便生火"，故可渐渐壅遏化热而变生癌毒。癌毒自内而生，又可炼津凝液，阻滞气血，蕴积成块，日久则成恶肉。胃癌溃疡表面久不收口，甚则渗流血水，而根部则向深层浸润，根深蒂固而坚硬如石、推之不移、日久不去。因而，胃癌的基本病机为本虚毒聚，脾胃亏虚为本，癌毒结聚为标。气、血、痰、湿、食五积是癌毒形成的关键因素，五积之中孙桂芝尤为重视食积的作用。脾虚日久亦可及肾，表现为脾肾均亏，治疗当从恶肉论治。

如治疗一因上腹痛，行胃大部分切除术后的患者，术后病理确诊胃小弯中分化腺癌，肿瘤大小约 2.0 cm×2.3 cm，表面溃疡形成，淋巴结转移 2/10，患者因陈旧性心肌梗死而未行化疗，于门诊行中药治疗。患者初诊表现为上腹疼痛，呈持续隐痛，进食后加重，尚可耐受，伴有恶心、呃逆、泛酸、食欲减退、气短、乏力，面色萎黄，呈慢性病容，轻度贫血貌，舌质胖淡，苔薄白，脉弱。中医辨证属气血两亏型，治则健脾和胃、益气养血、升清降浊、消食化积，佐以抗癌。方药：生黄芪30g，白芍10g，太子参15g，炒白术15g，茯苓15g，生麦芽30g，赭石15g，鸡内金30g，白芷10g，露蜂房5g，血余炭10g，生蒲黄10g，白及10g，煅瓦楞子10g，白花蛇舌草15g，佛手15g，香橼10g，草河车15g，炮山甲15g，龟甲15g，生甘草10g，虎杖15g，藤梨根30g。每2日1剂，分2次服用。2003年1月复查未见异常。胃镜：吻合口小弯侧黏膜充血水肿，未见溃疡。病理：胃黏膜组织中度慢性炎症。患者无自觉症状，食欲好，体重增加10kg，随访健康生存多年。

☞ 花宝金首重脾胃，运用气机升降理论治胃癌

中医学自古以来就有"得脾胃者得中央，得中央者得天下"的论述，花宝金推崇这一学术思想，其认为脾胃虚弱是胃癌发生的根本，治疗首重脾胃。脾胃同居中州，共属中央湿土，旺于四时，为后天之本；脾胃为生化之本，气机调和是行使功能的关键，脾胃升降正常又是人体气机活动的枢纽。因而，脾胃虚弱是胃癌发生的根本，脾胃升降失调是胃癌发生的基本病理过程，如《格致余论》言："脾居坤静之德，而有乾健之运，故能使心肺之阳降，肾肝之阴升，而成天地之交泰，是为无病之人。"在治疗上，花宝金提出运用气机升降理论治疗胃癌，以恢复脾胃的升降功能为基本治则，升清与降浊并施，相反相成，共同调节并维持脾胃的升降平衡状态。脾为脏，藏精气而不泻，以虚为主，治疗上以补气升清为主；胃为腑，传化物而不藏，以实为主，治疗上以降气、行气、理气、降浊为主。应视患者体质情况制订升清与降浊药物的比例，一般而言，在患者体质可耐受的情况下，应以降为主，辅以升清；在患者体质较差的情况下，应以健脾升清为主，辅以降浊，待患者体质恢复后再以降浊为主，辅以健脾升清。

如治疗一胃癌切除术的女性患者，49岁，4/5胃切除，病理示：溃疡型

低分化腺癌，LNM 2/40，临床分期为Ⅱ期。初诊时已完成术后化疗1个周期，药物为DDP+5-FU，症状为乏力、大便次数多，余未见明显不适，舌质淡红，苔薄白，脉沉细。辨证分析：患者术后、化疗中，导致脾胃虚弱、不能纳化水谷，脾升清功能失调，则出现大便次数增多、乏力、舌质淡红、苔薄白、脉细等脾胃虚弱的临床表现；患者脉沉表明清气不能上升，寒浊郁滞下焦。治疗上以健脾补肾升清为主，佐以降浊利湿。方药：生黄芪45 g，炒白术15 g，茯苓20 g，陈皮6 g，枸杞子15 g，山茱萸12 g，干姜9 g，肉桂6 g，生薏苡仁20 g，清半夏10 g，黄连6 g，生姜5片，大枣5枚，生麦芽20 g，野菊花15 g。14剂，水煎服，每天1剂。方中以黄芪、白术、生麦芽为主健脾升清；辅以枸杞子、山茱萸补肾升清；茯苓、陈皮、生薏苡仁、清半夏、黄连、干姜等药，化气利湿降浊；野菊花功用一是平肝气防其犯胃，二是解毒抗癌。辅以健脾益肾颗粒保证完成化疗。患者完成6个周期化疗后，一般情况正常，此时无证可辨，花宝金则根据胃癌辨病论治的原则，以恢复脾胃功能为治疗用药的准则。治则以升清降浊并用，方药续以太子参、生白术、茯苓、陈皮、生薏苡仁、生麦芽健脾利湿升清，砂仁、枳壳、白芷、鸡内金、藤梨根、白花蛇舌草等并用降浊解毒。此后随访9年余，未见肿瘤复发转移。此案体现了扶正治疗与气机升降理论结合防治肿瘤的优势。

☞ 郁仁存提出肿瘤内虚学说，强调平衡论治胃癌

郁仁存认为外邪、饮食、七情等均与肿瘤的发病密切相关，而脏腑亏虚则是肿瘤发生发展的根本原因，提出肿瘤内虚学说。所谓内虚，是指先天禀赋不足或后天失养引起的脏腑亏虚，或外感六淫、内伤七情等引起的气血功能紊乱、脏腑功能失调。机体由于长期处于内虚的功能紊乱状态，导致气血不生、饮食不化、正气失充，一方面不能有效地抵御外邪的入侵，另一方面不化之食、不祛之湿日久演变成积聚、痰浊，久则致瘀。痰浊、瘀血内生，久而不去，交阻搏击可演变为肿块恶肉。肿瘤即成，阻滞经脉，耗损气血，

使各脏腑功能失调，正气日趋不足，即内虚日见加重。由此认为内虚与肿瘤互为因果，是一种恶性循环。

中医学理论认为，脾胃为后天之本、气血生化之源，乃人生死之所系；肾为先天之本，一身精气之根本。两者相互资生，以维持人体的生命活动。如明代《景岳全书》说"凡脾肾不足及虚弱失调之人，多有积聚之病"，说明脏腑虚损、气血亏虚或先天禀赋不足是产生肿瘤的内在因素。郁仁存结合自身实践经验，指出内虚的关键在于脾肾不足，日久累及气血。初期内虚以脾肾不足为主，在治疗肿瘤过程中应遵循健脾（保后天之本）与补肾（固先天之本）并用的原则，并根据患者的具体情况，或以健脾为主兼以补肾，或以补肾为主兼以健脾，或健脾补肾并重。到了晚期，疾病本身及现代治疗手段逐渐消耗患者的气血，所以内虚还包括气血的不足。

在内虚学说的基础上，郁仁存认为机体的气血阴阳始终处于动态的平衡之中，所以他强调应平衡论治肿瘤。胃癌的平衡治疗立足于整体，补不足，损有余，重建机体气血、阴阳、邪正的平衡，其中健脾补肾、益气养血是平衡内虚的关键。邪正的关系也是疾病整个防治过程中平衡的重点：在适合健脾补肾扶正治疗的阶段，把扶正与祛邪辩证地结合起来；而在癌症患者邪实的阶段，片面强调扶正可能会贻误战机，这时消灭癌肿、消除病的根源也很重要，对机体来说，祛邪法在某种意义上也是一种补法，即所谓"祛邪亦即扶正"。

如治疗一胃癌根治术后的男性患者，45岁，术后病理示中低分化腺癌，LNM 6/23，术后化疗8周期。化疗期间，郁仁存治以健脾益气、养血扶正，方用生黄芪、太子参、炒白术、茯苓、陈皮、法半夏、枸杞子、女贞子、鸡血藤、山茱萸、补骨脂、焦三仙（焦山楂、焦神曲、焦麦芽）、鸡内金、砂仁。患者生活质量较好，保证化疗顺利结束。后再加用白英、龙葵、草河车、白花蛇舌草、藤梨根加强抗癌解毒之功。患者坚持服药，随访很长一段时间未见肿瘤细胞复发转移。

魏品康立胃癌从痰论治理论体系，消痰散结法治胃癌

魏品康曾任第二军医大学长征医院中医科、中医教研室主任，博士生导师，全军首批中医师承制博士生导师之一。魏品康在中西医结合防治消化道肿瘤上钻研几十年，对中医防治肿瘤具有自己的独特见解。中医学素有"百病皆由痰作祟"之说，对痰与癌瘤的关系颇为重视，如朱丹溪在《丹溪心法》中说"上中下有块者，多属痰"。魏品康在继承前代医家理论研究的基础上，逐步认识到痰为胃癌之本，外邪、饮食、情志等多种因素均可造成痰浊内蕴，最终导致胃癌的发生；并运用了取类比象的分析方法，从理论、病因病机、治则、治法、方药等方面解释了胃癌与痰的关系，构建了胃癌从痰论治理论体系。他认为痰有良痰、恶痰之分，胃癌的发生正是由于恶痰的污染，无限增殖所致。恶痰又有痰核、痰络、痰浊之分，痰核如肿瘤细胞，痰浊如肿瘤的细胞间质，痰络如给肿瘤提供营养的新生血管。痰具有易聚性、易行性，痰为邪，其性阴柔，不易速去，与胃癌的局部肿块易侵袭转移、病情顽固等特性极为类似。对于胃癌术后较高的复发转移率，魏品康据此提出"蘑菇-肿瘤-痰污染学说"和"蓝藻假说"。其认为痰浊污染是肿瘤生长的基础，痰络为其转移提供通道，手术虽去除了胃癌局部肿块（如同蘑菇被摘除），但只去除了胃癌痰浊的高污染区，痰污染并未彻底改变（生长蘑菇的物质基础存在）。这如同对湖水蓝藻水华暴发的治理，仅仅对蓝藻进行有限的打捞，不去缓解水体富营养化，治理效果可想而知。针对胃癌的根本病因病机，消痰散结法是一种贯穿胃癌治疗始终的辨病而治、求本而治的核心治则。然而不同阶段、体质的患者，在临床上表现为症状的多样性，单一的消痰散结法无法涵盖所有兼症，因此魏品康提出在以消痰散结法辨病论治的基础上辨证论治，并逐步归纳总结出消痰散结八法，即消痰和胃法、消痰导滞法、消痰解毒法、消痰解郁法、消痰通络法、消痰祛瘀法、消痰利水法、消痰软坚法，临证时消痰散结辨病因，以序贯使用为经线，八法辨证选用，以审证加减为纬线，经纬交互，标本同治，病证结合。

如治疗一胃癌术后女性患者，张某，57 岁，病理为胃窦低分化腺癌，LNM 2/6，术后行两次化疗，因白细胞计数降低、频繁呕吐等不良反应过大而停止化疗。患者始终上腹部疼痛，服用多种中西药物未能缓解而来就诊。就诊时上腹部时感刺痛，嘈杂泛酸不明显，纳差，舌质紫暗、苔厚腻，脉弦滑。辨证为痰浊内阻，拟消痰通络为治。处方：制南星 15 g，制半夏 15 g，大贝母 9 g，莪术 10 g，威灵仙 9 g，全蝎 6 g，土鳖虫 9 g，蜈蚣 3 条，杭白芍 15 g，延胡索 15 g，炒鸡内金 15 g，制大黄 10 g，炒枳实 15 g，枳壳 15 g，炙甘草 6 g，大枣 5 枚。服药 3 剂，疼痛大减，7 剂疼痛已除，后一直随证加减服药治疗。后患者因心脏疾病过世，从来就诊到去世总计存活 25 年。

☞ 单兆伟学归醇正辨虚实，推崇和缓而治

单兆伟师承孟河医学，崇尚学归醇正、归醇纠偏的学术思想，临证时注重分析病情，仔细甄别正邪盛衰，辨证论治。对于胃癌病机的认识，单兆伟继承了历代医家的观点，认为此病主要是饮食不节、情志失调、感受邪毒，或久病失养所致，正虚、邪实、术后余邪未尽是胃癌的病机特点。正虚、邪实有主次之分，单兆伟强调临证时坚持中医辨证为主，结合现代理化检查结果，衷中参西，详察细辨。首先就局部和整体的关系而言，单兆伟认为局部为实，整体为虚，邪实有热毒、气滞、血瘀、痰瘀之辨，正虚有全身气血阴阳亏虚之分。不同阶段，虚实主次也不相同，早期以邪实为主，中期治疗后邪实正亦虚，晚期以正虚为主、邪实为次，因而扶正祛邪兼顾为胃癌的基本治则。单兆伟汲取了脾胃病的治疗经验，推崇和缓而治，具体表现为其治法讲究清润平稳，用药轻灵，提出了祛邪不可急攻，重在缓图；脾贵在运而不在补；用药顺应脾胃生长之性斡旋升降、勿使壅遏等观点。

如治疗一胃癌术后的男性患者，蒋某，58 岁，病理报告示胃小弯溃疡型癌，组织学类型低分化腺癌，癌组织侵及肌层，癌周淋巴组织明显浸润，胃小弯淋巴结转移（1/5）。术后因化疗反应较大，无法继续化疗而求治于中医。初诊：胃脘隐痛，食后作胀，轻度恶心，胃纳不香，面色晦滞，形体消瘦，

舌暗红，苔白，脉细涩无力，白细胞计数 $1.5×10^9$/L，血小板计数 $32×10^9$/L。证属胃癌术后，正气未复，气血两伤，脾虚失健运，毒瘀内结，胃失和降。治以益气健脾、化瘀解毒、和降胃气。处方：芪竹方加减扶正祛邪兼顾，炙黄芪 15 g，玉竹 15 g，法半夏 6 g，麦冬 15 g，灵芝 15 g，莪术 10 g，仙鹤草 15 g，薏苡仁 15 g，半枝莲 15 g，白花蛇舌草 15 g，炒谷芽 15 g，炒麦芽 15 g。二诊：恶心、呕吐消失，纳谷转香，但仍觉气短乏力，面色少华。上方去半夏以免伤正，加太子参 10 g，当归 10 g 以益气养血。三诊：诸症悉减，查血白细胞计数 $4.5×10^9$/L，血小板计数 $80×10^9$/L。效不更方，原方加减继续服药，同时配合阶段化疗。随访很长一段时间病情稳定，未复发。

☞刘沈林推崇脾虚毒蕴学说，强调两期论治

刘沈林认为胃癌是由各种因素导致脾胃虚弱，水谷运化失司，气血生化乏源，邪毒内生、停积于胃所致。脾虚为胃癌发病之本，邪实为标，且邪实不能仅仅停留在气滞、血瘀、痰凝、水湿、热毒等病因上，当以癌毒立论，唯有癌毒才能体现其耗损正气、毒邪难清、广泛侵袭的特点。正如《仁斋直指方》指出："癌者，上高下深，岩穴之状……"癌毒毒根深藏是肿瘤发生、传变、转移的重要原因。刘沈林在诊治胃癌的过程中，在运用中医传统的四诊收集病情资料的基础上，积极引入西医检测的结果，如将肿瘤酶学的异常、肿瘤微小转移灶检测的异常，甚至基因检测的肿瘤易感性等纳入中医广义望诊的范畴。在综合评价病情后，刘沈林强调要根据胃癌临床分期，明确治疗目标，两期论治。

两期论治是指将胃癌脾虚毒蕴的病机特点与在不同临床分期中医不同的防治目的结合起来。对于分期较早，存在手术根治机会的患者，术后中医药治疗当以防止肿瘤的复发转移为主；对于分期较晚，无手术根治机会的患者，当以人为本，在带瘤生存的情况下提高患者的生活质量和生存时间。胃癌术后患者临床多以脾胃受损、气血亏虚、阴阳失调为主，治疗应以扶正为主。不同的患者，气血、阴阳盛衰不一，病理类型不同，治疗也应有所差别。因

而，此期治疗以健脾养胃法为主，分别配合理气、温中、养阴、清胃、实脾和化瘀解毒等扶正祛邪的方法进行胃癌术后的中医药治疗，临床取得了较好疗效。对于晚期无治愈希望的患者，正虚邪实共存，如何平衡两者是治疗的关键，治疗当以健脾养正消癥为主。临证以古方健脾资生丸（见《何氏虚劳心传》）和血癥丸（见《沈氏尊生书》）进行化裁，疗效颇令人满意，使很多晚期患者治疗后从中获益。刘沈林认为这两张古方最为切合晚期胃癌的病证特点：一则健脾扶正，滋养后天；一则化瘀消癥，攻邪除结。两方交替使用或进行适当加减，扶正祛邪兼顾。

如一胃癌术后半年余的女性患者，因骨髓抑制未能完成化疗疗程，要求服用中药。初诊症见神疲乏力，面色不华，肢体倦怠，胃脘隐痛不适，食欲缺乏，心悸易汗，夜寐不安，大便稀溏，舌质淡，苔薄白，脉细弱。诊断：胃癌。辨证属脾胃气虚，癌毒内留。治以健脾益气、解毒祛邪。药用：党参 15 g，炒白术 10 g，炙黄芪 15 g，茯苓 15 g，陈皮 6 g，法半夏 10 g，木香 10 g，砂仁（后下）3 g，全当归 10 g，白芍 10 g，怀山药 15 g，炒薏苡仁 30 g，华鼠尾草 15 g，白花蛇舌草 15 g，炙甘草 5 g。患者以上方加减调理，随访 5 年病情平稳，未见复发转移。

☞ 周仲瑛立足癌毒，多法合用治胃癌

国医大师周仲瑛认为，恶性肿瘤复杂、难治的根本在于癌毒，而正虚只是疾病产生和发展的基础；一旦癌毒存在，无论正气强弱，癌毒嚣张难以消除，且易于传变，使得病势凶险。在长期的临床实践中，周老立足癌毒防治肿瘤，形成了较为系统的理论。其认为癌毒是在内外多种致病因素作用下，人体脏腑功能失调产生的一种对人体有明显伤害作用的毒邪，是导致肿瘤发生发展的关键。癌毒属于毒邪中的一种，与他邪既可相互兼夹，共同致病，又可以相互转化；癌毒还有隐匿性、难治性、多发性、内损性等特点，有别于其他病邪。因而胃癌的病机为标实本虚、虚实夹杂，标实又表现为癌毒与湿、热、痰、瘀等邪兼夹的复合病邪，治疗上应多法合用，用复法大方辨证治胃癌。

周仲瑛认为，癌毒是恶性肿瘤的主要病理因素，因而解毒抗癌法是复法大方的最基本的治法，其不仅包括传统意义上的解毒消肿、清热解毒、以毒攻毒治疗方法，也包括运用现代药理证明有抗癌作用的药物来抑制肿瘤的辨病疗法，常见药物如白花蛇舌草、半边莲、半枝莲、龙葵、漏芦、菝葜、蛇莓、土茯苓、苦参、蜈蚣、全蝎、露蜂房、炙蟾皮、红豆杉、藤梨根等。此外，复法大方还包括化痰散结法以解除肿瘤有形和无形之痰；疏理气机法调畅癌肿引起的气机阻滞，以缓解疼痛和改善纳呆食少等症；活血化瘀法破瘀消癥，疏通经络，达到祛瘀、生新、消肿、止痛的目的；芳香化湿法化解肝、胃肠道及泌尿生殖系统肿瘤中湿浊之邪；以及扶正培本法针对肿瘤患者正气不足的特点。复法大方集数法于一方，熔攻补于一炉，能充分发挥中药多途径、多靶点、多环节的综合疗效优势。同时周仲瑛特别强调，应用复法大方不是多种治疗方法简单地相加和多种药物的罗列堆砌，而是针对某些复杂病机在审症求机的基础上，辨证论治，以法统方。

如治疗一胃癌术后的女性患者，叶某，62岁，术后病理显示胃小弯侧窦体部浅表溃疡型黏液腺癌（7 cm×7 cm），下切端黏膜下层可见癌组织，小弯侧脂肪内淋巴结见癌转移。化疗1个疗程，因反应较大难以忍受自停。初诊时右上腹时有疼痛，行走时明显，多食作噎，以软食半流为主，大便尚调，口干，舌苔薄、黄腻，质暗隐紫，脉细弱。周仲瑛辨证为胃弱气滞，津气两伤，痰瘀郁毒互结。处方：党参10 g，太子参10 g，北沙参10 g，丹参12 g，大麦冬10 g，法半夏10 g，焦白术10 g，茯苓10 g，炙甘草3 g，生薏苡仁15 g，仙鹤草15 g，煅瓦楞子20 g，八月札12 g，炙刺猬皮15 g，炙鸡内金10 g，砂仁（后下）3 g，石打穿20 g，生蒲黄10 g，泽漆10 g，炒枳壳10 g。21剂，水煎服，每日1剂。本方谨守患者胃虚气滞、津气两伤、痰瘀郁毒互结的病机特点，融健脾和胃、益气养阴、消痰化瘀、解毒抗癌等诸法为一体。二诊时患者胃痛近平，食管仍然不畅，进食时气逆不舒，苔薄、黄腻，质暗红，脉细滑，前方加旋覆花（包煎）5 g、赭石（先煎）20 g、公丁香4 g、急性子10 g降逆和胃。此后随诊多次，周仲瑛多基于患者病机变化调整复法大方，患者进食梗塞感基本缓解。

☞李杰立足阳化气阴成形理论，扶阳消阴治胃癌

阳气亏虚是胃癌发生发展的重要病理因素，中国中医科学院广安门医院李杰立足于《素问·阴阳应象大论篇》"阳化气，阴成形"之说，结合肿瘤特性，认为"阳化气，阴成形"理论可诠释胃癌本质与病机特性，并以阴阳论述胃癌的发生、发展及转移。阳气推动机体生长气化；真阳失煦、寒性收敛，气机布散失常，气血津液郁滞则阴不得化而静敛成形。脾胃作为后天之本，受元阳温资以化。若真阳内耗，火不生土，脾胃阳亏为著，故阳虚是胃癌发生的根本病机。治疗时将扶阳消阴法贯穿始终：扶助机体阳气，以改变适宜肿瘤生长的内环境；活血化瘀、祛痰散结、清热解毒等，以消除阴邪蓄积。并注重"辨病－辨证－辨体"三位一体，时时扶阳，适时消阴，分阶段、分表里、分病理类型，详辨机体与瘤体的阴阳状态，活用扶阳消阴法。

胃癌后期，阳气愈加衰弱，机体免疫功能低下，失去正常免疫监视能力，且手术、放化疗、靶向治疗等虽可消除、控制有形之邪，但无形之病理产物尚存，耗损阳气，致使机体阳气亏虚愈加明显，肿瘤易复发转移。故在胃癌防治过程中需以"先安未受邪之地"之法，护机体之阳：癌前阶段，先安未受邪之肾阳，截断病势，防癌变；治疗阶段，先安治疗方式或药物将损之处，顾护阳气，增效减毒，协助药力，消已成形之阴结；康复阶段，寻阳气薄弱之处以先安，扶阳祛邪，阻断传舍，防阴复形。肾与脾胃作为先后天之本，脾胃阳气根于肾阳，而肾阳又依赖于脾胃之阳温煦，在肿瘤不同阶段需要不同侧重：早期应重温补脾阳，扶土制妄火；中、晚期需温脾肾，增扶正祛邪之功。胃癌较易发生腹膜转移，李杰认为三焦阳气不足是引起腹膜转移的重要病因，当纠正阳虚，恢复三焦功能，以降低腹膜转移的发生，治当温补肾阳、通利三焦。

如治疗一胃癌根治术后的男性患者，47岁，病理示胃高分化腺癌，LNM（0/8），$T_3N_0M_0$。术后行奥沙利铂+S_1化疗，因化疗第5周期期间反复发热，

遂停止化疗而改求中医药治疗。首次就诊时症见：手足麻木，双下肢畏寒，口苦口酸，自汗，纳可，寐安，二便调，舌红苔薄白，脉沉弦细。证属脾肾阳虚、气虚血瘀、湿热蕴结。治当健脾温肾、益气活血、清热利湿。具体方药为：生黄芪 30 g，莪术 9 g，鸡血藤 20 g，桂枝 12 g，制附片 10 g，煅瓦楞 15 g，乌贼骨 15 g，白及 10 g，防风 15 g，炒枳壳 9 g，怀牛膝 15 g，虎杖 10 g，藤梨根 15 g，羌活 9 g，独活 9 g，威灵仙 15 g，生麦芽 30 g，鸡内金 15 g，甘草 6 g，白花蛇舌草 15 g。14 剂，水煎服，每日 1 剂，早晚分服。

按语：方中桂枝、附片、黄芪扶助阳气，防风胜湿，莪术消积，枳壳宽中下气，怀牛膝补肾精，瓦楞子、乌贼骨和胃制酸、软坚散结，白及生肌敛疮，虎杖、藤梨根、白花蛇舌草清热解毒，鸡血藤活血补血、舒筋通络，羌独、独活、威灵仙除湿通络，生麦芽、鸡内金健脾消食，甘草益气调和。诸药共奏扶阳消阴之治。此后患者在扶阳消阴法下加减化裁治疗 9 年余，未见复发转移。

第二节 核心处方

🖝 孙桂芝紧扣病机四法同用，定核心处方黄芪建中汤扶正培本

孙桂芝紧扣胃癌病机以脾胃亏虚为根本，同时兼顾病变在胃，其病多与饮食有关，属"恶血"，为癌毒内聚等病机特点，常常健脾升清、和胃消食、祛瘀生新、解毒抗癌四法同时治疗，拟方黄芪建中汤扶正培本为主。方用黄芪 30 g，白芍 10 g，太子参 15 g，炒白术 15 g，健运脾胃；生麦芽 30 g，鸡内金 30 g，磨谷除壅、消食化积；白芷 10 g，露蜂房 5 g，血余炭 10 g，生蒲黄 10 g，祛瘀生新；藤梨根 30 g，虎杖 15 g，清热解毒。除此之外，孙桂芝常用草河车、白花蛇舌草、半枝莲、蛇莓、金荞麦、石见穿、急性子等抗癌解毒之品，但每剂方中不过用 2~3 味，最多不过 5 味，即可取效而不伤正。

孙桂芝还认为，热毒深伏，似入骨髓者，非龟甲、鳖甲、穿山甲、龙骨、牡蛎等类不能沉潜入里而清其热、抑制其升发之性，故亦常选用其中的 2~3 味用之。根据病情需要，脾虚气滞者，加木香、砂仁；湿浊中阻者，加白蔻仁、杏仁、生薏苡仁、清半夏、厚朴；气滞血瘀者，酌加香橼、佛手、地龙、桃仁、水红花子、凌霄花、当归、九香虫、三棱、莪术、炮山甲、八月札；水邪内停、腹胀如鼓者，酌加猪苓、泽泻、汉防己、车前子、蝼蛄；寒凝、气滞、疼痛呃逆者，酌加小茴香、橘核、荔枝核、乌药、高良姜、香附；痰瘀阻滞、吞咽困难者，加威灵仙；肾精亏虚者，酌加枸杞子、女贞子、墨旱莲、龟甲、鳖甲、生地黄、熟地黄、当归、何首乌、桑寄生、牛膝、鸡血藤；肾气不足者，加菟丝子、桑螵蛸；肾气亏虚且有骨转移者，则加补骨脂、骨碎补；痰核凝结，伴有淋巴结转移或肠道粘连者，加急性子；脾虚不能统血，出现出血或有出血倾向者，加三七、阿胶珠、白及；血虚失眠、夜难入睡者，酌加合欢皮、首乌藤、炒酸枣仁、炒柏子仁、龙眼肉；痰热扰胃，恶心呕吐者，酌加橘皮、竹茹、清半夏、枇杷叶或瓜蒌皮、清半夏、马尾连、吴茱萸、旋覆花；痰热伤阴者，加沙参、黄芩、清半夏；胃热阴虚者，予玉女煎加减，方用玉竹、女贞子、知母、牛膝、生石膏、生地黄、麦冬等。

☞ 郁仁存基于脾肾不足，喜用健脾补肾方辨证加减

郁仁存深刻体会到胃癌防治中维护患者先天之本肾和后天之本脾的重要性，认为内虚的关键在于脾肾不足，这也是平衡治疗的重要内容。郁仁存以健脾补肾法为基础，喜用健脾补肾方（生黄芪 30 g，党参 15 g，茯苓 15 g，白术 10 g，女贞子 15 g，枸杞子 10 g，菟丝子 10 g，鸡血藤 30 g，山茱萸 10 g，焦三仙各 30 g，鸡内金 10 g，砂仁 10 g），并根据患者的病情及肿瘤治疗的不同阶段进行加减化裁。如呕吐症状，多加用半夏、生姜；呕吐频繁，可加用旋覆花、赭石。化疗时如有呃逆，可加用丁香、柿蒂以降逆止呃。如胃脘疼痛，可加用延胡索、徐长卿等；若疼痛为隐隐作痛，时作时

止，可应用白芍、生甘草以缓急止痛；伴见喜温喜按，考虑为虚寒证，可应用高良姜、干姜、蜀椒等；胀痛者，可加用柴胡、香附、香橼、佛手、降香、川楝子等；疼痛固定不移的，可加用赤芍、莪术、五灵脂等以化瘀止痛；大便秘结者，可应用火麻仁、郁李仁以润肠通便；大便黏腻不畅者，考虑有湿，可加用瓜蒌、藿香、佩兰等化湿通便；大便飧泄者，可加用炒白术、山药、白扁豆以健脾止泻；脾气不升者，可应用升麻、柴胡以升提脾气；腹泻严重者加用儿茶、石榴皮以收敛止泻；胃癌常合并有肝转移，针对肝转移可应用金钱草、姜黄、牡丹皮、炒栀子、茵陈、鸡血藤等以理气疏肝，利胆解毒；配合化疗时，应用生黄芪、太子参、白术、鸡血藤、女贞子、枸杞子、菟丝子等补益脾肾之气，骨髓抑制明显可加用紫河车、阿胶、鹿角胶、龟甲胶等血肉有情之品补肾填髓；配合放疗时，应用北沙参、麦冬、石斛、玉竹、鸡血藤、天花粉等养阴生津。

☞ 魏品康消痰散结创八法，以核心处方消痰散结方辨证加减

魏品康针对胃癌痰浊污染的核心病机，以消痰散结法为基本治法，紧紧抓住消痰散结这个中心环节，针对不同的患者，万变不离其宗，固守阵地，以不变应万变。不同的患者、同一患者不同的发展阶段，其证情千差万别，魏品康也不忽视辨证论治，强调用药如用兵，病变药也变，方可奏效。因而根据胃癌患者不同阶段症状与体征的不同，在核心治法的基础上创立消痰散结八法随证加减，这八法既可单独使用也可联合使用，在抑瘤的同时提高患者生存质量。临证中，魏品康以导痰汤化裁而成消痰散结方（常用药物有：制半夏15 g，制南星15 g，鸡内金15 g，全蝎6 g，蜈蚣3条，守宫15 g，地龙15 g，蛇莓30 g，凌霄花15 g，沉香6 g）作为防治胃癌的基础方剂辨证加减。针对痰浊中阻，胃气失和，表现为胃脘胀满、纳差恶心、呕吐痰涎等症，或化疗过程中所致恶心、呕吐，魏品康在消痰散结方基础上加用和胃之品。如恶心呕吐等症较重者，改制半夏为姜半夏降逆化痰，沉香降气调中

为和；胃脘胀满、嗳气不舒者，加用佛手、香橼理气和中化痰为和；嘈杂吞酸者，加用黄连、海螵蛸清热制酸为和；胀痛隐隐者，以白芍缓中止痛。伴有腹胀便秘的患者，见大便秘结、脘腹胀闷、舌质暗红、舌苔厚腻、脉沉弦，病机为浊气上逆、腑气不通，在消痰散结方基础上加用泻下导滞之品。魏品康泻下法起始加用生大黄，以泻下祛腐、荡涤肠胃，见效改制大黄缓泻清肠，炒枳壳、炒枳实可与大黄配合使用，待大便接近正常时则去大黄，用枳壳、枳实行滞消胀通腑，促进胃肠排空，使得邪有出路。对于痰瘀蕴热、蕴结成毒的患者，可见胃脘灼痛、嘈杂、渴喜冷饮、口苦便干、舌红苔黄腻、脉数等症，胃镜下见胃黏膜糜烂溃疡，周围伴有脓性分泌物，久则见脱肉羸瘦，在消痰散结方基础上加入清热解毒之品，药物多用龙葵、蒲公英、白花蛇舌草、土茯苓、重楼等。这些药物不仅可清泻热毒，也可消肿除湿，助消痰散结。伴肝郁气滞者，表现为情绪抑郁、闷闷不乐、烦躁易怒、胁胀失眠等症，治疗时在消痰散结方基础上加用疏肝理气之品，药物包括柴胡、杭白芍、郁金、枳实、枳壳等，取逍遥散之意。久病入络，部分胃癌患者上腹部顽固疼痛或肿瘤转移引起局部持续性疼痛，舌质紫暗，舌下脉络纡曲，舌苔厚腻，脉弦，治疗时在消痰散结基础上加用通络走窜之物，如大黄、土鳖虫、全蝎、蜈蚣、水蛭、虻虫等，既有活血通络之功，又有散结抑瘤之效。久病及瘀的患者，临床见胃脘刺痛、部位固定，舌质紫暗或有瘀斑、瘀点，舌下静脉怒张、色紫暗，脉涩，在消痰散结基础上多加用桃仁、红花、三棱、莪术，取其破血散瘀之功，达到痰瘀同治之意；若疼痛日久则可与消痰通络法合用，加入虫类走窜药物，效果尤佳。伴水饮内停的胸腔积液、腹水患者，表现为胸闷气短，水饮上犯，停聚于腹而致腹胀如鼓，水声辘辘，治疗时在消痰散结方基础上加入猪苓、茯苓、泽泻、大腹皮等消痰利水，起到痰水同治之效。痰核结聚成块者，腹部可触及结块或淋巴结转移，胃壁僵硬，甚至出现皮革胃，治疗时加入鳖甲、牡蛎、瓦楞子、海藻、昆布、露蜂房等消痰软坚。

☞ 单兆伟攻补兼施，自拟经验方芪竹方防胃癌复发

单兆伟认为余毒未消、伏邪未尽是胃癌复发与转移的前提，正气亏虚、正不抑邪则是胃癌复发与转移的关键。单兆伟根据治病求本、扶正祛邪、攻补兼施的指导思想，制定了健脾益气、解毒、化瘀的基本大法，在长期临证中摸索总结出经验方——芪竹方，包括：黄芪 10 g，玉竹 15 g，法半夏 6 g，麦冬 15 g，仙鹤草 15 g，薏苡仁 15 g，白花蛇舌草 15 g，灵芝 15 g，半枝莲 15 g。方中以黄芪、玉竹为君药，益气养阴；半夏、麦冬为单兆伟常用刚柔并济、养阴护胃药对，取麦冬汤之义；仙鹤草、白花蛇舌草、薏苡仁、半枝莲、灵芝解毒抗癌。研究表明，该方可显著改善胃癌患者的生存质量，延长生存期，提高患者的免疫功能，有效地改善患者术后气血、阴阳失衡的状态，而且具有协同化疗减毒增效、抗血管生成、杀灭体内残存癌细胞等作用，从而有效地阻断胃癌的复发和转移。对于胃癌术后不同体质的患者，还可与他方合用：如脾胃湿热者，可合用连朴饮加减；寒热错杂者，可合用半夏泻心汤加减；脾胃寒湿者，可合用平胃散加减；脾胃虚弱者，可合用香砂六君子汤或黄芪建中汤加减；胃阴亏虚者，可合用益胃汤和沙参麦冬汤加减；血瘀者合用丹参饮或活络效灵丹。对于胃黏膜充血、水肿者，加赤芍、延胡索、三七粉以活血通络；出血者，加海螵蛸、白及、仙鹤草、茜草根、煅花蕊石等敛疮护膜、消炎生肌、凉血止血之品；幽门螺杆菌感染用炒苍术、川朴花、藿香、佩兰、石菖蒲、黄芩、蒲公英等清化湿热，抑菌消炎；内镜下见花斑样改变，血管扭曲，血管透见，黏膜高低不平或见小结节者，加丹参、三七、赤芍、莪术、炮山甲等以改善胃黏膜微循环、增加血流量，使局部缺血缺氧得到改善，促进局部炎症吸收及腺体复生；抗癌常选生薏苡仁、莪术、山楂、白花蛇舌草等化瘀软坚而不伤正之品；活血常用当归、丹参、桃仁、红花、蒲黄、五灵脂等养血活血之品。

☞ 刘沈林两期论治，健脾类方随证加减

刘沈林认为，胃癌的基本病机是脾虚毒蕴，其中脾虚为本，毒蕴为标，在临证治疗时以健脾为基本大法，健脾类方随证加减，取"脾旺不受邪""治脾胃即所以安五脏"之意。对于不同分期，选方用药也有所差别。胃癌术后中医药治疗的方案，以健脾养胃法为主，常选四君子汤、六君子汤、香砂六君子汤、归芍六君子汤等，方中用药有炙黄芪、党参、炒白术、当归、白芍、陈皮、法半夏、三棱、莪术、石见穿、白花蛇舌草、炙甘草。脾非阳不运，因而常于益气健脾方药中酌加温阳药，取温脾助运之意，药如淡吴茱萸、干姜、桂枝、附片、肉豆蔻；若兼有中虚气滞，加木香、砂仁、枳壳等调畅气机，使补而不滞；中焦虚寒，加桂枝、高良姜；脾虚湿困者加用法半夏、苍术、厚朴、藿香、草果等化湿醒脾；胃阴不足，加北沙参、麦冬；肝胃郁热，加川黄连、淡吴茱萸、煅瓦楞子。对于胃癌晚期中医药治疗以健脾养正消癥法为主，选方可参考健脾资生丸和血癥丸，方中药有党参、炒白术、茯苓、怀山药、生薏苡仁、陈皮、木香、当归、白芍、菝葜、石见穿、炙甘草。若兼有脾胃虚寒，腹冷便溏，加炮姜炭、肉豆蔻、补骨脂；肝胃郁热，灼热泛酸，加川黄连、淡吴茱萸、煅瓦楞子；胃阴不足，嘈杂脘痛，加北沙参、麦冬、炙乌梅；痰瘀凝滞，吞咽哽噎，加法半夏、威灵仙、急性子；气滞血瘀，肝转移或胁痛，加三棱、莪术、水蛭；肝气犯胃，脘腹胀满，加紫苏梗、制香附、砂仁；肠腑燥结、大便秘结，加火麻仁、瓜蒌仁、槟榔；癌毒流窜、骨质疼痛，加蜈蚣、川续断、金毛狗脊。脾以运为健，胃以通为补，胃癌患者常多见脾虚食滞，刘沈林在处方中喜加用消食化积之品，并且根据不同情况灵活运用，如舌苔厚腻多选用炙鸡内金，大便溏薄多选用焦山楂、焦神曲，大便不畅多选用莱菔子，气郁之象明显多选用麦芽。

☞ 周仲瑛正邪兼顾，自拟消癌解毒方随证加减治胃癌

周仲瑛认为癌毒是肿瘤发生的基础，正虚是肿瘤发生的前提，治疗当正

邪兼顾，解毒抗癌。在长期的临床实践中，周仲瑛认为恶性肿瘤的基本病机为痰瘀淤堵、阴伤气耗，故以消癌解毒、益气养阴为法，自拟消癌解毒方取得了较好的效果。该方组成：白花蛇舌草 25 g，半枝莲 25 g，漏芦 12 g，山慈菇 15 g，僵蚕 10 g，蜈蚣 3 条，八月札 12 g，太子参 12 g，麦冬 10 g，炙甘草 6 g。随证加减，全方扶正祛邪，攻补兼施。对于胃癌，周仲瑛认为病机复杂，包含气滞血瘀、痰瘀互结、热毒内盛、胃失和降、气阴两伤等，治疗应在整体观和辨证论治的基础上，根据疾病所处的不同病理阶段，将不同治法有机组合起来。如针对瘀血凝结，采用活血化瘀药物桃仁、红花、丹参、川芎、赤芍、牡丹皮、三棱、莪术、牛膝、鸡血藤、益母草、泽兰、降香、乳香、没药、马鞭草、凌霄花、水红花子、鬼箭羽、刘寄奴、三七、苏木、蒲黄、五灵脂、石见穿等。针对湿浊壅结，选用祛湿泄浊药如苍术、茯苓、猪苓、泽泻、薏苡仁、车前草（子）、冬瓜皮、赤小豆、玉米须、藿香、佩兰、砂仁、白豆蔻、草豆蔻、草果、蚕沙、防己等。针对湿热内蕴、胆汁瘀结，可选用清热利湿、退黄散结的茵陈、田基黄、垂盆草、鸡骨草、金钱草、海金沙等。针对痰瘀互结、胶结难解，可选用化痰消瘀、软坚散结的牡蛎、海藻、昆布、瓦楞子、制天南星、苍术、厚朴、紫苏子、白芥子、法半夏、莱菔子、葶苈子等。针对气机郁滞，选用理气解郁药如青皮、陈皮、柴胡、香附、郁金、沉香、檀香、紫苏叶、紫苏梗、旋覆花、枳壳、枳实、八月札、木香、厚朴、槟榔、大腹皮、佛手、香橼、绿萼梅、玫瑰花、刀豆、甘松、娑罗子等。针对热毒内盛，选用白花蛇舌草、半枝莲、蒲公英、黄连、肿节风、生薏苡仁、藤梨根、红豆杉等清热解毒药物。扶正则有健脾益气、养阴生津等法，常用党参、白术、茯苓、山药、薏苡仁等健脾益气；脾胃虚弱常常伴有食积不行，常联合运用健脾助运的药物，如焦山楂、炒六曲、炒谷芽、麦芽、鸡内金；临床使用南沙参、北沙参、麦冬、天花粉、羊乳、玉竹、石斛等养阴生津药时，可适当配伍理气助运药物，防止滋阴助湿，滋阴碍胃。

第三节　常用药对

☞孙桂芝常用药对

1. 藤梨根 15 g，虎杖 10 g　藤梨根性寒、味苦，归肺、肝、胃、脾、大肠经，具有败毒抗癌、清热消肿等作用，入煎剂可用 30~60 g（鲜品倍量），孙桂芝临床常用剂量为 15~30 g。《陕西中草药》载藤梨根具有"清热解毒，活血消肿抗癌，治疮疖、瘰疬"之功效。此外藤梨根还可健胃、活血止血、消肿生肌，可谓解毒不伤正之佳品。虎杖性寒、味苦、无毒，归肝、胆、肺经，具有利湿退黄、破瘀通经、泻下通便之功效，孙桂芝临床常用剂量为 10~15 g。《日华子本草》载虎杖"排脓，主疮疖痈毒、仆损瘀血，破风毒结气"。可见虎杖用于治疗癥瘕积聚、脓毒恶疮古已有之。虎杖与藤梨根两者相须为用，具有清热解毒、活血祛瘀、抗癌软坚之功效，孙桂芝将两者作为藤虎汤使用，多用于胃癌肝转移后出现肝胃郁热的患者，常伴有胁痛、口干、口苦、心中懊侬等症状，取其清热解毒、调肝和胃之功效。临床实践亦证明，两药合用对胃癌有显著疗效。

2. 鸡内金 30 g，生麦芽 30 g，赭石 30 g　生麦芽味甘、性平，归脾、胃、肝经，具有健脾开胃、理气消痰、破癥消结之功，常用剂量为 10~15 g，大剂量则可用 30~120 g，临床常用剂量为 30 g。《景岳全书》载生麦芽"消痰饮，破癥结，宽肠下气"，且"病久不食者，可借此谷气以开胃"，对胃癌晚期患者病久不食而气滞、痰阻、癥结者尤为适宜。鸡内金性平、味甘，归脾、胃、小肠、膀胱经，具有消食化积、化痰理气、消癥散积之功。《本草再新》认为鸡内金能"化痰理气"，《医学衷中参西录》指出其"善化瘀积"，《陆川本草》则指出其能"生肌收口，治消化性溃疡"，可见鸡内金对于晚期胃癌食积不化者尤为适宜。赭石性平、味苦、无毒，入肝、胃、心包经，具有降逆和胃、祛瘀生新、养血气之功。《本草别录》认为赭石可"养血气""主血瘀"，《长沙药解》认为其可"驱浊下冲，降摄肺胃之逆气，除哕噫而泄郁烦，止反胃呕吐，疗惊悸哮喘"。三药合用，既可消食化积，防止食积化瘀化热，又可理气导滞，减轻气滞血瘀、痰凝湿聚之症状，使胃气宣通调畅，切合胃癌之病机。

3.百合15g，乌药9g　百合味甘，性微寒，归心、肺经。本品能补肺阴，兼能清肺热，用于阴虚燥咳、劳嗽久咳、痰中带血。现代中药药理研究表明，百合所含秋水仙碱具有雌激素样作用，能抑制癌细胞的有丝分裂，阻止癌细胞的增殖。乌药味辛，性温，归肺、脾、肾、膀胱经，功能行气止痛、温肾散寒。该品味辛行散，性温祛寒，虽气禀纯阳，但具有以阳和阴的功效，即与纯阴之品百合相伍，可凭其纯阳之气轻易地化解养阴药滋腻之弊，使补而不滞。两者相伍，滋阴而不寒，补而不滞，于达阳之中而有和阴之妙，孙桂芝常用于治疗胃癌术后阴虚内热者。

👉 郁仁存常用药对

1.姜黄10g，郁金10g　两者为同一植物的不同部位。郁金辛、苦，寒，归肝、胆、心经，有行气化瘀之效，长于散肝经瘀滞之湿热肿痛，《本草备要》说郁金"行气，解郁，泄血，破瘀，凉心热，散肝郁"。姜黄辛、苦，温，归肝、脾经，有破血、行气、止痛之功，《唐本草》曰姜黄"主心腹结积、疰忤，下气，破血，除风热，消痈肿"。《日华子本草》曰姜黄"治癥瘕血块、痈肿，通月经，治跌仆瘀血，消肿毒，止暴风痛冷气，下食"。两者均能行能散，既能活血，又能行气，相须为用，对于治疗气血瘀滞之胃癌患者胃痛，效果倍增。

2.枸杞子10g，女贞子15g，鸡血藤30g　枸杞子味甘，性平，入肝、肾经，滋肾、补肝、润肺，主治肝肾阴亏；女贞子甘、苦，凉。两者均能滋补肝肾之阴。鸡血藤苦、甘，温，功能行血补血，《饮片新参》云鸡血藤"祛瘀血，生新血，流利经脉"。三者均入肝、肾经，大补肾精肝血，同时行血散瘀，使补而不滞，适用于胃癌术后精血亏虚的患者。

3. 紫河车 10 g，鹿角胶（烊化）10 g　紫河车甘、咸，温，入肺、肝、肾经，温肾补精、益气养血、养阴力强；鹿角胶甘、咸，性温，能温补肝肾、益精血、止血，如《神农本草经》谓"主伤中、劳绝、腰痛、羸瘦。补中益气"，《玉楸药解》谓"温肝补肾，滋益精血，补阳力强"。两者均为血肉有情之品，紫河车偏于补益精血，鹿角胶偏于扶植元阳。二药合用，阴阳并补，常用于治疗胃癌晚期脏腑气血亏虚之人。

☞ **魏品康常用药对**

1. 生牡蛎 30 g，浙贝母 15 g　生牡蛎咸、寒，入肝、肾经，敛阴，潜阳，化痰，软坚，《珍珠囊》谓其"软痞积。又治带下、温疟、疮肿，为软坚收涩之剂"。浙贝母化痰热，散结肿。两者取化痰软坚散结之功效，尤其对于胃癌合并淋巴结转移的患者，疗效颇佳。

2. 半夏 15 g，天南星 15 g　半夏辛温，功能燥湿化痰、降逆止呕、消痞散结；天南星苦、辛，温，功能燥湿化痰、祛风止痉、散结消肿。按常规思路治疗肿瘤应当用海藻、昆布等咸寒散结之品，或应用三棱、莪术等破血消瘀之品，魏品康却从病因入手，将胃癌归之于"恶痰"范畴，认为该病乃体内水湿运化失调，津液受邪热灼炼而质稠黏腻成痰，痰、气、火三者夹杂而成癌肿，因此重用此两味消痰散结药物作为君药，痰无论位居脾胃抑或入经络，非此等辛温燥热之品不能除也。二药配伍，既可破已成之痰核，又可清入络之痰浊，相得益彰，功效倍增。

3. 半边莲 15 g，半枝莲 15 g　两者均具有清热解毒、利尿消肿之功，《南宁市药物志》谓半枝莲"消肿，止痛，治跌打、刀伤、疮疡"。现代药理研究证明两药均有抗肿瘤的作用，用于胃癌的治疗，盖因两药既能清热又能利湿，从根本上解除痰结形成之病因，尤其对于临床所见口中黏腻不爽、口苦咽干、舌苔黄腻的患者，更宜使用。

☞ **单兆伟常用药对**

1.薏苡仁 15 g，白花蛇舌草 15 g　薏苡仁甘、淡、微寒，具有健脾清热渗湿之功。胃癌初期及进展期多有湿热之征。现代研究证明，薏苡仁对癌细胞有明显的阻抑及杀伤作用，对机体有免疫增强作用。白花蛇舌草清热利湿解毒，具有广谱抗癌作用。两者相配，对胃癌、胃癌前期病变，以及胃镜下小颗粒增生、疣状增生、息肉等病变，均具有抗癌防变、消瘤平疣之作用。

2.白术 15 g，莪术 10 g　白术益气健脾，莪术行气破血消积，两者相配，功能行气活血。胃癌常见久病胃气耗伤，推动无力，血行瘀滞，或气虚而生湿热顽痰，胶结不化，脉络瘀阻，久则耗伤正气。单兆伟认为，其病机乃气虚、血瘀、湿热，采用健脾、活血、清热、解毒法有较好疗效。两者相配，有较好的抗癌防变作用。

3.葛根 10 g，丹参 20 g　胃癌术后耗气伤阴，气机阻滞，胃络不和，不通则痛，可有胃痛之疾。单兆伟认为，葛根味甘、辛，性平，气轻升扬，善入阳明气分，功在生津止渴、解肌退热、升清止泄、鼓舞胃气。现代药理研究认为，本品能扩张血管、降低血管阻力、增加血流量，有显著的活血通络之功。丹参苦、平，微寒，专入血分，内达脏腑而化瘀滞，具宣通运行之效，降而行血，祛瘀生新，活血定痛。两药相伍，一升一降，气血同治，生津通脉，祛瘀止痛效佳，故常用于胃脘痛疾患。

4.黄芩 10 g，仙鹤草 15 g　黄芩苦寒，功能清热燥湿。现代药理研究认为，本品具有良好的抗炎杀菌作用。仙鹤草味苦、辛，性平，功在健胃补虚、止痢止血。现代药理研究认为，本品有保护细胞免疫功能及免疫调节作用。单兆伟常将两药合用，清热力强，但不似黄芩、黄连相伍易致苦寒败胃，临床多用于胃癌症见胃痛、痞胀、泄痢等属湿热内蕴者，特别是对幽门螺杆菌感染者效佳。

刘沈林常用药对

1. 守宫、三七各1g　每日两次，用健脾和胃汤药送服。守宫即为壁虎，或称天龙、蝎虎，性味咸寒，有小毒，有祛风定惊、解毒散结之功，《本草纲目》云其"治血积成痞、疠风瘰疬，疗蝎螫"，《四川中药志》言其"驱风，破血积包块，治肿瘤"，《医方摘要》载用本品研末外用治疗痈疽溃疡，现代药理研究证明其有抗肿瘤的作用。三七性温，味甘、微苦，功善散瘀止血、消肿定痛，《本草纲目》云："三七止血，散血，定痛。"二药相配，消癥散结，力专效宏，且采用散剂给药，使其直接针对胃部病灶，延长作用时间，送服汤剂则有和胃止血的作用。

2. 黄连6g，吴茱萸3g　肝胃郁热是常见的胃癌证型，对此，刘沈林常取丹溪左金丸之意施治。方中以黄连之苦寒清心泻火，间接泻肝经横逆之火，即"实则泻其子"之意。心火得降则不刑金，金旺则能制木。黄连又善清胃热，胃火得降则胃气和顺，对肝胃郁热之呕逆、吞酸尤为适宜。盖肝经郁火，纯用苦降，又恐郁结不开，故少予辛热疏利之吴茱萸以为反佐。辛能制酸，热可制寒，少投辛热疏利之品于大剂苦寒之中，非但不会助热，且得肝气条达，郁结得开，郁开则火能速降，相反相成。刘沈林临证运用左金丸时，常根据患者的寒热偏性，灵活掌握黄连与吴茱萸的剂量比例，并不拘泥于原方中6:1的比例关系。肝胃郁热明显者，则黄连大于吴茱萸，常用3:1或2:1的比例；若热象不明显，刘沈林常用1:1的比例，随证变化，并无定律。

3. 黄连6g，厚朴6g，半夏10g　刘沈林认为脾胃位居中焦，为气机升降枢纽。胃脘肿瘤阻碍气机升降，致湿热中阻及痰热内阻证候者，临床屡见不鲜，对此只有把疏通气机、恢复升降功能与清热泻火有机结合起来，才能获得良效，临证常用黄连、厚朴、半夏相配，以疏通气机、清化痰热。黄连苦寒，具清热泻火燥湿之功，善清泻中州湿热，但其性寒，守而不走，故伍以苦辛甘温之厚朴行宣化散满、导滞下行之功，相辅相成而达宣降、通泄目的。半夏辛温，降逆和胃、散结除痞、善燥化痰湿，与黄连合用，辛开苦降、清热化痰，善治痰热内阻，对除心下之痞实、清心下之痰结尤为适宜。

 周仲瑛常用药对

1. 麦冬 10 g，半夏 10 g　取《金匮要略》麦门冬汤之意，麦冬养阴生津，半夏降逆化痰，二药相伍，补阴而不滋腻，降逆化痰而不加重伤阴，适用于胃阴亏虚，虚火上炎，见咽干、干呕、咳吐涎沫者。

2. 煅瓦楞子 20 g，炙海螵蛸 20 g　煅瓦楞子咸，平，有制酸止痛兼软坚散结之功；炙海螵蛸咸、涩，性温，善收敛止血、制酸止痛、收湿敛疮。现代药理研究证明，二药的化学成分均含有碳酸钙，可中和胃酸，缓解泛酸与胃脘灼热症状，又可促进溃疡面炎症吸收，防止出血，减轻局部疼痛，故可用作制酸药，两者配伍，常用于治疗泛酸较重兼有胃痛者。

3. 乌梅 9 g，白芍 15 g　乌梅酸、涩，平，生津止渴，亦能止痛；白芍酸、苦，寒，养血敛阴、柔肝止痛。有研究表明，胃黏膜病变程度又以阴虚最重，提示胃黏膜萎缩与胃阴耗损有密切关系。胃阴不足表现为胃脘灼热疼痛、口咽干燥、大便干燥、舌红少津、脉细数等。乌梅、白芍，酸、甘，养阴生津，常用于胃阴不足的患者。

第4章 大肠癌

第一节 病机治法

☞ 徐景藩从扶正健脾固本、化湿散瘀解毒、益气养阴论治肠癌

1. 扶正健脾固本　首届国医大师徐景藩强调扶正健脾应贯穿整个肠癌治疗始终。在治疗肠癌时均以扶正固本、调理脾胃为先。虚者宜益气，气旺则血生、津液自生；实者宜行气，气行而血行。补气与行气相合，常以四君子汤加减，常用药物有黄芪、党参、炒白术、炙甘草、炒柴胡、枳壳、郁金、谷芽、麦芽、鸡内金、焦山楂、焦神曲、佛手柑等。

2. 化湿散瘀解毒　徐景藩认为正气不足，邪气盘踞，导致痰浊、瘀血、湿热、瘀毒、积滞相搏结，反之又进一步加剧气血阴阳与正气的耗伤。大部分大肠癌患者确诊时已处于Ⅱ期或者晚期，临床上常表现为腹部刺痛，里急后重，下痢赤白相间，大便黏滞恶臭，应施以确实有效的清利湿热、理气活血、行瘀解毒之品，方能燥湿解毒，抑制肿瘤生长，缓解坠胀、隐痛等并发症。常以芍药汤加减，常用药物为黄连、黄芩、秦皮、苦参、三棱、莪术、五灵脂、丹参、白花蛇舌草、龙葵、蒲公英、败酱草、石见穿等。

3. 兼顾益气养阴　徐景藩认为，中晚期肠癌发展到一定程度，往往正气耗伤，饮食日少，倦怠无力，此时已气阴并损，气血双亏，然胃为阳土，体阳用阴，多气多血，性喜润恶燥，主降，故湿热癌毒更易伤气阴。并且大肠癌患者常由于手术、放化疗及疾病本身的恶化，耗竭人体的气血津液，临床常表现为肠道津亏之便秘证候。此外，胃肠道肿瘤的试验研究表明益气养阴与活血化瘀药组方对 Cox-2 抑制作用较强，可抑制肿瘤细胞的浸润和转移。

因此，徐景藩认为滋阴生津是维持阴阳平衡的关键所在，常用沙参麦冬汤加减，常用药物为太子参、沙参、麦冬、炒白芍、石斛、生地黄、百合、乌梅、五味子、炙甘草等。

如治疗一升结肠绒毛状管状腺癌术后2个月余患者，术后行介入、灌注治疗，2005年5月10日初诊，就诊时症见右侧腹部隐痛，全身乏力，自觉气喘，纳食不佳，大便易溏，舌暗红，苔薄黄、根腻，左脉细弦，右脉细。证属正气戕伤、气血两亏。治宜补气化瘀、健脾和胃。处方：香附10g，五灵脂10g，黑丑6g，延胡索10g，当归10g，白芍15g，甘草3g，鸡内金10g，佩兰10g，谷芽30g，麦芽30g，石菖蒲5g，黄精15g，鸡血藤15g，枳实10g，合欢皮30g，黄芪10g，川黄连2g。5月25日二诊，患者腹部疼痛减轻，精神好转，大便日行1次，舌暗红，苔薄腻，黄多白少，脉细小数。证属湿热蕴结。拟法补气化瘀、清利湿热，佐以扶正。处方：厚朴10g，五灵脂10g，香附10g，黑丑5g，败酱草20g，薏苡仁30g，谷芽30g，鸡内金10g，黄精15g，鸡血藤15g，枳实10g，丹参10g，黄芪10g，石斛15g。6月22日三诊，患者自觉上腹手术瘢痕处时有刺痛麻木感，怕冷，饮食尚可，大便日行2次，饮食不慎易便溏，舌暗红，苔薄腻，脉细。拟法养血理气行瘀。处方：当归10g，白芍15g，生地黄10g，鸡血藤15g，枸杞子10g，香附10g，五灵脂10g，青皮10g，陈皮10g，六一散10g，神曲15g，川百合30g，谷芽30g，麦芽30g。每天1剂。患者乏力、怕冷均较前有明显好转，食欲增加。后原方略事加减，服药60余剂。2006年7月，患者因感冒前来诊治，告知症状均较前有明显好转，复查CT亦未发现他处转移灶。

按语：徐景藩认为，大肠癌的核心病机为正气亏虚，气滞、血瘀、湿热、邪毒为其关键病理因素，在治疗大肠癌患者时，处处体现以脾胃为先，健脾扶正贯穿治疗的始末，中医治疗上应从肝、脾、肾论治，配合疏肝、化瘀、利湿、清热解毒等祛邪之法，标本同治，调和阴阳，从而提高患者生存质量。

☞ 何任不断扶正、适时祛邪、随证论治肠癌

1. 不断扶正——益气养阴为主　首届国医大师何任认为忧思郁怒、饮食不节、久痢久泻等因素导致脾失健运，湿热蕴结，气血运行失调，局部凝结成块形成肠癌，加之西医手术等治疗手段破坏了人体正常的气机升降出入，对肠的分清泌浊、传导受物的功能造成了很大的破坏，多呈正虚邪恋之势，故临床多以扶正祛邪为第一治则，辨证论治肠癌。临证将肠癌辨证分为以下五个证型，即气阴两虚型、肾阴亏虚型、气滞血瘀型、气血不足型、湿热内蕴型。其中气阴两虚者多见，盖因癌毒之邪在损伤阳气的同时，最易耗伤阴液。另外，进行放化疗的患者，多存在阴津亏虚之证，常表现口干咽燥、五心烦热、大便干燥、形体消瘦、舌红少苔、脉细数等。阴液的耗伤程度，常与疾病的发展及预后成正相关。何任在肿瘤治疗中重视养阴扶正，叶天士谓"存得一分阴液，便有一分生机"。又肺与大肠相表里，肠之传导功能失常会累及肺之气机升降。腑气不通，肺气不降，肠腑病变易影响肺。气阴两虚型肠癌患者临床多见肺与大肠两方面的症状，在肺表现为咳嗽少痰或带血、咳声低弱、气短、自汗或盗汗、胸满咳喘等，在大肠表现为大便干结、腹胀、腹痛。临证中以益气养阴为基本大法治疗肠癌，不断扶正，并且贯穿整个治疗过程，常以党参、黄芪、女贞子、枸杞子为基本方以达益气养阴之功。另外，根据临床元气亏虚的严重程度不同，可随证选用太子参、生晒参易党参；对于阴虚甚者，可加入北沙参；湿邪重者加茯苓、猪苓利水渗湿。其意在于党参、女贞子、黄芪、枸杞子四药合用补气养阴，茯苓、猪苓利水渗湿，一则泻其邪，二则补泻结合，使补而不滞。

2. 适时祛邪——清热解毒　正气不足，而后邪气踞之，外在邪毒得以乘虚而入。客邪留滞，气机不畅，血行瘀滞，津液不布，聚津为痰，痰瘀交阻，日久形成积块。所以何任在不断扶正的同时，适时使用白花蛇舌草、三叶青、猫人参三味清热解毒药对抗癌症，以达祛邪之功。

3. 随证治之　何任治肠癌，在辨证的基础上，亦非常强调随证治疗。"随

证治之"可谓何任辨治肠癌的最大特点,其精华在于对症基本方、药对和特别的单味药的加减应用。如针对湿热或热毒之邪灼伤血络而导致的便血,常以诃子敛肠止血;正气本虚,气机不利腑气不通,津液不布导致的大便燥结,干燥可出者,予火麻仁润肠通便;燥屎内结,大便不下者,予生大黄、枳实、火麻仁、瓜蒌仁四味药泻热润肠通便;正气亏虚,气机不利或邪实阻滞气机导致的血瘀腹痛,轻者可予延胡索、白芍、生甘草、川楝子行气活血止痛,痛甚者可加蒲黄、五灵脂、乳香、没药四味药,以加强活血化瘀止痛之力;大肠腑气不通、脾肾亏虚导致的大便习惯或形状的改变,如便次增多、大便变细且艰难不下,若以肠燥津亏为主且肾阳不足明显者,可予肉苁蓉温壮肾阳,玄参、麦冬滋阴凉血,生大黄、枳实、火麻仁、瓜蒌仁通便;属脾虚湿盛之便多稀散者,予苍术、白术、木香、黄连燥湿健脾,白扁豆补益脾气,诃子涩肠固脱。

☞孙桂芝求本补脾肾,从虚、瘀、湿、毒分型论治肠癌

1. 补肾健脾为本 孙桂芝认为肠癌属中医本虚标实之证,病位虽在大肠,但往往先因脾肾亏虚、湿浊下注于大肠,终而导致本病发生,强调补肾健脾在肠癌治疗中的作用。盖因脾属土,主运化,脾失健运则湿浊易于内生;脾气不能升清,则水谷精微反化为湿浊,下迫于大肠;肾居于脾土之下,常以阳气温煦脾土,助其升清,蒸化水湿,肾阳不足则不能温煦脾土,可致脾胃虚寒,水湿难化,下注肠间为害;另外脾气亏虚,湿浊下注,缠绵不去,久亦必害及于肾阳,最终影响肾阳之气化,导致湿浊之邪更难祛除;且"肾为胃之关""肾开窍于二阴",故大肠之气化、魄门之开阖,都离不开肾阳之温煦气化。湿浊下注,损伤肾阳,则大肠气化失于合度、二阴失于正常之开阖,可使排便次数失控。因此,通过健脾可杜绝生湿之源,助脾升清则津液能得到正常布化,阻断湿邪下注大肠;温煦肾阳则可助脾土运化水谷津液,同时也蒸化肠道之津液,使其正常回输于体内,又可使魄门开阖适度、排泄正常,达到传导糟粕之目的。肠癌治疗中补肾健脾可起到扶正固本、调理功能、排

除内因之功效。饮食劳倦、情志失调、寒温失宜、正气不足等引起的脾肾两虚为肠癌病机的主轴，脾肾亏虚为核心病机，局部湿、毒、瘀为发生发展的病理基础，孙桂芝在治疗中主张以补肾健脾、扶正固本来推动大肠传导司职，局部予以清热化湿、解毒、活血。

如治疗一直肠中分化腺癌术后患者，肠系膜淋巴结 LNM 6/17，术后行 FOLFOX4 方案化疗 4 个周期后，就诊时症见间断性排便不规律，时干时稀，肛门下坠感，偶有腹痛，乏力，纳差，腰酸，头晕，四肢稍麻木，小便调，睡眠可，舌暗苔白略腻，脉细弱。辨证属脾肾不足，血瘀湿蕴。治以健脾益肾、活血祛湿、解毒抗癌。以四君子汤合二黄鸡枸汤加减。处方：太子参 30 g，炒白术 15 g，茯苓 15 g，陈皮 10 g，黄芪 30 g，黄精 10 g，鸡血藤 15 g，枸杞子 10 g，红藤 10 g，败酱草 10 g，儿茶 10 g，蚕沙 10 g，皂角刺 10 g，九香虫 6 g，炮山甲 6 g，水红花子 10 g，木香 10 g，三七 5 g，鸡内金 30 g，赭石 15 g，生麦芽 30 g，草河车 15 g，白花蛇舌草 30 g，炙甘草 10 g。14 剂，水煎服，每 2 日服 1 剂。1 个月后复诊，患者大便改善，基本规律，每日 1~2 次，质成形，乏力、纳差改善，腹痛缓解，诉偶有腰酸不适感。前方去儿茶、蚕沙、皂角刺，加炒杜仲 10 g，桑螵蛸 10 g，继服 14 剂，水煎服，每 2 日服 1 剂。后坚持门诊中药治疗，一直病情稳定，未复发转移。

按语：患者肠癌术后、化疗后，经过手术和化疗的双重损伤，虚证更加明显。脾虚表现为乏力、纳差、排便无规律、便质稀、脉细弱；脾虚引起中气下陷，则表现为肛门下坠。脾虚予以四君子汤。肾虚表现为腰酸。头晕为脾肾两虚，精微无以上承头部。以二黄鸡枸汤补肾益精填髓，同时予以红藤、败酱草、蚕沙清局部肠道湿热，皂角刺、九香虫、炮山甲、水红花子、三七化瘀，草河车、白花蛇舌草解毒抗癌。全方共奏补肾健脾、清热化湿、活血祛瘀、抗癌解毒之效，临床疗效显著。

2. 分型论治　孙桂芝根据大肠的生理、病理特点及与其他脏腑的关系、临床表现，将肠癌病因归纳为三大点：①热与湿合，湿热蕴结；②阳明燥热，热毒壅结；③热毒伤阴，正虚邪结。在此基础上进行辨证分型论治。临床症见大便窘迫，便质黏腻，次数频，里急后重，排不尽感，伴有肛门灼热感，口苦、咽干，口干饮冷，舌红，苔黄腻，脉滑数，辨湿热互结证，予清热利湿、凉血解毒，处方以变通芍药汤为基础进行加减，药物如下：秦皮、白芍、木香、当归、黄连、黄芩、木香、生蒲黄、虎杖、藤梨根、白花蛇舌草等。症见口渴喜饮，食欲尚佳，腹胀腹痛，下腹肿块拒按，大便秘结或腹泻与便秘交替出现，便血，脓血便，小便短赤，舌质红，苔黄腻，脉弦数或沉细，辨热毒蕴结证，处方以白头翁汤合槐花地榆汤为基础进行加减，药物如下：白头翁、黄连、黄柏、秦皮、红藤、败酱草、生地榆、槐花等。症见大便溏泻，或先干后稀，神疲乏力，面色无华，进食腹胀，纳差恶呕，舌淡胖，苔白或腻，脉沉细弱，辨脾虚湿阻证，处方以参苓白术散或黄芪建中汤为基础进行加减，药物如下：太子参、生黄芪、炒白术、茯苓、怀山药、莲子肉、薏苡仁、炒扁豆、桔梗、甘草等。其中腹泻频频，偏于脾肾阳虚者，加四神丸；伴情绪抑郁、肝气郁结者，加逍遥散或痛泻要方疏肝理脾。症见大便干结，口干咽燥，五心烦热，心烦不眠，舌红绛，苔薄少或剥脱，脉沉细数，辨为肝肾阴虚证，处方以知柏地黄丸合驻车丸为基础进行加减，药物如下：知母、黄柏、生地黄、山药、山茱萸、枸杞子、女贞子、牡丹皮、泽泻、当归、阿胶、黄连、干姜等。症见大便干或不爽，面色萎黄或苍白，口唇色淡，纳差腹胀，乏力，舌淡，苔薄或少，脉沉细弱，辨为气血双亏证，予八珍汤为基础方进行加减，药物如下：党参、茯苓、炒白术、当归、川芎、熟地黄、白芍、桃仁、红花。其中针对血虚肠癌患者，以桃红四物汤为常用。

☞ 周岱翰以通降为主分型论治肠癌

1. 以通为用，以降为和　周岱翰认为大肠癌病位在大肠，与脾胃关系密切，病机与壅塞有关，临床论治大肠癌从功能角度、变化角度把握疾病规律，强调"以通为用，以降为和"，使气机升降出入达到平衡态。盖因六腑主传化水谷而不藏，腑正常传化功能应处于虚实状态，即胃实而肠虚或肠实而胃虚，以通为用。大肠癌的发病多因饮食不节、过食肥甘厚味或误食不洁之物，遂致湿热蕴蒸；或恣食生冷瓜果，中阳被遏，寒湿滞肠均可致脾虚，脾不健运，湿热蕴毒，下迫大肠，热伤肠腑脉络，毒聚成痈而成大肠癌。肠癌是正虚邪盛、虚实夹杂的全身性疾病，且晚期大肠癌临床多见饮食不下、腹痛腹胀、大便秘结等症，多由腑气不通所致，故强调六腑以通为用、以降为和的治疗方法。遵循急则治其标、缓则治其本的原则，针对腹痛滞下、脏毒脓血、肠道梗阻等治疗皆以标急为主，以通利为务，常以木香槟榔丸（木香 10 g，槟榔 10 g，青皮 10 g，陈皮 10 g，黄连 10 g，黄柏 30 g，莪术 10 g，炒枳壳 10 g，大黄 30 g，香附 30 g，牵牛子 30 g）化裁治疗，另以解毒得生煎（大黄 10 g，黄柏 10 g，栀子 10 g，蒲公英 30 g，金银花 15 g，红花 10 g，苦参 15 g）直肠内滴注通降腑气，通利六腑，使糟粕得除，使邪有出路。同时论治中注意从整体考虑，如大肠的传导功能会影响肺气的宣发肃降，大肠传导功能正常，人体的气机才能运行正常，反之则会变生其他病症。另外，大肠癌因蕴毒内结、毒聚肠胃致腑气不通而成阳明腑实或热结旁流之证，故必先通降腑气，方可急下存阴而不伤正气。辨证应谨记六腑以通为用的生理特点，贵在降气通腑，祛邪外出，进而调和全身的气机，使气机升降出入达到平衡态，从功能角度、变化角度把握生命规律。

2. 辨病为纲，分型辨证论治　周岱翰针对大肠癌的病理特点和生物学特性，采用具有抗癌作用的单味中药或中成药进行辨病治疗，常选用苦参、败酱草、地榆、槐花、白英、薏苡仁或中成药小金丸、西黄丸、华蟾素片、平消胶囊等。针对大肠癌的复杂病机，周岱翰临证以正虚为本，以热、湿、毒、瘀为标，虚实夹杂致病，临证将其分为四大类型：症见腹痛腹胀，大便滞下，里急后重，大便黏液或便下脓血，肛门灼热，口干口苦，或伴发热，恶心，纳差，小便短赤，舌质红，舌苔黄腻，脉滑数，辨为大肠湿热型，治以清热利湿、解毒散结，方用白头翁汤加减；症见腹部刺痛，或腹胀腹痛，痛有定处，腹部可触及包块，便下黏液脓血，血色紫斑伴有里急后重感，舌质暗红或有瘀斑，舌苔黄腻，脉弦数，辨为瘀毒内结型，治以行气活血、祛瘀攻积，方用膈下逐瘀汤加减；症见腹部冷痛，喜温喜按，腰酸膝软，久泄久痢，面色苍白，倦怠乏力，舌质淡胖或有齿印，舌苔薄白，脉沉迟或脉沉细，辨为脾肾两虚型，治以健脾温肾、消癥散积，方用四君子汤合四神丸加减；症见腹痛隐隐，大便溏薄，或者脱肛下坠或腹胀便秘，面色苍白，头晕心悸，气短乏力，舌质淡，苔薄，脉细数，辨为气血两虚型，治以补气养血、健脾固泄，方用八珍汤加减。大肠湿热型患者多见于早期而癌瘤未见明显转移者，瘀毒内结型多见于中晚期患者，脾肾亏虚型及气血两亏型见于晚期患者。早中期以清热利湿、化瘀解毒为治疗原则，兼顾扶正；大肠癌发展至晚期正虚邪实，当以补虚为主兼以解毒散结，并在辨证论治的基础上，结合选用具有一定抗癌作用的中草药。

☞ 林丽珠升阳健脾调气血、通腑泻浊祛毒瘀论治大肠癌

林丽珠是广州中医药大学第一附属医院肿瘤科主任，第三批全国老中医药专家学术经验继承工作指导老师，全国中医肿瘤重点专科学术带头人，从事中医、中西医结合临床研究 40 余年，擅长中医、中西医结合治疗中晚期恶性肿瘤，尤致力于中医药对肺癌、原发性肝癌、大肠癌等的治疗研究，取得良好的临床效果。

林丽珠认为，肠癌的发病多因饮食不节，过食肥甘、燥热或生冷之物，渐成久痢久泻，导致脾不健运，湿热瘀毒下迫大肠，热伤肠络，毒邪成痈而发为肠癌。治以升阳健脾调气血、通腑泻浊祛毒瘀。

1. 升阳健脾调气血 肠道为传导之官，其功能为传化物而不藏。若肠道传导功能失司，湿热蕴毒内结于肠中，上犯于胃，反累脾土，脾不健运，生化之源不充，加之肠道癌瘤消耗精血，遂致脾肾两虚、气血并损。因此，林丽珠认为，本病以本虚标实为特点，本虚多为脾虚胃弱或兼有肾虚，标实多以湿热、瘀毒为患，两者互为因果，是一种全身属虚、局部属实的疾病。林丽珠认为，脾胃虚弱是肠癌发病的最重要的病理基础，《医宗必读》曰："积之成也，正气不足而后邪气踞之。"明代张景岳指出："脾肾不足及虚弱失调之人，多有积聚之病。"因为脾胃为后天之本、气血生化之源，主运化，脾虚则

运化失常，精微失布，水湿停蓄，湿浊内生，加之正气虚衰，易受邪侵，湿热瘀毒留滞肠道，日久积聚成块，发为本病。脾气虚弱，升提无力，则水谷精微难以输布；胃气不足，则通降不能，水谷及其糟粕难以下行。故临证尤其重视健脾益气，如用药党参、黄芪、白术、茯苓、薏苡仁等，方选参苓白术散之属。若脾肾亏虚者，治宜健脾益气、补血固肾，以四君子汤合四神丸加减，可选用党参、云苓、黄芪、薏苡仁、诃子、何首乌、鸡血藤、白芍、苦参等；气血不足者，加党参、白术、黄芪、枸杞子、何首乌、黄精等；肾阳不足、畏寒肢冷者，加淫羊藿、山茱萸、熟附子等；肝肾阴虚、唇红口干者，选用熟地黄、女贞子、墨旱莲、桑寄生、桑椹子等。

2. 通腑泻浊祛毒瘀　大肠为六腑之一，司传导之职，根据"六腑以通为用""泻而不藏"的生理特点，临床多用通腑祛邪之法治之。六腑功能以受纳腐熟水谷、传化饮食和水液、排泄糟粕为主。六腑须保持畅通，才有利于饮食的及时下传，糟粕的按时排泄及水液的正常运行。肠道恶性肿瘤多以湿热、瘀毒、气滞为患，阻碍腑道的通畅，阻滞气血、水湿的运行，故治疗的关键是理气祛湿化瘀，通下腑中浊毒。林丽珠在临床中重视运用清热祛湿、解毒祛瘀、行气导滞之法，均可视为"通腑为用"的具体运用。清热祛湿药物常用苦参、蒲公英、槐花、白花蛇舌草、败酱草、薏苡仁等，解毒祛瘀药物常用山慈菇、半枝莲、苦参、地榆、桃仁、土鳖虫、僵蚕、肿节风等，行气导滞药物常用厚朴、桔梗、木香、枳壳、砂仁等。根据邪毒不同，主要分为：湿热蕴结型，症见腹痛腹胀，下痢赤白，里急后重，大便黏液，时伴有脓血，肛门灼热感，口苦口干，恶心纳差，舌苔黄腻，脉滑数，治以清肠泻热、祛湿止痢，方药以槐角丸加减，可选用槐花、地榆、苦参、肿节风、生薏苡仁、败酱草、金银花、白头翁等药物；大肠瘀毒型，症见腹胀刺痛，腹有肿块，便下脓血黏液，或里急后重，舌质紫暗或有瘀斑，苔黄，脉涩，治以活血祛瘀、解毒散结，方药以下瘀血方加减，可选用桃仁、土鳖虫、当归、莪术、木香、枳壳、厚朴、八月札、香附等药物。另外，在应用手术、放疗、化疗等治疗手段的同时，要针对性地调整中医药治疗方案。如肠癌手术治疗极易耗气伤血，术后早期，当以理气养血为先，旨在恢复脾胃的升降功能；术后中期，脏腑虚损，气虚血瘀，当以健脾益气为主，活血祛瘀为辅；手术后期，脾胃功能渐恢复，当扶正攻邪兼顾，以巩固疗效。临床上注意根据术后患者体质特点，体壮者以清热祛湿、解毒祛瘀为主，体虚者以健脾益气、扶助正气为主。直肠癌放疗后，患者易出现口渴欲饮、低热盗汗、疲倦乏力等气津两伤之象，可酌情加用生地黄、麦冬、石斛、天花粉等养阴生津之品。患者化疗期间常常出现脾气虚弱、胃失和降的情况，治疗当以健脾和胃为主法，能够较好地提高患者对化疗的耐受能力，减轻化疗的胃肠道反应。

如治疗一结肠黏液性腺癌术后、化疗后、肺转移切除术后患者（$T_xN_0M_1$，Ⅳ期），2007年3月1日初诊，初诊时症见双下肢酸软无力，偶咳嗽，量少色白，纳眠可，二便调，舌暗红、苔白厚腻，脉弦滑，辨为脾虚湿困、痰瘀蕴结证，治以升阳健脾利湿、化痰祛瘀散结为法，方用四君子汤加味：党参10g，茯苓25g，白术10g，甘草6g，守宫6g，土鳖虫6g，浙贝母10g，苦参10g，薏苡仁30g，泽泻15g，槐花15g，葛根20g。14剂，每日1剂，水煎服。二诊时症见双下肢酸软好转，咳嗽稍减，余无不适，方用下瘀血汤合桔梗汤加减：土鳖虫6g，桃仁10g，桔梗10g，甘草6g，守宫6g，厚朴10g，白花蛇舌草30g，槐花15g，葛根20g，莪术15g，苦参10g，八月札15g。14剂，每日1剂，水煎服。三诊上方服14剂诸症均减，守方随证加减续服6个月。后情况稳定，患者未感明显不适，复查肝肾功能，相关肿瘤抗原五项未见异常，方用下瘀血汤合四君子汤加减：土鳖虫6g，桃仁10g，党参15g，白术15g，茯苓25g，甘草6g，苦参10g，莪术15g，八月札15g，守宫6g，僵蚕10g，薏苡仁30g。每日1剂，水煎服。后患者坚持门诊治疗，以升阳健脾、利湿化痰、祛瘀散结法随证加减。2011年5月随访，患者肠癌术后4年余，坚持门诊中药治疗，复查未见复发或转移，生活如常人，KPS评分90分。

按语：此例为结肠癌晚期患者，术后、化疗后出现右上肺转移，后行

VATS 右上肺楔形切除术，术后未予化疗。初诊时症见双下肢酸软无力，偶咳嗽，量少色白，舌暗红、苔白厚腻，脉弦滑，四诊合参，辨为脾虚湿困、痰瘀蕴结证。脾主四肢，脾虚则肢体气血生化不足，可见双下肢酸软无力；脾虚湿困，痰瘀犯肺，则见咳嗽；舌暗红、苔白厚腻，脉弦滑，均为佐证。故治以升阳健脾利湿、化痰祛瘀散结，方用四君子汤益气健脾化湿，复加薏苡仁、泽泻淡渗利湿，守宫、浙贝母、土鳖虫散结祛瘀，苦参解毒利湿，槐花凉血泻火，葛根升阳止泻。二诊时，双下肢酸软好转，咳嗽稍减，余无不适，方用下瘀血汤合桔梗汤加减以祛瘀散结、升阳利湿、解毒抗癌。此例患者，以升阳健脾、利湿化痰、祛痰散结为法贯穿始终，随证以四君子汤、下瘀血汤等随证加减，肿瘤得以控制，提高了患者生存质量。

☞ 杨宇飞提出通阳法治疗肠癌

杨宇飞是中国中医科学院西苑医院肿瘤科原主任，博士研究生导师，一直致力于结直肠癌中医治疗研究。

杨宇飞认为络脉闭阻是结直肠癌的根本病因，局部阳气不达是结直肠癌的基本病机，也是肠癌术后复发、转移的基本病机，提出通阳法为结直肠癌的主要治疗原则。《灵枢·百病始生》谓："积之始生，得寒乃生，厥乃成积矣。"结肠癌、直肠癌的发生与发展也不例外。同时杨宇飞提出肠癌病位发生于络脉。肠癌初起不是在气血流通的主要干道——经脉上，而是在络脉上，原因是经脉正气强，邪气可以在此与正气交争，但不能在此处停滞并固定下来形成有形之积，而络脉是经脉分出的网络分支，络脉的气血运行相对少，正气较弱，兼之所处局限，因此当邪气长期留连于经脉不解时，就会在局部络脉形成绝对优势，即闭阻络脉，使正气不能到达。杨宇飞指出，只有络脉完全闭阻，阳气彻底不达，即局部纯阴无阳时，才能没有气化，才能凝聚成块，肠癌才能发生。因为局部纯阴无阳，无邪正斗争，早期机体也没有明显的影响而缺乏特殊症状。若局部阳气郁滞或全身正气虚弱，则瘤体容易长大，从而影响到经脉，正邪相争出现临床症状，表现为正虚邪实，瘀毒、气滞、痰阻等虚实错杂证。所以手术切除了肿瘤并加上放疗、化疗，只是祛除了大体上的肿瘤，并没有消除肿瘤形成的机制；仍会出现复发、转移。因此杨宇飞提出"通阳"是结直肠癌总的治则。广义上，扶助阳气到达病所的方法都属于通阳之法，包括扶正气、补脾肾、祛水湿、化痰浊、通瘀滞等，如杨宇飞创制的祛邪胶囊即是通阳法的理论成果。祛邪胶囊源于明代李中梓所创的治积名方——阴阳攻积丸，主要组成有巴豆、川乌、吴茱萸、干姜、官桂、沉香、黄连、半夏、橘红、茯苓、猪牙皂、石菖蒲、延胡索、琥珀、桔梗、槟榔、厚朴、枳实、麦芽、鸡内金、人参等。其中川乌合巴豆以辛、苦、热之性治寒湿所成之积；吴茱萸、干姜、官桂、沉香温脾肾而助通经络以消积；黄连清经热；半夏、橘红、茯苓、猪牙皂、石菖蒲、延胡索、琥珀、桔梗理气化痰，活血化瘀，以除经中之滞；槟榔、厚朴、枳实、麦芽、鸡内金消食行气、泻腑实而助气化；人参大补元气、扶助五脏之气。诸药合用，扶正与祛邪协同，共取通阳之意。

☞ 李杰基于气机升降失调以调气为先治疗肠癌

李杰认为肿瘤作为一种复杂的整体失衡性疾病，虽然是各种内因或外因导致不同的病理因素产生或胶结，但这一过程中最为关键的病机则为全身气机升降失调，故临证治疗消化道肿瘤以调气为先。气是构成人体的基本物质，其运动变化即气机，体现着人体脏腑功能和生命活动的基本形式。气机的升和降、出和入这两对矛盾的对立统一运动，维持着机体正常的生命活动。若气机升降失调，则精、血、津液无以化，导致水湿内停为痰，血运不畅为瘀，最终引起湿、痰、瘀的蓄积。"邪之所凑，其气必虚"，病理产物蓄积之处往往又是正气内虚之所，正虚气化无力，病理产物不断蓄积又进一步加重气机升降的失衡，如此恶性循环，病理产物不断发展，演化为癌毒，最终局部胶结成块，聚集于肠道。气机升降失调是大肠癌形成的基本病理过程，是引起其整体与局部变化的内在机制。六腑以通为用，六腑之气宜通不宜滞，滞则胀满，气机痞塞不通，升降失调，致使精、血、津液不能正常运转，湿聚为痰、血停为瘀，从而产生痰、瘀、毒等病理产物蓄积，积聚停于虚弱之大肠，进一步加重气机运行的失衡，最终导致大肠癌的发生。李杰认为，气机的升降失常是痰、毒、湿、瘀、虚等病理因素形成的关键，是肠癌形成的基本病机，故治疗以调气为先，他临证善用补中益气汤或升陷汤加减，健脾益气升清，使气机调畅，同时辅以清热、化湿、祛瘀、解毒抗癌等法。

☞ 李斯文基于扶正抑癌理论，创益气健脾法分段论治肠癌

李斯文根据多年治疗恶性肿瘤的研究，认识到"诸脏皆虚，唯有邪实"几乎是所有晚期肿瘤患者共有的证候特征，在此基础上兼血瘀、痰湿、毒热等证，提出扶正抑癌理论。在扶正抑癌原则指导下，通过培补正气，特别是调理脾胃，提高患者机体自我调控能力，改善患者生存质量，抑制肿瘤的生长，控制肿瘤复发或转移，从而实现患者的长期带瘤生存。结直肠癌属于消化道恶性肿瘤，脾胃虚弱贯穿疾病的始终，调理脾胃也应当贯穿整个疾病的治疗。古人云："积之成也，正气不足，而后邪气踞之。"李斯文在此基础上认识到结直肠癌是在脾虚的基础上产生的，脾虚在消化道结直肠癌的发生、发展的过程中始终存在，只不过其临床表现会随正邪斗争的消长而呈现出时轻时重。因此，临证中以益气健脾为核心治法扶助正气，再依兼证选用活血化瘀、化痰祛湿、软坚散结、清热解毒等法，治疗上重视脾胃功能的恢复和重建。同时根据疾病的分期分段论治，早期以邪实为主，治当攻邪为主，偏重于清热利湿、化瘀解毒；中期则攻补兼施，扶正与祛邪并重；晚期以正虚为主，治宜扶正祛邪，以益气健脾、健脾补肾、补气养血为主。

如治疗一降结肠中分化腺癌术后、化疗后患者，初诊时症见大便质干，排便无力，每日3~4次，口干，神疲乏力，腹胀，烘热，纳少，眠差，小便调，舌红、苔薄黄，脉弦细。辨证为脾虚湿毒，治法益气健脾、养阴清热、解毒通便，予以益脾安肠汤加减，处方如下：太子参30g，条参20g，白术20g，茯苓15g，法半夏15g，木香10g，陈皮10g，山药20g，炒扁豆20g，炒谷芽30g，炒麦芽30g，炒鸡内金15g，甘草5g，败酱草15g，马

齿苋 15 g，白花蛇舌草 15 g。此后患者一直服用肠癌 I 号方（益脾安肠汤）加减共约 3 年。2011 年 8 月 10 日随访，患者病情平稳，大便正常，纳眠正常，精神尚可，体重平稳，生活质量较好。

按语：患者手术、化疗损伤后导致脾胃虚弱，湿毒未清。大便干、难、口干，神疲乏力，腹胀，烘热，纳少，眠差，舌红、苔薄黄，脉弦细，均为脾虚湿毒之征象。太子参、条参、白术、茯苓、甘草、山药益气健脾，陈皮、半夏健脾化痰，白扁豆健脾化湿，木香、麦芽、谷芽健脾和胃，败酱草、马齿苋、白花蛇舌草清热解毒抗癌。全方共奏益气健脾、扶正抑癌之效。通过中医中药干预，以扶正抑癌为原则，以健脾益气为核心治法，辅以清热化瘀、解毒散结等治则，不但能有效改善患者的生存质量，同时能稳定瘤体。中医药在抗肠癌复发和转移方面发挥重要的作用。

☞ 赵景芳基于微调平衡法，以脾胃为本、调气化痰治疗肠癌

赵景芳是无锡市中医医院肿瘤科主任医师，南京中医药大学兼职教授，江苏省名中医，从事临床、教育和科研 40 余年，在癌症治疗中以扶正固本为主，采用微调平衡法治疗晚期肿瘤，取得较好的效果。

赵景芳认为人体是有机整体，当机体保持平衡状态时，人处于健康状态，当失去这种平衡关系时，人则属于病理状态。《素问·生气通天论篇》谓："阴平阳秘，精神乃治。"且肿瘤患者接受手术、放化疗后，体质已很虚弱，大补大攻恐患者难以接受，反而有挛生肿瘤细胞生长之嫌，而给少量平和、药轻、处方小的微调平衡之药往往能收到良好的效果。赵景芳基于此，提出微调平衡法治疗肿瘤，旨在稳定病灶，提高晚期肿瘤患者生存质量。肠癌为消化道恶性肿瘤，病性属于本虚标实，以虚为本，以实为标，局部属实，全身属虚，正气不足，脾胃虚弱为本，痰、瘀、毒实邪留滞为标。正气不足、脾胃气虚在大肠癌的发生发展过程中是至关重要的因素，是病机的关键，治疗大肠癌以扶正祛邪为总原则。治疗全过程抓住病机关键——脾胃虚弱，正

气不足，微微调控，调节气血阴阳平衡，重新建立患者抗肿瘤免疫能力，达到治疗肿瘤目的。治疗全程时时注意扶正健脾和胃，顾护脾胃也是微调平衡治癌法的精髓。同时赵景芳尤其强调瘀是大肠癌发生发展的重要病理因素，针对瘀，不是简单应用活血化瘀的中药，而是注重在健脾助运、调气和中基础上，调气以化瘀，使气血通和，能改善肿瘤患者血液高凝状态，但无肿瘤脱落致扩散之弊。

如治疗一直肠癌肝转移患者，未手术，予以放化疗，2009 年 5 月 15 日初诊时 CEA 为 23 ng/ml，症见面色少华，倦怠乏力，胃纳不馨，大便干结质硬，夜尿频多，夜寐欠安，舌红，苔白腻，脉细弦。辨证属脾胃虚弱，湿热蕴结。治以益气健脾、清热利湿。方药（浓缩颗粒）：参苓白术散 10 g，四妙丸 10 g，火麻仁 15 g，瓜蒌仁 15 g，蒲公英 30 g。复诊：胃纳有增，精神转振，大便干结好转，仍然夜尿频多。在原方基础上加桑螵蛸 10 g，乏力时加黄芪 30 g、女贞子 10 g，便血时加地榆 10 g、槐花 30 g。在此基础上加减，整体调理。2009 年 6 月 30 日查腹部 CT 示肝肿瘤消失。再查 PET–CT 示直肠肿瘤缩小，肝肿瘤不明显。查 CEA 为 12 ng/ml，患者一般情况良好。中药调理 2 年，病情稳定，生活质量好。

按语：本例晚期肠癌经过放化疗，临床主要表现倦怠乏力，胃纳不馨，辨证属脾胃气虚，湿热蕴结。《景岳全书》云："凡脾不足及虚弱失调之人多有积聚之病。"赵景芳认为对该患者的治疗主要从益气健脾入手，脾胃为后天之本、气血生化之源，无论是饮食还是药物都要经过胃的收纳腐熟和脾的运化吸收才能发挥功效。故益气健脾、清热利湿为法，参苓白术散起益气健脾化湿之效，再加四妙丸及蒲公英利湿清热解毒，火麻仁和瓜蒌仁通便泻毒。本方中未见有常用的抗癌药，而是通过辨证准确，抓住脾胃虚弱的关键，在扶正健脾的基础上，气血得以生化，正气得以恢复，再长期整体调理，微微调控。只有脾胃功能恢复，脏腑气血阴阳平衡，重新建立患者抗肿瘤免疫能力，才能达到缩小病灶，让病灶消失的目的。

☞ 金国梁抓主要矛盾，分型论治肠癌

金国梁系浙江中医药大学教授，主任医师，博士研究生导师，著名中医学家，国医大师何任教授学术经验继承人，擅长中医内科及肿瘤的治疗。金国梁临床善于辨证中抓主要矛盾，根据大肠癌或秘或泻的主要症状，将其分成腹泻型和便秘型两大类型。

1. 腹泻型大肠癌　临床较常见，尤其术后的患者多，预后相对较好。其病机为久病及手术损伤元气，致脾胃虚弱，运化功能失调，湿痰浊瘀之邪滞留，肠道分清泌浊功能失司，水谷难化，清浊混杂而泻出。病位在肠，病理因素与湿邪密切相关，核心病机为脾失健运，治法以健脾化湿为主要原则，但又并非一味健脾，而是健脾与运脾灵活应用。脾虚致泻者应健脾，方用参苓白术散、四君子汤之类。湿邪致泻者要运脾，药用苍术、厚朴、藿香、白豆蔻之类。脾为湿困，中气下陷者，则振兴脾气，加入升阳药，使气机流畅，恢复转枢，如升麻、柴胡、防风、葛根、黄芪之类。金国梁常以参苓白术散为基础方，并参考李中梓"治泻九法"，或淡渗，予以薏苡仁、茯苓、泽泻；或升提，加用黄芪、升麻、葛根；或清凉，予以黄芩、黄连、黄柏、栀子；或疏利，予以大黄、桃仁通因通用；或甘缓，以人参、甘草、大枣补之；或酸收，以五味子、白芍敛之；或燥脾，以苍术、厚朴、木香胜湿；或温肾，以补骨脂、益智益之；或固涩，以赤石脂、禹余粮、芡实涩之。

2. 便秘型大肠癌　临床相对少见，常常是晚期不能手术的患者，预后通常较差。其病机为久病痰瘀湿浊胶结难解，致谷道欠通。此外，肺与大肠相表里，久病伤正，肺气不足，气阴两伤，既无力推动粪便下行，又缺乏行舟之液，故糟粕难下。六腑以通为用，腑气不通，则诸险生焉。病位在肠，腑道不通是关键，与气阴不足密切相关。病理因素为痰瘀湿浊。故治疗以益气养阴、攻逐通腑为主要原则。因久病正虚邪盛，故常以润下之增液承气汤为主加减。

金国梁临床治疗大肠癌的用药原则包括辨病用药与辨症用药。

（1）辨病用药：金国梁临床治疗大肠癌的常用药物有苦参、红藤、白头翁、凤尾草、肿节风、蜀葵、藤梨根、白花蛇舌草、半枝莲、半边莲、儿茶、猫人参、石见穿、薏苡仁、山楂、菱角等。现代药理或临床研究证实，这些药物均能抑制肿瘤生长或转移，临床实践也表明这些药物能有效地改善大肠癌患者的某些症状。在配伍此类药物时，要根据患者的体质、病邪、病位、病程及用药状况等，进行综合调节。

（2）辨症用药：腹痛者加白芍、延胡索、白英；疼痛明显者予失笑散（包煎）、鼠妇或合用西黄丸；腹胀者加大腹皮、枳壳、厚朴；便血者加仙鹤草、地榆、槐花、鹿衔草；里急后重者加煨木香、地锦草、秦皮、乌药、大黄；肛门坠胀者加黄芪、升麻、葛根；食欲不振者加焦神曲、鸡内金、莱菔子、沉香曲；气血亏虚者加生黄芪、太子参、熟地黄、当归、黄精；阳虚者合用附子理中丸及补骨脂、益智、仙茅、淫羊藿；阴虚者合用六味地黄丸及北沙参、麦冬、石斛；腰酸疲劳明显者加杜仲、续断、狗脊、川牛膝、枸杞子；失眠者加首乌藤、五味子、酸枣仁、远志。

☞ 尤建良守中调气、通腑攻下、清热解毒法论治肠癌

尤建良是无锡市中医医院肿瘤科主任医师，南京中医药大学硕士研究生导师，擅长治疗消化道肿瘤、肺癌、乳腺癌、恶性淋巴瘤等，尤擅长运用"隧道抑癌疗法"控制癌症的生长、转移、复发。

1. 守中调气为主要治疗原则　尤建良认为脾虚气滞是肠癌的核心病机，治法应当集中精力于守中调气。人身之气，贵在通调，气失通畅则不能化津，痰湿凝聚；气为血之帅，气失流通则不能行血，气滞日久必有血瘀，气滞痰凝、血瘀蕴久可积成肿块；脾主升清，肠腑以通为用依赖于脾气的推动运化和升清降浊。守中调气具体分为补气健脾法、疏肝理气法、升降气机法三种。补气健脾法主要应用于大肠癌患者，症见胸脘痞闷、四肢乏力、形体消瘦、面色萎黄、舌苔白腻、脉象细缓，方以六君子汤配合理气药陈皮、枳壳、枳实等。其中气短乏力者，则可加黄芪；不思饮食、大便溏泻等脾虚湿

盛时，加入白扁豆、莲子、山药等健脾止泻之品；症见腹部胀满、胸胁作痛、胸乳作胀则由肝气郁滞所致，施以疏肝理气法，常用药物有防风、柴胡、香附、郁金、陈皮、乌药、川楝子、延胡索、佛手片等；气滞血瘀者，加用活血化瘀抗肿瘤药物如三棱、莪术、鬼箭羽；升降气机法适用于眼皮奋拉下垂、久泻脱肛、便溏等中气下陷的肠癌患者，方用补中益气汤为主；出现嗳气频频、呃逆等胃气上逆的症状，常用炙枇杷叶、紫苏梗、旋覆花等降气宽中之品。

2. 适时应用通腑攻下法　肠癌患者易出现肝转移，20%~40%肠癌患者确诊时已发生肝转移，且晚期肠癌患者易出现肠梗阻和腹水。尤建良常用己椒苈黄汤合五苓散加减治疗肠癌伴腹水。己椒苈黄汤有通利小便、分消水饮之效。方中防己宣透肺气，通调水道，下利水湿；葶苈子泻肺下行；椒目利水逐饮；大黄软坚决壅，逐水从大便而去，并有破血消积之效。五苓散具有化气利水、健脾祛湿的功效，茯苓、猪苓、泽泻甘淡渗泄水饮；桂枝温阳化气，助膀胱之气腾化；白术健脾培土，土旺而阴水有制。花椒常用量为 3 g，小便不利者可加量至 6 g。二方合用利水之效倍增，且顾护胃气，以防逐水伤及脾胃。

3. 清热解毒不宜过分寒凉　现代药理研究表明清热解毒类中药藤梨根、白花蛇舌草、半枝莲、半边莲、石上柏、石见穿等具有抗肿瘤活性，尤其适用于消化道肿瘤患者。尤建良认为清热解毒药大多为苦寒之品，攻下太过易致苦寒败胃，损伤胃阳，使胃的腐熟功能减弱，食纳减退；且肠癌患者本身脾胃虚弱，运化不足，胃病及脾，脾失运化，痰湿积聚，阻碍气血运行，气滞血瘀则肿块复发或往他处转移。故临证之时不宜过量运用抗癌解毒药物，且尚需配伍温中散寒之品，如干姜、吴茱萸、苍术、肉豆蔻等，以振奋中阳。

第二节　核心处方

☞孙桂芝治疗肠癌常用核心方

孙桂芝认为，肿瘤不同于一般内科疾病，有其自身规律和临床特点。因此，她在辨证论治的基础上，重视辨证与辨病相结合，病、证并重，在处理病与证的关系及用药处方时，有时甚至更偏重于疾病自身的特点，选用对某种肿瘤有较好疗效的辨证主方，再结合患者全身状况来综合考虑，随证加减，方证结合，有效提高处方疗效。如其根据肠癌类疾病本身的特点，摸索出一整套治疗肠癌行之有效的经验方药，临床实践中在辨证的基础上灵活运用，往往收到满意临床疗效。

1. 二黄鸡枸汤　处方组成：黄芪 30 g，黄精 20 g，鸡血藤 15 g，枸杞子 20 g。该方尤其适用于手术、放化疗后肠癌患者。在手术、放疗、化疗等西医手段强力攻伐下，患者虚证更加突出，正虚体现在精、气、血的不足，从脏腑角度分析，主要以脾肾亏虚为主。二黄鸡枸汤即针对脾肾不足证而设。方中黄芪甘温，主入脾、肺经，补气升阳，益气固表，托毒生肌，补气之不足。黄精味甘性平，归脾、肺、肾经，滋润肺阴，补脾益气，为平补三焦要药，《本草纲目》谓其"补诸虚，填精髓"。鸡血藤，味苦、辛，性平，为大肠经之血药，活血祛瘀，润肠通便，《神农本草经》谓其"主瘀血、血闭、癥瘕"。枸杞子味甘性平，归肝、肾、肺经，滋补肝肾，益本填精，《本草经集注》谓其"补益精气，强盛阴道"。综观全方，气、血、精共补，脾肾共调，药力直走阳明大肠经，力专药精。

2. 红藤败酱汤　处方组成：红藤 15 g，败酱草 15 g。此方针对肠癌本身气血壅滞、湿热瘀毒胶结的病机而设。阳明经多气多血，肠道功能失调使气血易瘀滞于内，生湿、生瘀；大肠归属于六腑，以通为用，排泄糟粕，癌肿堵塞肠道则气血失调，毒气内留。故肠癌作为肿瘤中的一种，又有着其独特的病理特点：气血壅滞、湿热瘀毒胶结。方中红藤，味苦性平，归大肠经，具有清热解毒、活血止痛的功效，《本草图经》谓"行血，治气块"。败酱草，味辛微苦，性微寒，入大肠经，具有清热解毒、消痈排脓、祛瘀止痛等功效，古人谓治疗肠痈要药。两药相合，均入大肠经之血分，一活一清，药简力专，共奏活血祛瘀、清解热毒的功效。

3. 地榆槐花汤　处方组成：地榆 10 g，槐花 10 g。该方尤其适用于肠癌伴血便者。血便为肠癌患者常见症状，包括肉眼可见之血便和大便潜血。孙桂芝指出，肠癌患者的便血，多为局部热毒灼烧经脉，血溢而出所致，治疗当以凉血止血、清解热毒为主，地榆槐花汤即针对此病机而设。方中地榆味苦酸，性微寒，归肝、胃、大肠经，性寒苦降，味涩收敛，有凉血泻热、收敛止血之功，《名医别录》谓其"止脓血、诸瘘、恶疮、热疮……可作金疮膏"。槐花味苦，性微寒，归肝、大肠经，性凉苦降，善清泻血分热，有凉血止血之功效。《珍珠囊》云其"凉大肠"。两药相合，凉止大肠经血。直肠癌放疗后因射线热毒损伤而见血便者，亦常用此方施治，效果较好。

4. 变通芍药汤　处方组成：秦皮 10 g，木香 6 g，当归 15 g，黄连 6 g，槟榔 10 g，白芍 15 g，肉桂 3 g，大枣 3 枚。方中秦皮味苦性寒，归肝、胆经，可清厥阴之热毒；黄连味苦性寒，归心、肝、胃、大肠经，有清热燥湿、泻火解毒的功效。秦皮、黄连两药合用，清厥阴湿热，解大肠热痢，取《伤寒论》白头翁汤之意，清泻蕴结大肠之热毒瘀毒，共为君药。木香味辛性温，可行气止痛、理气健脾、除成湿之源，同时又能防秦皮、黄连太过寒凉；槟榔味辛、苦，性温，可健中调脾、行气散结。二药合用，气行则血行，辅助君药行气化湿，共为臣药。当归味甘，性温，入厥阴肝经血分，补血养血调血，并借助木香、槟榔行走之力，消散血中积聚；白芍养肝阴、柔肝疏肝；少量肉桂温通血脉，调和气血。三者共为佐药。大枣调和诸药。诸药相和，共奏清利湿热、祛火解毒、破癥散结之功效。孙桂芝多用此方治疗湿热下结引起的大便稀溏或有里急后重的肠癌患者，对肠癌放疗后致放射性肠炎者亦多以此方加减治之。

☞朴炳奎以益气消瘤方为主方辨证治疗大肠癌

朴炳奎认为脾胃气虚是大肠癌的始动因素，最终肝、脾、肾三脏皆虚。正虚邪实为肠癌的基本病机。他通过多年临证实践总结，以益气消瘤方为主方辨证治疗肠癌，疗效显著。益气消瘤方组成如下：白术15 g，山药15 g，枳壳10 g，益智仁20 g，黄芪30 g，太子参15 g，当归10 g，女贞子15 g，枸杞子15 g，半枝莲20 g，土茯苓20 g，仙鹤草15 g，生薏苡仁20 g，藤梨根20 g，陈皮10 g，炒三仙各10 g，甘草6 g。该方由李东垣《内外伤辨惑论》中枳术丸、补中益气汤、当归补血汤三方合用加减化裁而来。方中白术、山药、枳壳、黄芪、太子参益气健脾；女贞子、枸杞子、益智仁补肾益精，平补肾阴、肾阳；当归养血和营，与黄芪相配，且黄芪用量三倍于当归，补气生血，取其当归补血汤之意；半枝莲、土茯苓、仙鹤草、生薏苡仁、藤梨根清热化瘀消肿，解毒抗癌。全方体现了朴炳奎调护脾胃、扶正培本、解毒抗癌的学术思想。

现代药理研究表明，枳术丸可以明显改善食积小鼠胃肠运动功能减弱的状态；补中益气汤具有健脾补气及提高机体免疫力的功效，使脾虚小鼠NK活性细胞和肿瘤坏死因子活性恢复至接近正常范围；当归补血汤可提高大肠癌患者的免疫功能，与化疗联合使用时，能够提高免疫指标的活性，改善患者的临床症状；半枝莲、仙鹤草、藤梨根、土茯苓等抑制多种肿瘤，解毒抗癌。其中仙鹤草又名脱力草，具有补虚抗癌的双重功效，尤其适合消化道肿瘤患者。

朴炳奎临证时对于本方的加减运用非常灵活，辨明气血阴阳，如肝气郁结较重，加柴胡、郁金、八月札以行气疏肝；热象明显者，加黄芩、牡丹皮以清热；腹痛，里急后重明显者，加木香、乌药以理气止痛；腹痛且腹部包块明显者，加桃仁、莪术、丹参以活血消癥；肿物增大合并有肠梗阻者，加大黄、川厚朴、枳实、槟榔以通腑泻热；便下赤白，出血多，加仙鹤草、山栀炭、槐花、地榆、大黄炭以凉血止血；久泻不止，加五味子、补骨脂、肉豆蔻以涩肠固脱；贫血明显者，加何首乌、鸡血藤滋阴补血；瘀血明显者，加三七、莪术活血祛瘀。

☞ 杨宇飞抓主证，以黄芪四君子汤为核心处方治疗肠癌

杨宇飞提出通阳法治疗肠癌。广义通阳法包括扶正气、补脾肾、祛水湿、化痰浊、通瘀滞等。其中扶正气（益气健脾）为通阳法的核心，盖因脾胃为后天之本、气血生化之源，后天正气源于脾胃的正常运化。肠癌患者乏力、便溏、便频均是最常见的症状，大部分源于脾气虚弱。晚期肠癌患者经过手术、放化疗损伤，正气更加虚弱，虚证更加突出。杨宇飞以黄芪四君子汤为核心处方治疗晚期肠癌。黄芪四君子汤由生黄芪 30 g、太子参 15 g、茯苓 10 g、炒白术 10 g、炙甘草 10 g 五味药组成。方中太子参、生黄芪、炒白术健脾益气，茯苓健脾渗湿，炙甘草调和药性。全方以四君子汤为基础加上黄芪，加大健脾益气的力量，药少力专，共奏益气健脾之功效。

☞ 李斯文创益脾安肠汤治疗肠癌

李斯文基于扶正抑癌理论，以益气健脾为核心，临证中创基本方肠癌Ⅰ号方——益脾安肠汤，疗效显著，主治因脾虚所致消瘦、神疲乏力、腹隐痛、腹泻或溏结不调、食少面黄、血便、肛门坠胀、口干苦、四肢虚肿等症状的结直肠患者，疗效显著。处方：太子参 30 g，条参 20 g，白术 20 g，茯苓 15 g，法半夏 15 g，木香 10 g，陈皮 10 g，山药 20 g，炒扁豆 20 g，炒谷芽 30 g，炒麦芽 30 g，炒鸡内金 15 g，甘草 5 g。本方中太子参补益脾肺、益气生津，条参养阴生津，共为君药。白术、茯苓、半夏、陈皮健脾化痰，益气和中，木香行气调中，上药配伍取香砂六君子汤之治义，辅助太子参、条参益气健脾，为臣药。山药、炒扁豆、炒谷芽、炒麦芽、炒鸡内金益气健脾和胃，为佐药。甘草调和诸药。全方共奏益气健脾之功效。本方体现了李斯文扶正抑癌"养正积自除"的治疗思路。

☞ 胡志敏创肠积消方治疗肠癌

胡志敏是主任医师，中国抗癌协会传统医学肿瘤专业委员会委员，辽宁省中西医结合肿瘤专业委员会委员，擅长中西医结合治疗大肠癌、胃癌、肝癌、肺癌、乳腺癌等。他认为脾虚湿热瘀阻是肠癌的基本病机，在此基础上创肠积消方，临床根据病情灵活加减运用，疗效较好。肠积消方组成如下：藤梨根15 g，红藤15 g，茯苓15 g，薏苡仁30 g，半枝莲10 g，白花蛇舌草10 g，蒲公英15 g。其中藤梨根、白花蛇舌草、红藤、半枝莲、蒲公英合用，有清热解毒、化瘀散结之效；薏苡仁、茯苓相伍扶正健脾。全方共奏清热利湿、健脾益气、解毒散结之功效。胡志敏根据病情辨证论治：腹胀痛甚者加延胡索、赤芍、木香、厚朴等；失眠者加酸枣仁、首乌藤、合欢皮等；纳差者加焦山楂、神曲、鸡内金、炒麦芽等；恶心呕吐者加半夏、竹茹等；便血者加仙鹤草、三七粉、茜草、生地榆、白及等；出虚汗者加浮小麦、黄芪等；大便秘结者加大黄、枳实、厚朴、麻子仁、郁李仁等；呃逆频繁者加丁香、半夏、吴茱萸等。

☞ 章永红创扶正抑癌方论治晚期肠癌

章永红是江苏省中医院肿瘤科主任医师，博士研究生导师，江苏省名中医，江苏省老中医药专家学术经验继承工作指导老师，从事中医药学临床、教学、科研工作近50年，擅长乳腺癌、肺癌、肝癌、胃癌、大肠癌等恶性肿瘤及其他疑难杂病的中医药治疗。

章永红认为晚期大肠癌病性以脾气虚弱为本，湿热瘀毒蕴结为标，提出治疗当以扶正气、健脾胃为主，辅以清热化湿、活血解毒，其中尤以益气健脾、扶助正气为重。然而肿瘤又不同于其他虚损之证，补益药物应用不当反而刺激肿瘤细胞的生长。扶正药物大多性味温热，补益的同时有助热助火之弊，因此临床应用时应选用性味平和、甘温平补之品如党参、白术、黄芪、西洋参等，避免使用辛温助阳药物。针对晚期大肠癌的病机特点，章永红临床创扶正抑癌方，并以其为核心处方，再结合辨证论治加减治疗，疗效显著。

扶正抑癌方组成如下：生黄芪30g，党参15g，炒白术10g，云茯苓10g，薏苡仁30g，白扁豆30g，丹参20g，白花蛇舌草15g，仙鹤草15g，败酱草15g。黄芪味甘，微温，归脾、肺经，益气固表，为方中君药。党参味甘，性平，归脾、肺经，可益气、生津、养血；白术味苦、甘，性温，归脾、胃经，可补气健脾、燥湿利水。以上共为方中臣药，合黄芪同用以益气健脾、扶助正气为主。茯苓、薏苡仁、白扁豆、丹参、仙鹤草、败酱草、白花蛇舌草俱为佐使，以健脾化湿、清热解毒、活血祛瘀。全方集益气、健脾、化湿、解毒等为一体，祛邪与扶正并用，非一猛攻，而是以扶正为主，使攻不伤正，补不助邪，共奏益气健脾、清热化湿、活血解毒之功。

☞ 张东岳治疗肠癌常用核心方

第三批全国老中医药专家学术经验继承工作指导老师张东岳认为，肠癌早期表现为局部肿块，患者常无自觉症状，舌苔、舌质、脉象大多正常，饮食、起居一如常人，此种正盛邪实患者的治疗当以祛邪为主，或祛邪兼以扶正，采用先攻后补或攻补兼施的方法，使邪去而不伤正。方用乌龙散或消瘤散，以清热解毒消肿、理气活血散结，使癌肿早期得以消散。

1. 乌龙散　组成如下：白花蛇舌草75g，薏苡仁30g，黄药子15g，金果榄10g，白屈菜10g，田三七1.5g，龙葵30g，乌药3g，乌梅6g。水煎服，每日1剂，分2次服。主治：肠痈，痢疾，癥瘤。功效：解毒，消痈，抗癌。患者若有习惯性便秘，可服芦槟枳煎剂或麻仁滋脾丸；若胃肠积热，大便燥结，宜服内疏黄连汤或栀子金花丸；如有便血，可酌情煎服侧柏叶30g，鸡冠花15g，生地黄15g，荷叶10g，百草霜10g，血余炭10g，或配合服槐花散或槐角丸。

2. 消瘤散　组成如下：全当归15g，生黄芪30g，白头翁30g，半枝莲30g，土茯苓30g，马齿苋30g，黑地榆15g，炒槐花12g，大麦芽30g，广陈皮10g，生甘草10g。水煎服，每日1剂，分2次服。主治：痈疽恶疮，肠风便血，各种癌症。功效：清热解毒，活血抗癌。消瘤散适用于早期肠癌正盛邪实患者。

3. 梗阻汤　组成如下：炒莱菔子15 g，厚朴15 g，木香10 g，乌药10 g，桃仁10 g，赤芍10 g，番泻叶10 g，芒硝（冲服）6 g。水煎服。主治：脘腹胀满作痛，胃肠积热便结，不完全性肠梗阻。功效：行气止痛，泻下清热，润燥软坚。

4. 参苓煎　组成如下：党参15 g，白术10 g，茯苓15 g，山药30 g，益智仁15 g，诃子10 g，赤石脂10 g，芡实10 g，莲子15 g，金樱子10 g，六神曲10 g，木香6 g。水煎服，每日1剂，分2次服。主治：脾虚泄泻，肠炎痢疾。功效：渗湿，益脾，涩肠，止泻。

5. 芦槟枳煎剂　组成如下：芦荟10 g，枳实10 g，槟榔10 g。煎服，每日1剂。主治：习惯性便秘及热结便秘。功效：消痞除胀，清热泻下。

第三节　核心药对

☞孙桂芝常用药对

1. 生地榆10 g，槐花10 g　地榆味苦、酸，性寒，归肝、大肠经，有凉血止血、解毒敛疮之功，《神农本草经》谓其"除恶肉"，《名医别录》记载本品"止脓血、诸瘘、恶疮、热疮"，明代卢之颐谓之主脉道壅塞，善于除恶肉、恶疮。槐花味苦，性微寒，归肝、大肠经，有凉血止血、清肝泻火之效，《日华子本草》谓其"治皮肤风，及肠风泻血、赤白痢"，《药品化义》谓"槐花味苦，苦能直下，且味厚而沉，主清肠红下血、痔疮肿痛、脏毒淋漓，此凉血之功能独在大肠也"。两者均入大肠经，具有凉血止血作用。古人谓地榆为止血之圣品，槐花乃疗肠风之要药，两者相须为用，不仅有效缓解肠癌腹痛、里急后重、血便、脓血便等症状，而且针对癌肿本身及防止肠癌复发转移有一定作用。

2. 芡实 15 g，莲子肉 15 g　芡实味甘涩，以甘能补，以涩收敛，具有益肾固精、补脾止泻、祛湿止带的功效，是收敛性补益药。莲子肉补脾止泻、固精益肾、滋补元气。两者相须为用，善于补五脏不足、健脾止泻、补肾固精，尤宜于肠癌术后脾虚腹泻患者。

3. 虎杖 15 g，藤梨根 15 g　虎杖味微苦，性微寒，具有清热解毒、利湿退黄、活血化瘀等作用，《日华子本草》言其"主疮疖痈毒"，现代研究表明虎杖提取物及含药血清对肝癌细胞有很好的抑制作用。藤梨根味酸、涩，性凉，具有清热、利尿、凉血、消肿之功效，研究表明藤梨根总黄酮苷对肝癌有抑制作用。两者相配，祛瘀通经、解毒抗癌，尤适宜于肠癌肝转移及防止肠癌的腹腔及盆腔转移。

☞ 杨宇飞常用药对

1. 三棱 10 g，莪术 10 g　三棱味苦、辛，性平，归肝、脾经，能破血行气、散积止痛，王好古云："三棱，破血中之气，肝经血分药也。"莪术味辛、苦，性温，归肝、脾经，能行气破血、消积止痛，《本草经疏》记载"蓬莪术行气破血散结，是其功能之所长"。三棱化血之力较强，莪术理气之力较强，二药配合，各取所长，破血逐瘀、活血消癥，共奏消积止痛之功，适用于肠癌肿块已成者，手术、放化疗后防转移复发者也可用。

2. 蜈蚣 1 条，全蝎 3 g　蜈蚣味辛，性温，有毒，可攻毒散结、通络止痛；全蝎味辛，性平，功效同蜈蚣。两者均为虫类药物，相须为用，达到以毒攻毒、通络散结目的，对于晚期肠癌疼痛的治疗有一定的疗效。此外蜈蚣、全蝎可入血脑屏障，对于脑转移的患者常选用其攻毒散结。

☞ 李杰常用药对

1. 生黄芪 30 g，知母 9 g　生黄芪味甘，性微温，归肺、脾经，有补气升阳、固表止汗、利水消肿、生津养血、行滞通痹、托毒排脓、敛疮生肌的功效。知母味苦、甘，性寒，归肺、胃、肾经，可清热泻火、生津润燥，《本草纲目》谓"知母之辛苦寒凉，下则润肾燥而滋阴，上则清肺金而泻火，乃二经气分药也"。二药相伍，一温一润，补气升阳而不助火，滋阴而不恋邪，黄芪补气，知母养阴，共奏补气养阴之功，尤适宜于治疗肠癌术后气阴两伤引起的疲乏、口干。

2. 半枝莲15 g，白花蛇舌草15 g　白花蛇舌草味苦、甘，性寒，入心、肺、肝、大肠经，可清热解毒、利湿；半枝莲味辛、苦，性寒，入肺、肝、脾经，有清热解毒、散瘀止血、利尿消肿的功效。二药同为清热解毒之品，具有清热解毒、化湿祛瘀、解毒抗癌之效。现代药理研究表明半枝莲含有印黄芩苷、新型生物碱等单体，对各种癌细胞均有不同程度的抑制作用。白花蛇舌草含有的三十一烷、豆甾醇、谷甾醇、乌索酸、对香豆酸、白花蛇舌草素等，对消化道肿瘤具有明显的抑制作用。

3. 赤石脂15 g，禹余粮15 g　赤石脂味甘、涩，性温，归大肠、胃经，可涩肠止泻、收敛止血、敛疮生肌，《神农本草经》谓其"主泻痢、肠澼脓血、下血赤白"。禹余粮味甘、涩，性平，归胃经，有涩肠止泻、收敛止血之功，《本草纲目》谓其"催生，固大肠"。两者有效成分均为矿物质，相须为用，主治泻痢日久，甚则脱肛者。

4. 猫爪草15 g，浙贝母30 g　猫爪草味甘、辛，性温，归肝、肺经，可化痰散结、解毒消肿；浙贝母味苦，性微寒，归肺、脾经，能清热解毒、消肿散结，《百草镜》谓其"能散痈毒，化脓行滞，解广疮结毒，除风湿，利痰，敷恶疮敛疮口"。二药配合，软坚散结之力更著，抗癌解毒，尤适宜于肠癌伴腹腔淋巴结转移者。

☞ 李斯文常用药对

1. 守宫10 g，地龙10 g，龙葵15 g　守宫，味咸，性寒，有小毒，可祛风、活络、散结止痛。地龙味咸，性寒，有通络、利尿之功。现代药理研究表明，地龙具有抗癌、抗炎、抗组胺、解痉、改善血液循环、解热、镇痛、免疫调节、促进创面愈合等药理作用。龙葵，别名野葡萄，味苦，性寒，有小毒，善于清热解毒、利尿消肿。三者相伍，以毒攻毒，适用于邪盛而正不虚之人，具有祛邪解毒抗癌、抗肿瘤复发转移之效，李斯文称其"三龙"药对。

2. 太子参 10 g，条参 15 g，沙参 10 g　太子参味甘，性平，可补气健脾、生津润肺；条参为人参根茎上的不定根，具有补气、生津养血之效；沙参味甘，性寒，可养阴清肺、益胃生津。三者相须为用，健脾益肺，培土生金，具有益气养阴之效，适用于肠癌兼气阴两伤。

第四节　其他疗法

☞李斯文运用中药灌肠或滴注法治疗肠癌

1. 中药灌肠法　灌肠Ⅰ号方适用于瘀毒盛、湿热轻型肠癌患者，处方组成：半枝莲 15 g，白花蛇舌草 15 g，马齿苋 15 g，地榆 10 g，败酱草 10 g，大黄 6 g，血余炭 10 g，槐花 10 g，八月札 15 g。灌肠Ⅱ号方适用于湿热重、瘀毒轻型肠癌患者，处方组成：黄连、野葡萄根、黄柏、藤梨根、黄芩、侧柏炭、苦参、守宫、龙葵、槐花、红藤。将中药浓煎至 100 ml 保留灌肠，每日 1 次。保留灌肠既可以使药物与癌灶直接接触、抑制肿瘤的生长，又可以调整患者气血阴阳失衡的状态，有胸腔积液、腹水者加大剂量天葵子，以清热解毒、消肿散结、利水通淋。

2. 清肠汤结直肠滴注法　滴注法是通过肠壁吸收的方法而发挥药效，滴注深度视病灶而定，适用于中晚期肠癌患者消化道功能衰弱，不愿长期口服药物治疗的患者。清肠汤组成如下：黄芩 10 g，黄连 10 g，黄柏 10 g，苦参 15 g，侧柏炭 10 g，马鞭草 15 g，马齿苋 15 g，虎杖 10 g，槐花 10 g，山土瓜 10 g，木香 6 g。浓煎 100 ml，结直肠静脉滴注。本方中黄芩、黄连、黄柏、苦参，可清热燥湿、泻火解毒；马鞭草、马齿苋、虎杖，可清热解毒；侧柏炭、槐花，可凉血止血；山土瓜健脾除湿；木香健脾行气止痛。诸药并用，共奏清热燥湿解毒、行气止血止痛之功效。现代药理研究表明，黄芩、黄连、黄柏、苦参、马齿苋等药，具有抗炎、调节免疫功能、抗肿瘤、抗变态反应等作用，对改善吻合口炎症、缩小瘤体、减轻症状、改善患者生活质量、稳定瘤体、延长生存期、抗复发、防转移等均有较好的效果。因此，清肠汤也适用于肠癌术后吻合口炎症的治疗，降低了肠癌复发、转移的概率。

☞ 金国梁运用菱壳汤食疗治肠癌

菱壳为菱科植物菱或其他同属植物的果皮，始载于《本草纲目拾遗》，别名菱皮、乌菱壳、风菱壳等，味微苦、涩，性凉，入肺、脾、大肠三经，具有清热解毒、益气健脾、抗癌、防癌的作用。功能主治：①解毒疗疮，治各种疔疮、无名肿毒；②涩肠止泻，治泄泻、大便次数增多、粪质溏薄或完谷不化，甚至泻水样便；③清化湿热，治湿热肠风下血。本品的食疗方法是取新鲜或干菱角壳适量，加水，煎汤代茶饮。若觉味苦涩难下咽，尚可加冰糖适量以矫味。此药乃水乡特产，药源丰富，物美价廉，经济易得，效果良好。

☞ 郭勇运用养血通络方治疗肠癌化疗后神经麻木

肠癌经典一线化疗方案为 FOLFOX 方案，其中奥沙利铂的神经毒性大，呈剂量依赖性，化疗后患者手足肢端麻痹、冷痛、酸楚不适，第六批全国老中医药专家学术经验继承工作指导老师郭勇将其辨为血虚脉络痹阻证，治法以养血通络为主。养血通络方组成如下：鸡血藤45 g，络石藤30 g，虎杖根30 g，威灵仙30 g，桂枝12 g，川芎12 g，玫瑰花9 g，红花6 g。水煎服，外用泡脚。临床实践表明，中药泡脚缓解奥沙利铂化疗所致的神经毒性效果明显高于未使用中药泡脚方的大肠癌术后奥沙利铂化疗患者。

☞ 孙光荣运用动物药蛞蝓液保留灌肠治疗肠癌

国医大师孙光荣治疗癌症主张内外兼施，采用适当外治法，使药物直接作用于病变处，以提高临床疗效。孙光荣常巧用动物药蛞蝓液保留灌肠以治疗直肠癌患者，具体方法是：每日取鲜蛞蝓 10 条，捣碎，用纱布密裹，绞取液汁，用经过消毒的 50 ml 注射器（不用针头）吸取蛞蝓液 20~30 ml 后，以液状石蜡涂于注射器外，将蛞蝓液缓缓推入直肠，至痛点为止，注后，用药棉塞住肛门，保留 1~2 h。该法配合攻补兼施的内服中药，内外合治，临床起效极快，且疗效巩固。

第5章 肝 癌

第一节 病机治法

☞ 潘敏求以瘀、毒、虚为本，分期辨证论治

潘敏求是湖南省中医药研究院临床研究所原所长、肝病及肿瘤研究室原主任，从事中西医结合肿瘤研究 60 年左右，发明了我国第一个治疗肝病中成药"肝复乐"。潘敏求提出：瘀、毒、虚是肝癌的基本病机。瘀由肝瘀气滞、邪热壅滞诸因所致，上腹肿块、肝区疼痛是瘀的客观表现；毒包括热毒、湿毒、瘀毒、寒毒等，以腹胀为主者多为湿毒，以黄疸为主者多为热毒，以肝区疼痛为主者多为瘀毒；肝癌患者常见纳差、腹胀、神疲、乏力、恶心、呕吐、腹泻、消瘦等脾虚之症；而且瘀、毒、虚三者始终并存，互为因果，恶性循环，贯穿于肝癌整个病程。肝癌初期，感受邪毒、饮食损伤、脾胃虚弱、肝气郁滞是肝癌的主要病因。正气亏虚、脏腑失调则是肝癌发病的内在条件。肝失所养，疏泄失常，使体内的气机升降出入失常；气机不畅，不能推动血液运行，水液不能正常输布，饮食不能正常运化；气、血、痰、湿积聚，积于胁下，则见胁下痞块。肝癌早期，临床常见肝瘀脾虚证，即肝气郁滞、脾虚血瘀证，为原发性肝癌最常见证候。肝癌中期，肝病及脾，病在肝脾两脏，肝病传脾、脾病及肝，脾运化失常，痰湿内生，水湿内停，日久蕴积生热，湿热蕴蒸，使肝胆疏泄不利。故肝癌中期临床可见脾虚湿困、湿热结毒两证型。肝藏血，肾藏精，这种"精血同源"的关系，决定了肝与肾在生理上相互为用，在病理上相互影响。至肝癌晚期，正气衰败，病由肝、脾及肾。肝癌的病变过程中每见肝火炽盛，热毒之邪阻于肝胆，久之耗伤肝阴，至肝阴枯竭、肝损及肾则肾水亏。故肝癌晚期，临床常见肝肾阴虚证。肝癌治则亦

无定论，但基于瘀、毒、虚乃肝癌的基本病机这一具有代表性的观点的认同，潘敏求认为中晚期肝癌的基本治则以健脾理气、化瘀软坚、清热解毒较为合理，同时注重补益肝肾和利水。同时，潘敏求临证时非常强调肝癌的辨证施治。辨证要点结合肝癌患者临床分期、治疗经过、主要症状，重视望闻问切、四诊合参，并确立了相应的理法方药。

临床上潘敏求将肝癌分为以下四型。

1.肝瘀脾虚证　治以健脾理气、化瘀软坚、清热解毒，方用肝复乐方加减：黄芪20g，党参10g，白术10g，茯苓10g，香附10g，柴胡10g，陈皮10g，桃仁10g，丹参15g，鳖甲（先煎）15g，牡蛎（先煎）30g，重楼30g，半枝莲30g，白花蛇舌草30g，甘草5g。

2.脾虚湿困证　治以健脾理气、化瘀软坚、利湿解毒，方用四君子汤合五皮饮加减：黄芪20g，党参10g，白术10g，茯苓皮15g，香附10g，枳壳10g，陈皮15g，桃仁10g，丹参15g，鳖甲（先煎）15g，大腹皮15g，冬瓜皮30g，龙葵30g，半枝莲30g，白花蛇舌草30g，甘草5g。

3.湿热结毒证　治以清热利湿、化瘀解毒，方用茵陈蒿汤加减：茵陈15g，栀子10g，大黄10g，赤芍20g，炮山甲（先煎）10g，柴胡10g，黄芩10g，猪苓15g，茯苓10g，大腹皮15g，厚朴10g，陈皮15g，龙葵30g，半枝莲30g，白花蛇舌草30g，甘草5g。

4.肝肾亏竭证　治以滋养肝肾、解毒化瘀，方用一贯煎加减：黄芪20g，党参10g，当归10g，枸杞子15g，菟丝子10g，女贞子30g，沙参10g，白术10g，茯苓10g，陈皮10g，赤芍15g，鳖甲（先煎）15g，仙鹤草30g，半枝莲30g，白花蛇舌草30g，甘草5g。

如其治疗一老年男性肝癌术后患者，2012年6月15日初诊。症见腹胀纳差，右胁疼痛，乏力，身黄，目黄，大便难下，每三四日一行，小便少，舌暗、有瘀斑，苔薄白，脉弦细。中医诊断为肝瘀脾虚证，治以健脾理气、化瘀软坚、清热解毒，方用肝复乐方加减：黄芪20g，党参10g，白术10g，茯苓10g，香附10g，柴胡10g，陈皮10g，桃仁15g，丹参15g，鳖甲（先

煎）15 g，牡蛎（先煎）30 g，重楼 30 g，半枝莲 30 g，白花蛇舌草 30 g，甘
草 5 g。每天 1 剂，水煎服，28 剂。经调理月余，症状好转，体质较前佳，后
继续于门诊调治。此患者辨证属肝瘀脾虚而以血瘀为重，故方中重用行气活
血化瘀药，兼以益气健脾以固后天之本，药味平和，适于长期调理之用，临
床收到良好效果。

☞ 周岱翰辨病与辨证相结合，提倡带瘤生存

周岱翰认为，肝癌病位在肝，肝气过亢致脾气虚，肝郁化火伤阴致肝阴
受损，肝肾精血同源致肾阴不足。面对肝癌复杂的病机，周岱翰临证抓住热、
瘀、虚的特点，分肝热血瘀型、肝盛脾虚型、肝肾阴虚型。

1. 肝热血瘀型　症见肚腹结块或胀顶疼痛，口唇干焦，或烦热口干，甚
则肌肤甲错，便结尿黄，舌苔白厚，舌质红或暗红，时有齿印，脉弦数。辨
证要点为胸胁不适，舌质红，脉弦数。

2. 肝盛脾虚型　症见肚腹肿物胀顶不适，消瘦倦怠，短气不眠，口干不
喜饮，腹胀纳少，进食后胀甚，尿黄短，大便溏，甚则出现肢肿、腹水、黄
疸，舌苔白、舌质胖，脉弦细。辨证要点为腹胀消瘦，口干纳少，舌胖，脉
弦细。

3. 肝肾阴虚型　症见臌胀肢肿，短气肉削，唇红口干，食少不眠，或身
热烦躁，气息奄奄，舌光无苔，舌质红绛，脉细数无力。辨证要点为形神俱
衰，舌绛无苔，脉虚无胃气。

此三种证型既可单独出现，又可能并见。早期多见肝热血瘀，中期呈肝
盛脾虚，晚期常为肝肾阴虚。治疗早期着重清肝解毒、祛瘀消瘤，药用半
枝莲、白花蛇舌草、重楼、栀子、大黄、羚羊角（代）、牛黄等；祛瘀消瘤
用土鳖虫、桃仁、莪术、丹参、蜈蚣、全蝎等。中期着重清肝健脾，常选党
参、生晒参、白术、茯苓、薏苡仁等。晚期着重滋养肝肾、育阴培本，常选
女贞子、山茱萸、墨旱莲、生地黄、白芍、西洋参、麦冬等。西医治癌优
势：精确定性、定位，局部肿瘤控制好，甚至达到局部根治的无瘤生存；对

早、中期肿瘤往往疗效好，且重复性强；治疗技术已进入分子基因水平。中医治癌优势：以人为本，注重全身整体调节；个体化治疗，重视患者主观感受与提高生活质量；对中期、晚期肿瘤治疗具有一定优势；带瘤生存是中医临床特色之一。中西医优势互补，在提高肿瘤患者治愈率和生活质量方面必将带来真正裨益，也必将成为中国特有的抗癌模式。周岱翰注重扶正与祛邪兼顾，正气的盛衰决定癌瘤的生长速度，正邪对峙消长有助于解释部分患者长期带瘤生存并获得较好生活质量这一特殊中医治癌特点。中医药辨证论治肝癌可以在肝癌姑息治疗中发挥较好的疗效。带瘤生存观念体现肝癌治疗过程中的务实态度，避免不切实际的过度治疗。中晚期肝癌即使出现远处转移或黄疸、腹水，如果及时进行多学科结合的姑息治疗，亦能改善肝功能和全身状况而延长生存期。

其治疗一年轻男性肝癌术后复发转移患者，2009 年 5 月 15 日初诊。症见腹胀纳差，身黄，目黄，大便难下，每三四日一行，小便黄，舌红、苔黄，脉弦数。中医诊断为肝积（肝热血瘀型），方用茵陈蒿汤合小柴胡汤加减治疗。处方：茵陈 30 g，党参 30 g，溪黄草、栀子、北柴胡、白芍、白术各 15 g，大黄、桂枝各 10 g，半枝莲 30 g。每天 1 剂，水煎。经调理月余，患者症状好转，体质较前佳。后继续于门诊调治，辨证加减用药，定期复查。复发病灶稳定，达到良好带瘤生存的目的。

☞ 花宝金活用升降理论，治疗首重理气机

花宝金认为肿瘤的形成主要责之于气血津液代谢转化失常，而气是气血津液代谢的原动力，气的升降正常与否对于整个机体代谢起着关键性作用，肝性喜条达而恶抑郁、主疏泄的生理特性在调节全身气机方面占有重要作用，其正常与否是决定五脏六腑气机是否调畅的重要因素。从"百病生于气"的理论而言，肿瘤的发病起于气机升降失常。对于肝癌而言，病位在肝，与脾、肺关系密切；病机为肝郁脾虚；病理过程为气机升降失调，导致血瘀、痰浊逐渐形成毒邪而致肝癌。肝的病理特性主要表现在升之不及、升

之太过两种。肝气不升多缘于情志所伤，思虑未遂、忧愁悲哀过度、盛怒不止、恐惧不解等导致肝气郁滞；肝气郁滞则升发不及，久郁而致肝藏血功能失常。肝气升发太过则阴血倍伤；肝失养，则肝气郁滞，进而导致血瘀、毒结等肝癌形成的病理过程。肝癌与脾虚关系密切，主要在于两者气机升降失调导致痰浊、瘀血、毒邪等肝癌病理产物的产生。脾为生痰之源，为阴土，阴凝板滞，唯赖肝木条达疏泄升发，脾方能健运升化。脾以风木为用，脾之升输养阴血，对于肝的刚强之性具有濡润作用。在病理上，"见肝之病，知肝传脾"，脾气虚则津液不化，痰浊内生，肝血化生乏源。肝气升发不足则脾土难升，遂致脘胁不舒、纳谷不馨等；肝气升而太过，则易横逆犯脾土，使脾土不升反降，则致痰浊、血瘀、毒结等肝癌病理产物产生。肝、肺为气机升降之关键脏腑，肝癌的发生发展与肺的关系主要依据为"左升右降"理论。左升右降主要指肝从左正常升发，肺从右正常肃降，两者的正常运行关乎人体全身的气机升降运动。若左升不及日久则会影响右降（太阴肺的肃降，阳明胃的肃降等），若右降功能失调日久则会影响左升（厥阴肝的升发，太阴脾的升发等）。而对于肝癌肺转移抑或肺癌肝转移是否与"左升右降"理论的传变关系密切有待进一步研究，因为无论是左升还是右降的异常都会影响另一方气机升降正常运行，进而导致相应脏腑肿瘤病理产物的生成，促进肿瘤转移，如肝癌肺转移或者肺癌肝转移。对于肝癌的治疗，应以顺应脏腑特性，调理全身气机的平衡为首要目的，治法以疏肝健脾为主，注重"左升右降"理论在防治肿瘤转移（包括肝癌肺转移、肺癌肝转移等）的应用，截断或者逆转津液代谢失常导致痰、瘀、毒等病理产物产生，使其归于津液代谢的正常化。升之不及主要以疏肝理气为主，升之太过则应以平肝降肝为主。依据"见肝之病，知肝传脾，当先实脾"的理论，治法上应佐以调理脾胃，以防止其他脏腑受邪；依据"左升右降"制方理论，注重左升与右降的平衡，兼顾调理右降气机的通畅性；依据肝肾同源理论，治法上常疏肝与补肾兼顾。

其曾治疗一位老年肝癌患者，未行手术，经导管肝动脉化疗栓塞两次。就诊时症见乏力，体重下降十余斤，汗多，烦躁，纳差，嗜睡，大便每天3次，小便可，舌质淡、苔薄白，脉弦。辨证为肝气郁结、脾胃气虚、痰瘀内结。治以疏肝健脾、软坚散结。药用：茵陈30g，柴胡12g，黄芩12g，白术15g，生黄芪45g，防己12g，防风12g，炮山甲12g，荷梗12g，紫苏梗12g，夏枯草15g，半枝莲30g，怀山药30g，砂仁6g，生姜5片，大枣5枚。水煎服，每日1剂。服用77剂后患者自感无明显不适，多年来病情稳定。每3个月调整方药1次，多以疏肝健脾调理患者机体气机为主。从上方看亦注重调理肺脏气机及肿瘤病理产物的消除。

☞林丽珠理气血，重传变，肝脾同调

林丽珠认为，原发性肝癌的病因有内外两方面：外因为六淫之邪，六淫之中以湿热郁蒸与肝癌关系最为密切；内因则为正虚、七情、饮食等，而以七情与肝癌发病最为密切。《血证论》中有云："肝属木，木气冲和条达，不致遏郁，则血脉得畅。"若肝郁不舒，气机不畅，则血行瘀滞，横逆犯脾；脾失健运，津液内停，痰湿内阻，痰瘀互结于腹中，日久可变生积块。因而肝癌的主要病因为毒邪内侵、情志失和，主要病机为肝郁脾虚，病理特点为气滞、血瘀、毒聚。中医学历来重视不治已病治未病，强调预防为主、防重于治的医学观点。中医学治未病的观点应用于临床实践，体现在未病先防、既病防变、病后防复三个方面。林丽珠在原发性肝癌的治疗中贯彻治未病思想，指出：病既已成，则需防变；术后患者重在康复，防止复发。肝为将军之官，若"肝病藏五脏"，每以脾土为先。脾气的升降依赖肝气的疏泄正常，肝气不舒则脾失健运，清阳不升则浊阴不降；若肝气疏泄太过则横逆犯脾。故肝病最易犯脾，肝积患者每多出现纳呆、疲倦等脾虚症状，因而治疗应时时注意疏肝气而益脾气。肝为刚脏，主升、主动、主散，以气为用，气有余便是火，故肝病易从火化，游行于三焦，故见目红颧赤、痉厥狂躁、善饮烦渴、上下血溢等。手少阳三焦经布膻中，与胆经相连，行元气而运水液。三焦之通利有赖于肝胆之疏泄。肝郁不舒，三焦不利，则水湿内停，故晚期肝癌常见一

身悉肿、腹大如箕、小便不利等症。病情发展，肝火燔灼耗伤肝阴，因肝肾同源而相互资生，所以肝血不足、肝阳妄动则下劫肾阴，故见唇焦耳枯、舌光少津等肾水枯竭之征。故而肝癌致病，多从火化，最易传脾，久病累及肾和三焦。

其治疗一老年男性患者，手术及介入治疗后，病情控制不佳，前来就诊，症见神志清，精神可，稍倦怠，腹胀，进食后加重，口干不欲饮，纳眠欠佳，大便偏溏，每天 1~3 次，尿黄，舌质胖、苔白，脉弦细。双下肢轻度水肿。中医诊为癥积，证属肝盛脾虚型，治以健脾益气、疏肝消癥，以小柴胡汤合四君子汤加味：柴胡、白芍、黄芩、法半夏、白术、山慈菇各 15 g，党参、白扁豆、半枝莲各 30 g，茯苓 25 g，大枣 10 g，甘草 6 g。每天 1 剂，水煎服。服用 28 剂后症状好转，体质较佳。后以上方加减治疗，患者顺利进行三次介入治疗，定期复查，肝病灶稳定，随访已生存多年。

按语：患者就诊时肝郁脾虚并见，体质较差，治以小柴胡汤疏解少阳，祛肝胆之郁，同时以四君子汤健脾，肝脾同调，以复肝之疏泄、脾胃之运化。

☞李佩文以血为本，病证兼顾，肝脾肾三脏同治

李佩文在肝癌的病因病机上重视肝郁血瘀、肝脾肾三脏同病。肝癌的发生首先责之于肝气郁结。肝藏血而以疏泄为用。肝气条达，气机通畅，五脏乃和，六腑则安。若外感六淫或七情内伤，致肝气郁结，疏泄无权，则脏腑经络失调，气机不畅，造成气滞血瘀，邪毒结聚成块，日久成积。脾为后天之本，脾气健运，需要肝气条达。肝郁化火，木旺乘土，横犯脾胃，必致脾虚；肝肾同源，肝肾之阴相互资生，肝血不足、肝阳妄动而下劫肾阴，导致肾亏。肝癌始于肝气郁结，终于脾虚、肝肾阴虚。故肝癌虽责之于肝，但通常肝脾肾三脏同病。治疗上，李佩文在辨证论治的基础上提出，肝癌的治疗应首重养血，病证同治。肝为刚脏，藏血，主疏泄，体阴而用阳；从病理变化看，肝阳易亢，肝风易动。故李佩文一再强调要充分认识到肝体应柔，肝病一定要注意养血，遣方用药不忘加入白芍、当归、枸杞子等养血、柔肝、

缓肝之品。肝癌为恶性肿瘤，肿瘤的诊治有区别于其他内科疾病的特点，李佩文非常重视在中医辨证的同时，亦不忘辨病用药、病证同治。药方中多加入清热解毒、活血化瘀、软坚散结之品，直接针对"积"的治疗，如鳖甲、夏枯草、牡蛎、海藻、白花蛇舌草、水红花子、预知子等。另外，治疗肝癌患者还要注意，一方面抗癌治疗需要活血化瘀，另一方面要注意肝癌患者同时有凝血机制的异常，非常容易合并出血的发生，而巨块型肝癌肿物有自发破裂出血的可能，需要慎用活血药，以防造成大出血危及患者性命。故蜈蚣、水蛭、虻虫、三棱等破血化瘀药少用、慎用。有出血倾向的患者，还可以加入仙鹤草、蒲黄等活血止血药，预防出血，又止血不留瘀，尤其仙鹤草，还有补虚作用。

其治一中年男性肝癌术后化疗后的患者，就诊时症见面色暗，偶有腹胀，纳眠尚可，舌质淡紫，苔白，脉滑。复查见肝硬化，肝内多发小结节，性质待定。辨证属脾虚气滞血瘀。处方如下：生黄芪15 g，生薏苡仁30 g，党参15 g，白术10 g，白芍10 g，五倍子10 g，五味子10 g，金钱草15 g，鸡内金10 g，焦三仙各10 g，鳖甲10 g，水红花子15 g，预知子10 g，女贞子15 g，墨旱莲10 g，绿萼梅10 g，凌霄花15 g，当归30 g，白花蛇舌草15 g。14剂，水煎服，每日1剂。后患者一直按上方加减间断服用。半年后复诊，肝癌病情平稳，肝内结节未见明显变化，一般状况良好。

按语：该患者就诊时发现肝内多发小结节，辨证属脾虚气滞血瘀，治以健脾益气、解毒散结。方中生黄芪、白术、生薏苡仁、党参健脾益气；五味子、五倍子收敛肝气；预知子、绿萼梅、凌霄花行气；当归活血，辅以白芍更能补血；墨旱莲、女贞子同用以补肝肾，意在肝肾同调；金钱草清热利湿；鳖甲、水红花子软坚散结；焦三仙、鸡内金开胃。综观全方，用药切中病机，肝脾肾同调，兼以养血，收到良好效果。

☞ 柴可群运用四则四法治肝癌

柴可群是浙江省立同德医院主任医师，浙江中医药大学教授，全国老中医药专家学术经验继承工作指导老师，国家临床重点专科中西医结合肿瘤学科带头人。柴可群总结肝癌病机有四个特点：一是脾气虚，因肝失疏泄，肝气横逆侮脾犯胃所致；二是肝阴亏，多由肝火燔灼，劫血烁阴，肝不藏血，血耗阴虚所致；三是肾水竭，因肝肾同源，精血同源，肝血不足则相火妄动，以致肾阴不足，肾水枯竭；四是湿热郁蒸，肝火本燔灼，复挟湿浊、耗散阴血，最终导致脾肾两虚。因此，其认为肝癌的发病与肝、脾、肾三脏关系最为密切，湿热挟杂为其主要病机。在此病机基础上，柴可群提出中医辨治肿瘤的四则四法，即扶正为本、祛邪有度、全程调神、随证而治的辨治肿瘤的基本治则，以及健脾补肾、化痰解毒、疏肝解郁、温阳通络的抗癌四法。柴可群针对肝癌不同病期的病机，灵活运用四则四法，扶正兼顾祛邪，祛邪而不忘顾护正气，注重阴阳平衡、攻补得宜，少用或不用大寒大热、峻猛剧毒、易伤正气之品。治本常用健脾益气、养血柔肝、滋养阴精等法，同时注意结合病程、患者的全身状况，处理好正与邪及攻与补的关系，攻补适宜，治实勿忘其虚，补虚勿忘其实。另外，柴可群还注意攻伐之药不宜太过，因攻伐之药耗气伤正，最终致正虚邪盛，加重病情。

其曾治疗一肝癌术后患者，患者术后 8 个月出现神疲乏力、腹胀、便秘、睡眠欠佳等症状。查丙氨酸氨基转移酶 68 U/L，甲胎蛋白 56 ng/ml，腹部增强 CT 示右肝癌术后改变，未见明显复发征象。初诊症见神疲乏力，面色少华，情绪抑郁，胸胁不畅，胃纳欠佳，入睡困难，舌红苔浊腻，脉弦细。予中药处方：太子参 30 g，北柴胡 12 g，五味子 9 g，丹参 30 g，玉米须 30 g，当归 30 g，蒲公英 21 g，神曲 12 g，淫羊藿 15 g，薏苡仁 30 g，甘草 3 g。7 剂，每日 1 剂，水煎，分 2 次温服。二诊时，疲乏略改善，能入睡，舌苔色见清。上方去蒲公英、玉米须，加枸杞子 15 g、白芍 12 g 以增强养肝之功。14 剂，每日 1 剂，水煎，分 2 次温服。三诊：复查丙氨酸氨基转移酶 46 U/L，甲胎蛋白 44 ng/ml，纳食见增，抑郁情绪较前改善，舌淡红苔略燥，脉弦细。予中药处方：太子参 30 g，北柴胡 12 g，清半夏 12 g，淫羊藿 15 g，炒枳壳 12 g，枸杞子 15 g，女贞子 15 g，白芍 12 g，黄芩 12 g，薏苡仁 30 g，甘草

3 g。14 剂，每日 1 剂，水煎服。此后患者每两周复诊一次，治以逍遥丸加减疏肝，患者情绪渐趋稳定，纳眠均明显改善，二便调，诸症平稳，定期复查甲胎蛋白均在正常水平，肝脏 B 超未见复发征象。随访至 2019 年 1 月无瘤生存时间已达 34 个月。

按语：初诊时患者肝癌术后，正气已虚，正虚为其本，然术后瘀血、痰浊、湿热为患，为其标。患者虑术后复发，情绪抑郁，使病证更添复杂。然神疲乏力、面色少华、胃纳欠佳，为脾虚；情绪抑郁、胸胁不畅、入睡困难，乃肝郁；舌红苔浊腻、脉弦细，为肝郁脾虚、湿瘀留结之象。柴可群先以健脾疏肝为主，佐以活血利湿。方以太子参、薏苡仁健脾，柴胡、当归、丹参疏肝和血，蒲公英、玉米须、神曲清热利湿以和胃，淫羊藿、五味子补阴通阳以安神。二诊、三诊因考虑湿热渐清，故在健脾基础上以枸杞子、女贞子滋补肝肾，加强扶正之功。柴可群围绕肝癌术后病机特点，以扶正为本、祛邪有度为治则，活用健脾补肾、化痰解毒、疏肝解郁、温阳通络四法，使患者病情进入平稳期。

第二节　核心处方

☞ 段凤舞推陈出新，自拟参赭培气逐瘀汤

段凤舞是中国中医科学院广安门医院肿瘤科主任医师，曾任北京中医学会外科委员会顾问。段凤舞治疗肝癌，以平肝健脾、解毒化瘀为治疗大法而创参赭培气逐瘀汤。参赭培气汤是张锡纯为治膈食而设，段凤舞将其加减改造成参赭培气逐瘀汤，具体方药如下：生赭石 30 g，太子参 15 g，麦冬 15 g，生山药 30 g，猪苓 10 g，炒白术 15 g，莪术 9 g，生黄芪 30 g，生鳖甲 15 g，夏枯草 15 g，八月札 15 g，杭白芍 15 g，白茅根 15 g，枸杞子 15 g，川厚朴 9 g，丹参 15 g，三七粉（冲服）3 g。肝积之所成，本由血瘀，加之毒邪入侵，虚邪中人，邪凝毒结，留之不去而成，故治疗必扶其正，解

其毒、祛其瘀。中气不旺，胃气不降、冲气上逆则腹胀、呕吐作焉，治又必镇之。太子参、黄芪、白术、山药培其气而健脾，为君；赭石质重，味甘、苦，性寒，入肝、胃两经，以镇逆平肝、降痰止呕、生血凉血、通燥结，且不伤肠胃，为臣；莪术、丹参、三七粉化瘀消积；厚朴、夏枯草散结理气。又试验证实莪术挥发油、猪苓多糖、八月札有抗癌作用。段凤舞以上方为主，临床辨证时做到执简御繁，一方多用，妙在灵活加减变通，如对肝气郁滞者用四逆散或逍遥散加减，对腹水重者改用茵陈五苓散合葶苈大枣汤或己椒苈黄丸，并常加用商陆、蝼蛄（去头翅，焙黄，研末冲服）等，有时甚至加少量麻黄以利气化。对肝区痛，段凤舞除用疏肝理气止痛的延胡索、川芎、郁金外，亦常用细辛、花椒、徐长卿等，并常常加用外敷药。方药：雄黄 60 g，冰片 10 g，白矾 60 g，青黛 60 g，乳香、没药各 6 g。上药共为细面，分 2 次，用猪胆汁加等量陈醋调成稠糊状外敷局部，药干则醋润之，每次用 10 小时，常常可以收到良好的止痛效果。腹泻加儿茶、诃子肉，呕吐加柿蒂、竹茹，咳嗽加桑白皮、贝母，活血加凌霄花、苏木，低热加牡丹皮、青蒿，散结加生牡蛎、海藻，理气加香橼、佛手，黄疸加茵陈、金钱草等。

☞ 林丽珠重经方擅用小柴胡汤，据病理分型辨证论治

肝之为病，多因肝郁不疏，气机不畅所致，每易侮脾犯胃，故林丽珠对肝癌的治疗主张以疏肝健脾为主，根据肝癌传变规律辅以清肝泻火、疏利三焦、滋肾养阴之法，临床中多以小柴胡汤加减治疗，具体方药如下：柴胡 15 g，黄芩 10 g，生姜 10 g，半夏 9 g，党参 15 g，炙甘草 10 g，大枣 6 枚。小柴胡汤组方严谨，配伍精妙，升降并用，攻补兼施，切中肝癌的病机。方中重用柴胡为君，《神农本草经》言柴胡"味苦平……治心腹肠胃中结气、饮食积聚、寒热邪气，推陈致新"。故而柴胡不只是疏肝解郁，更重在散结气、消积聚。柴胡配以黄芩，疏解少阳气机，清泻肝胆郁热。少阳枢转得利，则全身气血运行得畅。半夏、生姜同用降胃气之逆。人参、甘草、大枣健脾以

补中气。全方共奏疏肝健脾和中之功效，但临证应随证加减。林丽珠根据肝癌发病之气滞、血瘀、毒聚的病理特点，将肝癌分为肝胆湿热、肝热血瘀、肝盛脾虚、肝肾阴虚四型。肝胆湿热型，有湿亦有热，常因三焦不利，水湿内停，郁而化热而成，以小柴胡汤加绵茵陈、徐长卿、虎杖、半枝莲、白花蛇舌草等以加强清热利湿之功。肝热血瘀型，常火和瘀兼而有之，偏于血瘀者，常见面色晦暗、胁下刺痛，予小柴胡汤加桃仁、莪术、红花、三七以活血通络，祛瘀止痛；偏于血热者，常因热入血分，破血妄行，予小柴胡汤加茜根、墨旱莲、仙鹤草、赤芍等以凉血止血。肝盛脾虚型，常因肝郁乘脾，或肝气疏泄太过，横逆犯脾所致，与小柴胡汤证之病机最为契合，常见呕恶、纳呆、疲倦等中焦不和之症，予小柴胡汤加郁金、白术、茯苓、当归等药以疏肝健脾益气。肝肾阴虚型，常因肝火伤阴，久病及肾所致，多见于疾病末期，予小柴胡汤加知母、黄柏、牡丹皮、生地黄、女贞子等，或以知柏地黄丸合小柴胡汤治疗，以滋水涵木，养阴清热。加减化裁皆以病机为据，临床应用显示出良好的效果。

第三节　常用药对

朱良春常用药对

朱良春先生是首届国医大师，南通市中医院首任院长，南京中医药大学终身教授。朱老剑胆琴心，擅用虫类药治疗风湿骨病和肿瘤等疑难病症，有"虫类药学家""五毒医生"之称。

1. 水蛭 1.5 g，蝼蛄 2 g（均冲服）　水蛭味苦、咸，性平，有小毒，入肝、膀胱二经，为活血化瘀、消癥破结的佳药，张锡纯称其"破瘀血不伤新血，专入血分而不损气分"。朱老认为水蛭可以化瘀利水，凡心、肝、肾引起的水肿，体质壮实者可参用。蝼蛄味咸，性寒，无毒，入胃、膀胱经，陶弘景言其"自腰以前甚涩，能止大小便；自腰以后甚利，能下大小便"。朱老经过临床实践，如需采用蝼蛄利尿，必须去其头、足、翼，否则毫无利尿之功。肝癌腹水患者常见瘀血凝结而致水液不化，蝼蛄与水蛭相配，用于肝癌腹水体质壮实者甚为适宜，使得血去而水利。以上二品较峻利，切不可用于体质虚弱之人。

2. 柴胡15g，生麦芽30g　柴胡有疏通肠胃之功能，又柴胡归肝经，为少阳、厥阴经之引经药，故柴胡不仅可疏泄肝胆，又可疏通肠胃。生麦芽为临床习用的消食和中药，而朱老指出，生麦芽又为疏肝妙药，诚如张锡纯所言"虽为脾胃之药，而善疏肝气"。肝癌患者多见肝气郁结，横逆犯脾胃。柴胡与生麦芽同用疏解肝气，同时又可调和脾胃，助中焦之运化，利肠胃之畅达。

☞ 孙桂芝常用药对

1. 藤梨根15g，虎杖10g　研究表明，藤梨根总黄酮苷可减轻S180肉瘤和H22肝癌模型瘤重，抑瘤率分别为33.32%、34.62%；其氯仿提取物可有效抑制小鼠肝癌模型和人肝癌裸小鼠移植瘤模型的生长，抑制率约为38.0%。而虎杖提取物及含药血清对肝癌细胞系Hep G-2细胞有较好的抑制作用，其抑制率随药物浓度增加而提高。因此两者配伍，对肝癌有较好的抑制作用。

2. 桃仁6g，水红花子10g，地龙6g　桃仁为常用的活血化瘀药，近年研究表明，桃仁提取物（苦扁桃仁苷）可用于治疗肝脾大，有明显缩小肝脾的作用，对脾缩小尤为明显。地龙长于通行经络。水红花子也具有一定的活血化瘀作用。因此三药配伍，可以起到软坚散结、松解肝纤维化的作用。孙桂芝常用于治疗肝癌伴有肝纤维化者，效果显著。唯须注意根据病情需要选用适当的止血药，防止动血、伤血。

☞ 李佩文常用药对

1. 水红花子10g，鳖甲15g　水红花子始载于《名医别录》，是红蓼的干燥成熟种子，性寒，味咸，具有散血消癥、消积止痛之功，善治痞块积聚。李佩文将其应用于肝癌的治疗中，既有软坚破积之功，又少见出血弊端，且性寒，尤宜于伴随热象的肝癌治疗。但对血分无瘀滞及脾胃虚寒者，则不宜使用。鳖甲是动物鳖的背甲，性寒，味甘、咸，有软坚散结、退热除蒸之效，《神农本草经》称其"主心腹癥瘕坚积，去痞息肉"，李佩文将其用在肝癌治疗中，取其软坚散结之功，利于肿瘤的消散。李佩文认为，肝癌以血瘀为主，故两药并用，可增强消积散结之功。

2. 预知子15 g，绿萼梅10 g，凌霄花10 g　预知子别名八月札，味甘，性寒，无毒，入血分，功能疏肝理气、活血止痛、除烦利尿，有利于肝部癌瘤的消除。凌霄花，始载于《神农本草经》，性微寒，味辛，为活血化瘀药，原用于妇女经闭、痛经，有凉血祛风之效，善治瘀血癥瘕积聚。绿萼梅性平，味微酸、涩，功能疏肝解郁、化痰和中。李佩文在治疗肝癌属肝郁气滞时，常三味合用，减轻肝郁气滞之胁肋胀痛、脘腹痞满、嗳气纳呆诸症。

第6章　脑　瘤

第一节　病机治法

☞ **周仲瑛本肝肾、重内风、复法大方辨治脑瘤**

国医大师周仲瑛认为，脑瘤的病位虽然在脑，但与肝、肾、脾等脏腑密切相关，此三脏功能失调，内可生风、痰、瘀、毒诸邪而致病。其中肝肾亏虚为本，痰、瘀、毒邪互结，夹风上窜闭阻清窍为标。周仲瑛尤其指出脑瘤的发生与风邪关系密切，"巅顶之上，惟风能到"。痰、瘀、毒邪不独致脑瘤，但虚风一生，再与痰、瘀、毒诸邪胶结，即可循经上扰清空，结聚脑腑。所以，内风与脑瘤的发病有重要的关系。

周仲瑛治疗本病时多将其归纳为痰蒙清窍、瘀阻脑络、虚风内动、热毒内蕴、气阴两虚、阳虚阴盛等六型。各型均有其相应的临床特点，如痰多昏蒙泛恶，瘀多刺痛肢瘫，热毒内蕴则有火盛之象，虚风内动则见昏眩、耳目不清，气阴两虚见神疲口干，阳虚则见畏寒肢冷等症。周仲瑛认为，以上数种致病因素很少单独致病，往往是数邪兼夹，合而为病，如：肝肾下虚，风痰夹瘀上扰；或风痰瘀毒互结，清阳不展；或热毒内盛，气阴两虚；或肝肾阴虚，内风上扰，痰瘀阻络，清气不能上承等。针对多因素致病、多证候集成、多症状并存的特点，周仲瑛提出了复法大方治疗的措施。复法大方是指融多种治法于一体，根据各证的主次轻重、标本缓急遣方用药，予以祛风、化痰、行瘀、解毒、补虚并用，既有针对主证的主方、主药，又有针对兼证或协助主方发挥治疗作用的辅方、辅药，同时伍以佐方、佐药。诸药合用，多点对应，起到综合调治的作用。

☞ 李佩文重风痰论治脑瘤

李佩文在病因方面重视风与痰，认为脑瘤在西医属于神经系统疾病，而中医则可将之归于风病，病位不仅在脑，更在肝。虚邪贼风侵入人体或肝风内动，与痰、瘀、毒诸邪胶结，即可上扰清空，结聚脑腑。而痰亦需被重视，"百病皆由痰作祟"，痰之为病，可随气升降，流窜全身，无处不到。痰上入于脑，凝结成块，致使痰蒙清窍，清阳不升，浊阴不降，即可导致头痛昏蒙、眩晕、耳鸣诸症。脑瘤多为虚实夹杂之证，来势凶猛，治疗起来比较棘手。

遣方用药时李佩文通常重用祛风通络药物，如天麻、白蒺藜、钩藤等，几乎每方必用。

如治一例患者，男，64岁，于2009年6月发现颅内占位，外院行手术治疗，术后病理为"脑胶质细胞瘤Ⅱ－Ⅲ级"。2009年11月复查脑MRI见颅内2个病灶，考虑为脑胶质瘤术后复发。当地医院行γ刀放疗后，患者于2009年12月11日至李佩文门诊求治。症见乏力明显，头晕头痛，右侧上、下肢活动不利，记忆力差，语言不完整，便秘，舌淡红，苔黄腻，脉细滑。脑MRI见大片水肿。诊为脑疽，证属痰湿内阻，上蒙清窍。治以祛风健脾利湿、通络清窍散结。处方：蔓荆子10 g，钩藤15 g，天麻15 g，川芎10 g，藁本10 g，党参10 g，茯苓10 g，莱菔子10 g，石菖蒲10 g，紫苏子10 g，木瓜15 g，牛膝15 g，苏木10 g，络石藤10 g，柏子仁10 g，野菊花10 g，白花蛇舌草20 g。14剂，每日1剂，水煎至150~200 ml，早晚分服。2009年12月31日二诊：患者诉乏力明显好转，言语流利，右侧肢体肌力较前恢复，但呕吐明显。上方去络石藤、木瓜，加入清半夏10 g、玫瑰花10 g，增强燥湿行气之功。药后患者呕吐好转，病情稳定。至2010年2月再来复诊时，查脑MRI见颅内肿物缩小，水肿消失。

按语：李佩文辨治脑瘤时重视祛风通络。本例患者患脑瘤且兼有头痛症状，故予以蔓荆子、藁本、钩藤、川芎等祛风通络止痛；MRI提示脑水肿明显，故以茯苓淡渗利水；患者乏力明显，兼有半身不遂、记忆力差等症状，予以牛膝、木瓜等强腰脊，络石藤等祛风活络，再以党参益气健脾、扶助正气，紫苏子化痰，柏子仁养心安神，白花蛇舌草清热解毒。

☞ 施志明化痰软坚法辨治脑瘤

施志明是上海中医药大学附属龙华医院肿瘤科主任医师，博士生导师。通过长期临床观察和治疗经验总结，施志明认为，肝气郁结、风阳内动、风火相煽、痰瘀凝结、毒邪结聚、肝肾不足是形成脑瘤的主要病机。脑瘤属髓海病变，其成因多为正虚邪实，由痰湿之邪结聚于脑，脑部气滞血瘀，痰瘀阻滞，毒邪凝结而致；在病变过程中痰瘀互结，脑络痹阻日久，化热动风，风火相煽，耗伤阴液，最终导致肝肾不足。故风、火、痰、瘀、毒是形成本病的主要原因，正虚多属气虚或肝肾阴虚，邪实多为瘀血及痰凝胶结。

治疗上根据《黄帝内经》"其实者，散而泻之""坚而削之""留者攻之""结者散之"的原则，采用化痰软坚的方法，常用药物有蛇六谷 30~60 g，天葵子 30 g，生半夏 15~30 g，生天南星或制天南星 15~30 g，夏枯草 15 g，海藻 15 g，生牡蛎 30 g 等。

如治一例患者顾某，女，60 岁，2001 年 11 月起阵发性头痛，间或头目昏眩，未引起重视，近 1 周来因症状加重而至当地医院就诊，脑 CT 提示左枕部及基底节区见一异常密度病灶，大小约 3 cm×3 cm，考虑肿瘤性病变可能性大。2002 年 4 月 2 日，MRI 示左侧丘脑天幕上脑外占位性病变，考虑脑膜瘤可能，因手术危险性大，故求助于中医。刻下症：头面部胀痛，两眼发花，右耳胀痛，口干，神疲乏力，腰膝酸软，大便难行，面色苍白，舌质暗红、苔薄，脉细数尺弱。证属肝肾阴虚，水不涵木，肝阳上亢，木火上扰。治以滋阴养肝、散结解毒法。处方：生地黄、熟地黄各 24 g，女贞子 12 g，白蒺藜 12 g，墨旱莲 30 g，石见穿 30 g，蛇六谷 30 g，夏枯草 15 g，海藻 15 g，生牡蛎 30 g，天葵子 30 g，制天南星 15 g，僵蚕 12 g，水红花子 30 g，王不留行 12 g，山药 15 g，瓜蒌仁 15 g，淫羊藿 12 g，肉苁蓉 12 g，鸡内金 12 g。水煎服，每日 1 剂。服上方 14 剂后，患者精神转佳，诸症均减，唯时感头胀痛，原方加川芎 6 g、炙蜈蚣 1 条。服 21 剂后，患者头胀明显减轻。续服上方，2003 年 1 月 13 日，MRI 示肿块缩小至 2 cm×3 cm，原方加何首乌 12 g，制天南星改为生天南星 15 g 续服。病情稳定。

按语：施志明认为该病例乃肝肾虚衰，水湿不运，聚湿生痰，蕴毒瘀阻，闭塞清窍，扰乱清空，不通则痛，治以滋补肝肾、化痰软坚、解毒散结法。药用生地黄、熟地黄、女贞子、墨旱莲滋补肝肾，石见穿清热解毒，制天南星祛痰通络，蛇六谷、夏枯草、海藻、生牡蛎、天葵子、僵蚕化痰软坚散结，水红花子、王不留行活血化瘀，瓜蒌仁润肠通便，山药健脾化痰，白蒺藜平肝明目，肉苁蓉、淫羊藿补肾助阳。服 14 剂后症状即有明显好转，唯时感头胀痛，加川芎、炙蜈蚣活血通络止痛。再服 21 剂，头胀痛明显减轻。坚持服药数月，复查 MRI 示脑部肿块缩小，上方业已见效，加用何首乌补肝肾、益精血，制天南星改为生天南星祛痰通络，作用更强。本例以补肾阴固其本，软坚解毒治其标，故能迅速获效。

☞ 刘伟胜通上泻下法辨治脑瘤

刘伟胜是广东省名中医，博士生导师，其认为脑瘤中医病机主要是痰瘀邪毒上犯清窍，病位在上，日久壅滞必致局部痰火瘀热蕴结。其在临床诊疗中发现不少脑瘤患者不仅有头晕、头痛、烦躁、呕吐等上焦症状，往往同时伴有口气秽臭、口干欲饮、舌苔黄厚腻、大便不通或大便干结难解等中焦腑气不通、邪热内结等表现。刘伟胜认为，这是上焦癌毒邪热下传中焦所致。治疗时常配伍通腑泻热、清热解毒类的中药，以达到通下热毒而泻上焦癌毒之功，所谓"通下而泻上"。因此常在中药汤剂中配用大承气汤。恶心、呕吐、头痛等脑水肿、颅内高压症状明显者，则常选用泽泻、白术、牛膝、益母草、猪苓、茯苓、冬瓜皮等活血利水药物，以减轻脑水肿。而承气汤类处方合用活血利水类药物可以明显降低脑瘤患者的颅内压，通过泻大便、利小便可以交通上下，使上焦之癌毒邪热有出路，从而减轻患者的头痛、恶心呕吐等症状，改善脑瘤患者的生存质量。

☞ 谢远明扶正活血化瘀法辨治脑瘤

谢远明是著名中医内科、肿瘤专家，多年来他以肿瘤及其他疑难重症作为主攻方向，学术上的主要特点是治病以扶正为本、活血化瘀为标。谢远明坚持"正气存内，邪不可干"的观点，人体正气（相当于免疫功能）不虚，即使邪毒（相当于致癌因子）进入机体也会被很快祛除，只有当正气虚损不足以御邪时，邪毒才能致病。在扶正方面，他最擅长使用的方剂就是参芪地黄汤和枳朴六君子汤。肾为先天之本，脾胃为后天之本，他认为固本即是扶正，这一思想在谢远明治疗肿瘤方面得到了充分的体现，也成为他治疗肿瘤的一大特色和优势，给那些中晚期肿瘤患者带来了带瘤长期生存的机会和希望。

谢远明长期致力于瘀证的研究，主张"非痰即瘀"之说，指出血瘀病变可使肿瘤生成和发展，反之，已经形成的肿瘤又可造成血瘀的病变，因而生成的肿瘤可使血瘀加剧，其他原因如痰结、湿聚生成的肿瘤又可造成血瘀病变，这就是瘀血与肿瘤之间互为因果的病理关系。临床上他得心应手地运用活血化瘀治法，常采取补肾化瘀法治疗脑瘤，在临证中极力强调"有胃气则生"的理论，认为肿瘤患者，许多是因虚致瘀，因虚而致病，所以在治疗中要扶正祛邪。谢远明运用扶正活血化瘀法则治疗脑瘤时还注意谨守病机，据证立法，重视保胃气和守法、守方治疗，在治疗过程中活血化瘀、化痰散结、消瘀散结等均需在正气恢复的情况下，才能达到气行血行、气行痰消、气行水行、正复邪去的目的。

☞ 高允旺扶阳法辨治脑瘤

高允旺是山西临汾永旺脑病医院主任医师，他在长期治疗脑病的临床实践中认识到，在五脏六腑、阴阳气血、奇经八脉、十二经脉、四肢百骸的病程中，归纳起来为痛、瘀、积等主要的病理改变，而痛、瘀、积的形成，十有八九与寒有关。寒是痛的主要原因，用热性药痛可消失；寒则血瘀，用热性药可以消除瘀；因寒而积，指肿瘤因寒而发，用热性药可解。脑梗死、脑出血、脑昏迷、脑萎缩、脑痴呆、脑瘤等多因阳不化气，阴邪成形，寒气凝聚，不是疼痛发作就是血瘀而成阴证或者积而成肿瘤，因而高允旺提出"水无热不沸，寒无热不去，冰无热不化，血无热不行，瘀无热不散，痛无热不消，瘤无热不解"的温热扶阳的思维方法。他主张以传统的中医理论及各家学说为基础，结合理法方药治疗脑瘤，临证取得了显著疗效。

常用药物有附子、麻黄、细辛、龙骨、牡蛎、山茱萸之属。用方有真武汤、麻黄附子细辛汤、吴茱萸汤、心脑复苏汤、消积止痛散、化瘤丸、脑瘤丸等。现将高允旺主任医师临床积累的用药经验分享如下。

麻黄一药，首载于《神农本草经》："治中风伤寒头痛、温疟，发表出汗，祛邪热气，止咳逆上气，除寒热，破癥坚积聚。"麻黄味辛，一茎直上，能上升又能外散，生麻黄之地冬不积雪，麻黄茎能冲破冻地而生，可见其破阴回阳之力，并能发越下焦之阳气，达皮毛之窍。肺合皮毛，故麻黄为开利肺气、通调水道之要药，又善搜肺风，泻肺定喘，且能深入积痰凝血之中，消坚化瘀，不但能走太阴之经，亦能走太阳之腑，可与补气、补血、补肾、清热、利湿等药配伍。因而麻黄有五通的作用，即通血、通窍、通汗、通便、通尿。临床用之不必拘于发表散寒。

附子大辛大热，为纯阳之品，有雷霆万钧之力，能斩关夺门，破阴回阳，力挽垂绝之生命。山茱萸收敛元气，固涩滑脱，通利九窍，流通血脉，救脱之功较人参、白术、黄芪更胜，对所有阴阳气血不固将散者，皆能敛之。辛夷味辛，走散祛邪，质地轻浮，能温中，助脾胃清阳之气上行达脑。中州清阳下陷，脑失所养，则元神失其调节内脏官窍的功能。辛夷一味，从脾胃入手益气升阳，乃脑病治疗之一法，能起到扶正固本、开窍醒脑、活血化瘀、复苏心脑、抢救呼吸衰竭、纠正全身衰竭的神奇效果。

☞张培宇从六经辨治脑瘤

张培宇是中国中医科学院广安门医院肿瘤科主任医师，师从中医肿瘤学名家张代钊，其辨治脑胶质瘤常从六经辨证出发，从六经体系对脑胶质瘤进行定位，明确病位，再究病性、病机，辨证施治。其认为脑胶质瘤是由于风痰之邪侵犯太阳和少阴所致，通过运用经方、古方对证治疗，取得了较好疗效。

在病位方面，张培宇认为脑归属于太阳、少阴两经，脑胶质瘤疾病的初期，往往是从太阳经开始的，随着疾病的进展，病位向少阴经转化，形成太少同病，但即使到终末期，仍会留有部分太阳经病变的表现，单纯的少阴病较少。在疾病发展的过程中，部分患者会出现太阴、阳明两经的症状，这与患者体质及接受化疗有密切的关系。

从病性角度分析，在疾病进展的过程中，始终是以邪实占主导地位的。疾病初起，邪气独居太阳，正气尚充，此时攻逐邪气，可以取得比较好的效果。随着疾病的进展，病位由太阳向少阴转化，这时一是由于邪气入里，蚕食气血，二是由于部分化疗药物损伤正气，患者会出现正虚的症状，表现为虚实夹杂，以邪实为主，正虚为次。此时在攻邪的基础上辅以补虚而不留邪之品，亦能取得一定的疗效。而到了疾病晚期，气血已败，邪气独留，便已至针药难施之境，无论攻补，收效欠佳。

对于脑胶质瘤的病机，张培宇认为痰的产生是基础，而风的外袭则是必要条件，两者又相互影响。患者多由于素体脾胃虚弱，或习于暴饮暴食、辛辣炙煿，致中焦化生痰浊。后又因肌表不固或摄生失当，致使风邪侵入腠理，留于太阳。太阳主寒水，是人体水液下行经下焦入膀胱的重要途径，也是痰浊经水道排出体外的重要途径。风扰太阳，阻碍太阳气机的运行，一则加重了水液代谢障碍，促使痰浊生成，二则妨碍了痰浊从小便排出，抑制了痰浊的消散。两个因素共同导致体内痰浊积聚。另外，"巅顶之上，唯风可到"，风性轻扬、善行的特性，易夹痰浊上犯巅顶。根据《素问·风论篇》"风气循风府而上，则为脑风"这一条文，以及前面对经络循行的归纳，不难发现脑胶质瘤的形成是由于风邪夹痰浊循太阳经上犯头面，阻碍头面经络，使头面经络功能受损；同时痰浊可经玉枕、脑户等穴位入于脑，羁留髓海，引发髓海功能失调。随着疾病的进展，风邪可夹痰浊从项部足太阳经别与足少阴经别交汇处侵入足少阴，循经入肾，引发肾阴阳失调，气化不利。一方面化生痰浊，一方面使肾生髓的功能受到影响，加重了髓海的病变。以上是脑胶质瘤产生的基本病机。《素问·风论篇》谓"风为百病之长"，其易夹寒、热、湿等邪外犯，加重了太阳的气机不利；同时，风痰之邪可沿足太阳经循背部下行，从背俞穴入侵五脏六腑，导致其他脏腑病变。以上多种因素结合，使得脑胶质瘤的整个病机变得错综复杂。

第二节　核心处方

☞ 孙桂芝以加味慈桃丸加减辨治脑瘤

孙桂芝在长期的临床实践中摸索出许多经验效方，临证辨治脑瘤常以加味慈桃丸为基本方，随证加减。加味慈桃丸由山慈菇 15 g、胡桃肉 15 g、菊花 15 g、天麻 15 g、全蝎 5 g、蜈蚣 2 条、僵蚕 15 g 七味药组成。其中山慈菇性味辛、寒，有小毒，《本草经疏》谓其"善散热消结，故主痈肿疮瘘、瘰疬结核"。胡桃肉味甘，性温，补肾、温肺、润肠，象形入脑，且可缓解山慈菇之毒。脑位于人体之巅，其病多夹风，而脑瘤多由风痰、瘀血蕴结而成。方中菊花、天麻、全蝎、蜈蚣、僵蚕皆善祛脑部之风。其中菊花味苦，性平，清肝热，祛头风；天麻又名定风草，味甘、辛，性平，乃治头风之神药；全蝎味甘、辛，性平，有毒，祛风通络，可治瘰疬；蜈蚣辛、温，有毒，攻毒散结，且主癥瘕，祛恶血；僵蚕味咸，性温，有小毒，化痰散结通络；全蝎、蜈蚣均有祛风化痰、活血通络、以毒攻毒之义。诸药合用，具有清热解毒、祛风化痰、活血通络、软坚散结之效，临床常用于治疗脑瘤。

如治一例左侧脑胶质瘤术后、放化疗后患者。患者就诊时查脑内肿物较前增大，为 5.5 cm×6.0 cm×5.0 cm，刻下症见生活不能自理，记忆力减退，表情呆滞，精神差，纳差，双下肢时有抽搐，一过性神志不清，清醒后头痛，乏力，大小便时有失禁，舌红苔少，脉沉细。辨证为肾精亏虚，气虚血瘀。以加味慈桃丸合六味地黄丸加减化裁。处方：生地黄 10 g，熟地黄 10 g，山茱萸 12 g，何首乌 15 g，桑椹 15 g，泽泻 15 g，猪苓 30 g，菊花 15 g，半夏 10 g，白芥子 6 g，全蝎 5 g，蜈蚣 2 条，地龙 8 g，僵蚕 10 g，山慈菇 10 g，白花蛇舌草 15 g，鸡内金 30 g，生麦芽 30 g，远志 8 g，灵磁石（先煎）30 g，炙甘草 10 g，三七粉（冲服）3 g。服药 3 个月后，患者症状减轻，精神转佳，双下肢较前有力，复查头颅 CT 显示肿物大小为 5.5 cm×4.3 cm×4.0 cm，较前缩小，病情稳定。随后患者坚持服药 6 年，每 3 个月复诊 1 次，病情逐步好转，复查 CT 示病灶无增大，病情稳定。

☞ 朴炳奎以菖蒲郁金汤为主方辨治脑瘤

朴炳奎辨治脑瘤经验丰富，其认为脑瘤一病源于三焦虚损，痰瘀闭窍，风邪内动。治疗应以早、中、晚三期分期施治。方药选择重在健脾益气、补肾益精治其本，化痰开窍、祛痰通络熄风兼以抗癌解毒治其标。临证常取菖蒲郁金汤之意化痰开窍，配合六君子汤益气健脾，风痰盛者再以牵正散祛风化痰通络。菖蒲郁金汤本是主治伏邪风温、灼热自汗、烦躁不寐、神志时昏时清、夜多谵语等症。方中以石菖蒲、郁金为主药，化痰开窍，一方面能祛痰行气、通窍醒脑，另一方面两药连用还有引药上行至脑的作用。其临床再配伍陈皮、姜半夏、木香、枳壳、白豆蔻等。常用药物及剂量如下：黄芪 15 g，白术 6 g，陈皮 10 g，薏苡仁 15 g，女贞子 10 g，枸杞子 10 g，木香 10 g，白豆蔻 5 g，石菖蒲 10 g，郁金 15 g，全蝎 3 g，莪术 10 g，紫苏梗 6 g。在药量方面，朴炳奎认为治疗脑瘤用药宜轻不宜重，反对大方重药。对于脑瘤的治疗，朴炳奎常常选用气厚味薄之药，如石菖蒲、郁金、川芎、木香等。另外，使用一些味厚气薄之补药时，常常用药量较小。朴炳奎认为：一方面肿瘤有形邪盛，不宜峻补，较小剂量能够缓解药势，而使补益之力持久，以助正气渐复；另一方面，小方轻药也节省了中药资源。

☞ 侯炜自拟化痰逐瘀消瘤汤辨治脑瘤

侯炜是中国中医科学院广安门医院肿瘤科主任、主任医师，博士生导师，中华中医药学会肿瘤分会秘书长，其认为脑瘤病机以脾肾亏虚为本，痰瘀阻络为标，提出健脾补肾化痰逐瘀法治疗脑瘤，临床辨证详察正虚邪盛孰轻孰重，斟酌治疗主次先后。健脾补肾即是扶助正气固本培元，化痰逐瘀即是祛除邪气以护正气。临床遣方用药根据扶正和祛邪的主次先后，应当仔细斟酌病情方可定夺。临证处方常以自拟化痰逐瘀消瘤汤加减，药用：清半夏、陈皮、茯苓、胆南星、枳实、炒白术、石菖蒲、郁金、瓜蒌、川芎、丹参、赤芍、天麻、钩藤、威灵仙、野菊花、白花蛇舌草、山慈菇等。在组方时还须兼顾脑瘤常见兼症的治疗，如见脑水肿者，可加猪苓、泽泻、车前子等利水渗湿消肿；如见头痛较甚者，可加川芎、白芷、延胡索等活血行气止痛；如见大便燥结者，可用肉苁蓉，甚至生大黄等通便；如见失眠者，可用酸枣仁、首乌藤、合欢皮等养血宁心安神；如见抽搐者，选用僵蚕、全蝎、蜈蚣等熄风化痰止痉；如见局部刺痛，气滞血瘀较甚者，加用桃仁、水蛭等破血逐瘀；若见腰膝酸软坠痛者，加用杜仲、桑寄生、威灵仙、川牛膝等补肾气强腰膝；若见肿瘤复发，正气尚耐攻伐者，可加皂角刺、蜂房、全蝎等增强解毒抗癌祛邪之力。侯炜临床上常根据患者正邪之间的力量对比，酌情掌握解毒抗癌药物的使用：若正气尚盛，则可适当运用解毒抗癌之品，如莪术、山慈菇、皂角刺等，甚至可选用虫类药，取其走窜之性，以毒攻毒，但要注意中病即止，邪气渐退时则应逐渐加入扶正之品；如果正气匮乏明显则应该以健脾益肾为主，少用或者不用攻伐药物，保证机体正气的恢复。

如治一例脑室管膜瘤术后复发的患者，行放射治疗，口服替莫唑胺治疗后复查头颅核磁提示播散转移，刻下症见双下肢疼痛，头胀，伴有头痛头晕，咽干，纳差，大便干，舌质暗红、苔白，脉弦。中医诊断：癥瘕，证属痰瘀内聚成毒，上泛清窍。治宜祛痰化瘀，开窍散结，解毒抗癌。处方：清半夏10 g，陈皮10 g，川芎10 g，丹参15 g，紫花地丁15 g，牛蒡子15 g，天麻10 g，钩藤10 g，石菖蒲10 g，半枝莲15 g，败酱草15 g，山慈菇15 g，白花蛇舌草15 g，威灵仙15 g，皂角刺15 g，蜂房6 g，甘草6 g。14剂，每日1剂，水煎服。配合口服西黄解毒胶囊，每次0.5 g，每日3次；健脾益肾冲剂，每次10 g，每日2次。二诊时患者诉服药以后自觉症状大减，双下肢疼痛缓解，头胀、头晕偶作，纳可，大便干，舌质暗红、苔白厚，脉弦细。证属痰瘀互结，清窍被蒙。治宜涤痰化瘀，开窍散结，解毒抗癌。继以上方加减为治，后复查头颅核磁提示脑部多发占位较前明显缩小，且临床症状逐渐缓解，头晕、头胀基本不作。继以健脾益气、化痰祛瘀、解毒抗癌之药调治，以冀获得更长的临床缓解期。

☞ 周仲瑛以牵正散为主方辨治脑瘤

周仲瑛临床辨治脑瘤常以复法大方融多种治法于一体，药味多根据各证的主次轻重、标本缓急遣方用药，予以祛风、化痰、行瘀、解毒、补虚并用。而其中尤以祛风化痰为要，临证常以牵正散为主方加减应用。牵正散组成：制白附10 g，僵蚕10 g，炙全蝎6 g。

如治一例脑膜瘤患者朱某，女，85岁，2008年12月18日初诊。患者患有脑膜瘤2年，在某市立医院以甘露醇脱水，建议手术，患者拒绝。刻下症见经常头痛，部位不定，颈痛，两目紧闭不欲睁开，精神萎靡，时欲恶心，有时吐出酱红色黏液，大便量少难行，尿频量少，口干，舌苔淡黄浊腻、质暗紫，脉细滑。辨证属风痰瘀阻，上蒙清阳。处方：制白附10 g，制南星15 g，僵蚕10 g，炙全蝎6 g，川芎15 g，泽漆15 g，炒牛蒡子30 g，炒白芥子10 g，法夏12 g，熟大黄6 g，炒莱菔子20 g，石菖蒲10 g，葛根15 g，桃仁10 g，土鳖虫5 g，泽兰15 g，泽泻15 g，细辛4 g，生黄芪15 g。7剂，水煎服。二诊：服药后疼痛缓解，后常以牵正散合下瘀血汤加减，头痛控制稳定。

按语：脑为清窍，在正常情况下，阴平阳秘，邪不袭人，清阳之气上升，浊阴之气下降，健而无疾。本案患者以头痛为主要症状，伴见两目紧闭，时欲恶心，舌质暗紫，乃风痰瘀阻、上蒙清阳所致。风痰瘀阻脑络，则清阳不得上升，浊阴不得下降，故发为头痛。全方以牵正散、下瘀血汤为主方化裁而来。整个治疗过程中祛风化痰散瘀贯穿始终，但其宗旨在于升清降浊。白附、僵蚕、全蝎祛在上之风痰。桃仁、土鳖虫攻留滞之瘀血。制南星、法夏、炒白芥子、炒莱菔子化痰降气。石菖蒲、泽兰、泽泻芳香化湿开脑窍。黄芪、葛根益气升清。细辛配大黄：细辛辛温发散，芳香透达，清而不浊，有升浮之性，诚如《本草新编》言"善降浊气而升清气，故治头痛如神"；大黄大苦大寒，秉性直逐，长于下通，辛散苦降；一温一寒，相反相成，无燥烈伤阴之弊。牛蒡子泻火解毒。川芎为引经之使药。药证合拍，诸症皆平，收效满意。

☞张培宇以小续命汤为核心处方辨治脑瘤

张培宇临证多采用经方及晋唐古方，合理加减。其治疗脑胶质瘤常用小续命汤加减，颇具特色。处方组成：炙麻黄（先煎）12 g，桂枝 12 g，防风 15 g，杏仁 9 g，白芍 9 g，炙甘草 18 g，酒黄芩 9 g，粉防己 9 g，清半夏（先煎）30 g，生姜 6 片，大枣 12 枚。加减：寒象明显，加制附片（先煎）；兼有郁热，酒黄芩加量，再加生石膏（先煎）、栀子（先煎）；兼湿者，加白术 30 g；痰象重者加炙南星，若有热痰加竹沥 30 ml，若无竹沥可以竹茹 30 g 煮汤代水煎药；兼气虚者，酌加党参。

张培宇常以上方作为治疗脑胶质瘤太阳病表实证之主方。小续命汤原为《备急千金要方》治疗中风之要方，后世谓其乃六经中风通治之剂，徐灵胎在《兰台轨范》中更强调"续命为中风之主方，因症加减，变化由人，而总不能舍此以立法"。张培宇认为脑胶质瘤以风邪外袭为重要病因，故援引此方加减以治疗脑胶质瘤太阳病证。《备急千金要方》小续命汤是在麻黄汤基础上加味而成，麻黄汤主太阳病表实证，防己、防风加强祛风作用，白芍敛阴，黄芩清郁热，半夏化痰通利，姜、枣调和营卫。诸药共奏祛风除寒化痰之功。脑胶质瘤与中风（急性脑血管病）同为中枢神经系统病变，病理基础均为颅内局部压迫水肿。现代动物试验表明，小续命汤可降低脂质过氧化物的活性，阻止细胞外 Ca^{2+} 离子内流，以控制、减轻脑水肿。这为用小续命汤治疗脑胶质瘤颅内水肿提供了一定的佐证。

☞ 谢远明以补阳还五汤为核心处方辨治脑瘤

谢远明长期致力于瘀证的研究，主张"非痰即瘀"之说，临证得心应手地运用活血化瘀治法治疗各类疾病，特别是用于肿瘤的治疗，疗效显著。谢远明指出血瘀病变可使肿瘤生成和发展，反之，已经形成的肿瘤又可造成血瘀的病变或使血瘀加剧，这就是瘀血与肿瘤之间互为因果的病理关系。临证时谢远明常采用益气活血化瘀法治疗脑瘤，常用处方为补阳还五汤加减。

如 2005 年治一例脑垂体瘤术后患者米某，女性，4 年前因头痛头晕、恶心到某附院做头颅 CT，提示脑垂体瘤，即行手术治疗。2 年前复发，再次到北京协和医院手术治疗，术后未做其他治疗。现症：头痛，全身乏力，潮热汗出，夜间尤甚，纳差。察其头颅外观正常，四肢活动自如，语言流利，对答切题，未闻及特殊气味。舌体红，舌苔薄白，舌下静脉曲张，脉象细弦。头颅 CT 提示脑垂体瘤，诊断为头痛（瘀血头痛）。此为气虚血瘀，瘀血阻络，阻于清窍，不通则痛。法当益气活血、通络止痛，方拟补阳还五汤加减：黄芪、丹参、茯苓、太子参各 30 g，荜澄茄、地龙、枳壳、白术、川白芍、赤芍各 15 g，桃仁、黄连、三七、生甘草、红花、当归、全蝎、乌梢蛇各 10 g，蜈蚣 2 条。12 剂，水煎服，每日 1 剂，早晚分服。复诊时病情稳定，近日因受惊吓，又感头痛。舌质红，舌苔薄黄，脉象细弦。此乃瘀血尚存，宜加活血通络之品，故前方加水蛭 10 g、决明子 30 g。12 剂，水煎服，每日 1 剂，早晚分服。追访结果：至 2006 年 7 月病情稳定。后未见复诊。

按语：此案为先天不足，后天脾气亏虚，气虚不能运行血脉，日久血瘀，痰毒阻络，结于清窍，脑脉不通，不通则痛。法当益气活血、通络止痛、解毒散结，方拟补阳还五汤加减治之：黄芪、白术、茯苓、太子参健脾益气，以补后天之本；地龙、桃仁、红花、当归、白芍、赤芍、丹参、三七活血通络；枳壳行气，以助血行；乌梢蛇、蜈蚣、全蝎解毒散结；瘀毒日久生湿热，黄连、荜澄茄清热利湿；水蛭加强破血散结之力。谢远明临证治疗脑瘤常以益气活血、化瘀通络为法，方拟补阳还五汤加减治之，在减轻患者痛苦、提高生活质量、延长生存期方面起到了积极的作用。

☞ 高允旺创脑瘤丸温热扶阳辨治脑瘤

高允旺在长期的脑病临床实践中擅长使用扶阳法，以温热药治疗脑瘤，总结了许多经验效方，而以脑瘤丸最为经典，临证时常应用。脑瘤丸（麻黄附子二辛汤）组成：辛夷、麻黄、附子、细辛、山茱萸、人参、甘草、山慈菇、重楼。此方功能温热扶阳，以阳化阴，消坚化瘀，通利九窍，温通脉络，消散肿块。高允旺常用以治疗脑瘤、脑脊髓肿瘤、脑瘤术后复发，不适宜手术治疗的脑瘤，如脑干肿瘤等。方中麻黄开利肺气，通调水通，调其癥瘕积聚，又能深入积痰凝血之中，消坚化瘀，有通血、通窍、通汗、通便、通尿之"五通"作用。附子为纯阳之品，有雷霆万钧之力，破阴回阳，挽救欲绝之生命。辛夷味辛走散，祛邪，其质地轻浮，能温中助脾胃，益气升阳，使清阳之气上行达脑，加强了扶阳固本活血化瘀的作用。从脾胃入手，乃治疗脑瘤之一法。附子、辛夷、麻黄对脑瘤可发挥攻坚消瘀、以阳化阴、温通血脉、消散肿块的作用。山茱萸能收敛阳气，固涩滑脱，通利九窍，流通血脉。山慈菇、重楼为治肿瘤之要药。

如治一例脑膜瘤患者姚某，女，33岁，2005年7月21日以脑瘤术后来医院治疗。患者体胖，约90 kg，平素身体健康，于2005年5月15日早晨起床着地时突感右侧下肢麻木、站立不稳，畏寒怕冷，纳呆少食，被急送某铁路医院就诊。经磁共振检查发现：左侧脑部可见3 cm×2.5 cm脑膜瘤。后经手术取出瘤体，活检确诊为良性脑瘤。术后不到1个月，脑膜又膨出颅外约

2.8 cm×2.5 cm 大小，瘤体有水囊感，经 CT 确诊为脑瘤复发。患者当时面色苍白，语音低微，表情淡漠，畏寒肢冷，纳呆，呕吐频繁，间断性抽搐，脉沉迟。中医辨证：癥瘕积聚，寒气凝结，脉络不通。依证立法，予以麻黄附子细辛汤：炙麻黄 15 g，制附子 30 g，细辛 10 g。服用 3 剂后，抽搐渐渐停止，尿量增加，膨出的脑膜瘤缩小。

第三节　常用药对

☞ 施志明以毒攻毒组药对

1. 全蝎 5 g，蜈蚣 1 条　全蝎，味辛，性平，有小毒，入肝经，善窜筋透骨，并开气血之凝滞，解毒医疮，内消僵肿。蜈蚣，味辛，性温，有毒，入肝经，近人张锡纯曾提出蜈蚣"走窜之力最速，内而脏腑，外而经络，凡气血凝聚之处皆能开之。性有微毒，而转善解毒，凡一切疮疡诸毒，皆能消之。其性尤善搜风……"施志明认为，全蝎、蜈蚣两药相须为用，镇惊息风、破血祛瘀之力宏，治疗脑瘤疗效显著，但有破气伤阴之弊，宜与补益药同用。用量常以小剂量为始，逐渐加量。

2. 生半夏 15 g，生天南星 15 g　生半夏、生天南星属于化痰的峻药。天南星苦温辛烈，开泄走窜，具化痰散结消肿之功。半夏辛温泄散，具滑痰降逆之效。二药合而用之，其效倍增，施志明临证常用之化痰散结以治疗脑瘤。《本草求真》指出"南星专走经络，故中风麻痹以之为向导"，《珍珠囊》亦有天南星"去上焦痰及眩晕"之说。两者均属有毒之品，药物的有效剂量与中毒剂量很接近，施志明在使用时从小剂量开始，逐渐增加，视患者情况调整用量。常用剂量为 15~30 g。

☞ 王禹堂组药对重轻清通窍

王禹堂是北京中医医院肿瘤科主任医师，对恶性肿瘤的中医和中西医结合治疗有独到的学术思想和治疗经验。在脑瘤治疗中，他以肝肾为主线，重视养心安神，灵活运用祛风、化痰、化瘀之法。常用药对如下。

1. 蝉蜕10g，石菖蒲15g　蝉蜕味甘，性寒，轻清升散、疏散风热。石菖蒲味辛苦，性温，芳香辟秽、化痰湿、醒神启闭以开窍。二药配伍，一寒一温，寒温并用，并走于上，相辅相成，共奏散风热、开清窍之功。王禹堂常将之用于风热夹痰、阻塞清窍所致的脑瘤头晕、头痛、耳鸣、耳聋等症。常用剂量：蝉蜕10g，石菖蒲15g。

2. 石菖蒲15g，郁金15g　两者均可行气化浊、开窍宁神。王禹堂常将两药相合，增强行气化痰、通窍之功，临证用于治疗脑瘤。药理研究表明，石菖蒲通过阻断中枢神经5-羟色胺（5-HT）重摄取，使神经细胞突触间隙中可供生物利用的5-HT增多而发挥抗抑郁作用；郁金对低张性缺氧小鼠脑组织有一定保护作用。

章永红扶正解毒兼顾组药对

1. 灵芝30g，黄精20g　灵芝首载于《神农本草经》，紫芝"甘，温……治耳聋，利关节，保神，益精气，坚筋骨，好颜色。久服轻身不老，延年"。药理研究认为，灵芝抗肿瘤的机制有以下几方面：增强机体免疫力，抑制肿瘤血管生成，抑制肿瘤细胞迁徙、黏附，逆转肿瘤细胞的多药耐药性。黄精始载于《雷公炮炙论》，《名医别录》谓之"味甘，平，无毒，主补中益气，除风湿，安五脏"。《本草纲目》云其"补诸虚，止寒热，填精髓"。章永红认为，正虚是癌症的病理基础，癌毒是癌症的致病要因。扶助正气是癌症治疗的根本，解除癌毒是癌症治疗的关键。针对正虚，补益脾胃是基础，注重补精气、补精血，临床常用剂量：灵芝30g，黄精20g。

2. 守宫5g，全蝎5g　守宫咸，寒，有小毒，主治中风瘫痪、手足不举，或历节风痛。药理研究证实，从守宫中分离得到的硫酸守宫多糖可诱导人肝癌细胞分化，鲜守宫提取物可诱导肿瘤细胞凋亡，还可以抗肿瘤新生血管的生成，说明守宫具有多途径抗肿瘤的作用。全蝎入药首见于《蜀本草》，《开宝本草》谓其"味甘、辛，有毒，疗诸风隐疹，及中风半身不遂、口眼㖞斜、语涩、手足抽掣"。《药性切用》云："攻毒祛风。"药理研究也证实全蝎有抗肿瘤作用。章永红认为，颅脑肿瘤尤其是脑胶质瘤，症状与中风相似，辨证往往从风痰入手，在辨证论治的基础上结合现代药理，加用守宫 5 g、全蝎 5 g。

第7章　恶性淋巴瘤

第一节　病机治法

☞ **黄振翘从三焦辨证，以祛除风邪为核心辨治恶性淋巴瘤**

黄振翘是上海市名中医、中华中医药学会血液病专业委员会名誉主任委员和著名中医血液病专家，在治疗血液病方面造诣颇丰。其临床治疗恶性淋巴瘤常从三焦辨证，以祛除风邪为核心治法：上焦祛风热，化痰散结；中焦利湿清热，健运脾胃，疏肝理气，不忘祛风；下焦滋阴补肾，祛除内风，利湿清热，清热凉血。

黄振翘认为，临床治疗恶性淋巴瘤，初期从肺脾论治，以治肺为先，兼顾治脾，拟疏风化痰、健脾化湿。治风使痰邪能祛除，疏泄气机使邪有出路。脾为生痰之源，脾虚痰邪内生，风热火毒侵入肺脏，治拟健脾化痰、疏风清肺中热毒。疾病中期扶正祛邪兼顾，本病之形成往往先有肺脾肾亏损，正所谓"正气存内，邪不可干""邪之所凑，其气必虚"，故治疗当扶正祛邪兼顾。注重调理脾胃，补益肾精，调治气血，平衡阴阳。标实主要表现在风、痰、瘀、毒，拟祛风化痰、解毒化瘀、通络除湿。本病多因痰作祟，故在治疗本病时多围绕治痰，并且谨守"治痰必先治风，化痰适当通络"的原则。疾病后期从肾论治，因疾病后期症状多样，往往出现肝肾阴虚、肺肾阴虚、脾肾阴虚，甚至阴损及阳，阴阳两虚。久病伤肾或肾精亏虚，肝木失涵，拟肝肾同治、滋肾养肝。肝经火旺，脾肾亏虚，则调治脾肾、清泄风木，使水升火降，达到阴阳平衡。脾胃内伤，肝气横逆，治拟疏肝和胃、扶脾抑肝，以调气血。

如治一例76岁小淋巴细胞淋巴瘤患者李某，既往行FC方案化疗共4

次，化疗后淋巴结缩小，但近来皮肤疱疹又作，来本院诊治。刻下：浅表淋巴结肿大，皮肤疱疹伴瘙痒，周身皮肤瘙痒，神疲乏力，胃纳不佳，时有腹泻。中医诊断为"痰毒"，西医诊断为"小淋巴细胞淋巴瘤"。本病例为感受风热湿毒，患者周身疱疹，考虑为外感风热邪毒侵袭血分，袭于肌肤发为皮肤红色丘疹及结痂，甚则糜烂渗液；脾虚生湿，热毒炼液为痰，痰湿热毒侵袭，客于经络，与血气相搏，血涩结而成疱，发为肿大淋巴结。其淋巴结肿大见于颈部和腹股沟，以上均为肝经循行部位，可见气机阻滞以肝经最为明显。肝郁而化火，故临床症见舌干红，脉弦滑数。外受侵于风热湿毒，内有肝木失调，气郁化火，再加上患者平素为阴虚体质，肾阴亏虚，阴精不足，故见血液生化乏源，骨髓生血失常；脾为后天之本、气血生化之源，脾虚进一步加重血液生成的不足。总之辨证归属于湿毒侵袭，痰瘀互结，脾肾阴虚。治疗上应扶正祛邪兼顾，疏风化痰，健脾利湿，养阴清热。自拟方：生黄芪30g，黄芩15g，蝉蜕10g，桑叶5g，太子参15g，茯苓15g，生薏苡仁30g，生甘草5g，炙甘草5g，炒白术10g，柴胡10g，炒枳壳10g，象贝母20g，女贞子30g，墨旱莲15g，炙龟甲18g，僵蚕15g，半枝莲30g，牡丹皮12g，炒赤芍15g，紫草15g，炒黄柏10g，白蔹15g，苦参10g。患者拒绝化疗，仅采用中医药治疗，并口服定清片，出院时皮肤瘙痒已止，食欲增强，淋巴结缩小，腹泻已止。

☞ 甘欣锦以扶正为主辨治老年恶性淋巴瘤

甘欣锦是上海中医药大学附属龙华医院血液科的主任医师，从事中西医结合治疗血液系统肿瘤近40年，擅长治疗各种血液病，临床治疗白血病、恶性淋巴瘤、多发性骨髓癌等积累了丰富的经验。其认为恶性淋巴瘤多由于正气内虚、感受邪毒、情志怫郁、饮食损伤、宿有旧疾等因素，使脏腑功能失调，气血津液运行失常，产生气滞、血瘀、痰凝、湿浊、热毒等病理变化，局部属实，全身为虚。实以痰、气、瘀、毒阻滞或互结为主，虚以气阴亏虚多见。而老年患者脏腑功能衰退，气血津精耗散，多体虚多病，正气虚弱，体内阴阳失衡，脏腑、经络功能失调。正如《灵枢·天年》所云："六十岁，心气始衰，苦悲忧，血气懈惰，故好卧。七十岁，脾气虚，皮肤枯。八十岁，肺气衰，魄离，故言善误。九十岁，肾气焦，四脏经脉空虚。百岁，五脏皆虚，神气皆去，形骸独居而终矣。"肺主气，肝藏血，心主血，脾统血，肾藏精，五脏功能的衰退致脏腑气血虚损，更使得老年人卫外不固，体弱多病。虚实夹杂是老年人最基本、最普遍、最重要的病理生理特点，临床治疗老年恶性淋巴瘤时尤应注重扶正，或益气养血，或温阳滋阴，随证处方加减。

如治一例非霍奇金淋巴瘤患者朱某，男，85岁。因年事已高，患者拒绝化疗，2011年6月7日来诊。症见右腋下肿块，如鸡蛋大小，不痛不痒，皮色如常，推之不移，触之不痛，胃纳尚可，夜寐亦安，舌质淡红，苔白润，脉沉细而弱。证属寒痰凝结，治拟温化寒痰、软坚散结。予阳和汤加减：熟地黄15g，肉桂6g，苦参6g，绞股蓝30g，贝母9g，夏枯草15g，白芥子9g，灵芝9g，黄精12g，黄芪15g，半枝莲15g，蛇六谷15g，白花蛇舌草15g，甘草6g。14剂，水煎分服。二诊：患者神清，精神可，面色欠华，稍有乏力，怕冷，皮肤瘙痒，胃纳夜寐尚可，大便欠畅，小便尚可，患者诉腋下淋巴结自觉较前缩小，舌淡红，苔白腻，脉沉细。效不更方，原方加火麻仁15g、地肤子15g、猫爪草30g，继服14剂。药后1年复查腋窝下淋巴结逐渐缩小。随访很长一段时间，病情稳定。

按语：甘欣锦主任医师辨此证属寒痰凝结，且患者年事已高，正气亏虚，当以温化寒痰、扶正解毒为治法。中药方以阳和汤加减。阳和汤是清代全生派医家王维德《外科证治全生集》中的名方，功能温阳、散寒、通滞、化阴凝而布阳和，故名"阳和汤"，治疗一切属"气血寒而毒凝"之阴疽。方中熟地黄滋补阴血，填精益髓；肉桂温补阳气，正应于"痰得温则化"；白花蛇舌草、半枝莲、苦参、猫爪草清热解毒；夏枯草、贝母化痰散结；黄芪、灵芝扶正固本；甘草调和诸药。本方化痰与温阳药合用，辛散与滋腻之品相伍，温化寒痰而通经络，补益精血而扶阳气。全方共奏标本兼顾、扶正散结之功。

☞张士舜以霸药辨治淋巴瘤

张士舜临床主张霸药大毒祛邪为治疗大法，认为"有故无殒，亦无殒也"。中医传统理论认为，中药的毒性是其治疗作用的基础，现代药理试验也说明，某些中药毒性成分也是其发挥广泛药效的重要物质基础。中药的"毒"和"效"是密不可分的，有些中药的有效量就是中毒量。《素问·六元正纪大论篇》云："妇人重身，毒之何如……有故无殒，亦无殒也。"当机体有邪气时，药物作用于病邪，表现出的是治疗作用，而当药物作用于正常机体时，毒性就会作用于机体本身。

张士舜临床应用有毒之药时主张如下。

（1）君药可霸。君药用量宜大，霸药必是当大任者，为君药。

（2）急危重症可霸。急危重症，非霸药难以力挽狂澜，少量递增，中病即止。

（3）癌症可霸。癌症多为病邪积聚日久而变生，病机深重而复杂，必用霸药以起沉疴。其临床治疗恶性淋巴瘤常用云苓 100 g，猪苓 100 g，祛湿利水；生南星、生半夏用量各 30~50 g，燥湿化痰，但需要先煎；生白芍与甘草配伍止痛，白芍用量 50~150 g；重用石膏退热，重用熟地黄补肾等。

☞奚肇庆以虚为本、痰为标辨治淋巴瘤

江苏省名中医、博士生导师奚肇庆主任医师广泛研读经典，汲取诸家精华，继承中又有创新，用药有独到见解，收效良好。奚肇庆认为，恶性淋巴瘤大多与痰有关，即所谓"无痰不作核"。痰之成因：或因寒湿毒邪袭表，壅遏肺气，使肺失宣降，津液失调，凝聚为痰；或因外受风热，邪毒内侵，日久化热化火，煎熬津液，炼津为痰；或因气郁日久化热，热灼津液为痰。正如《丹溪心法》所述"痰之为物，随气升降，无处不到"，或留着肌肤

走窜筋骨，或内陷脏腑。可见，痰毒之病变累及范围甚广。与此同时，奚肇庆还认为，虽淋巴瘤多为痰毒之变，但究其因则为虚。如《医宗必读·证治总论》曰："积之成也，正气不足，而后邪气踞之。"《景岳全书》云"痰有虚实，不可不辨"，又云"脾肾不足及虚弱之人，多有积聚之病"。因此，溯本求源，根在脾肾，脾肾亏虚在恶性淋巴瘤的发病中起着至关重要的作用。盖脾为后天之本，主运化，为生痰之源；脾虚则运化失常，精微失布，水湿停蓄，凝而不散，聚而生痰。肾为先天之本，主水，司开阖；肾阳不足，水湿上泛，聚而为痰；或阳虚鼓动无力，导致寒凝血瘀；或肾阴亏耗，虚火内炽，灼津为痰；加之正气不足，卫外不固，诸邪毒之气乘虚而入，侵淫于内，蕴结成痰。脾肾亏虚，痰浊内生，日久则发为本病。因此应从虚、痰论治本病。治疗以健脾补肾、化痰解毒为大法，标本兼顾。方中常选生黄芪、党参、生地黄、白术、白芍、茯苓、山药、女贞子、炙甘草、大枣等药益气健脾，补肾滋阴，扶正气；以大贝母、猫爪草、生薏苡仁、片姜黄、郁金、胆南星等化痰散结；以白花蛇舌草、夏枯草、半枝莲、穿山甲清热解毒，活血化瘀以祛邪。

如治一初发病灶在扁桃体的弥漫大 B 细胞淋巴瘤术后患者张某，男，65岁，经 6 个疗程 R–CHOP 方案化疗后一年，行 PET–CT 示阑尾处软组织结节影，代谢明显增高。行肠镜检查，病理提示淋巴瘤累及。考虑淋巴瘤复发，又先后化疗 3 个疗程。2 个月前患者出现右侧颈部包块，且进行性增大，无压痛感，但出现咽部异物感加重，呼吸及吞咽困难，考虑淋巴瘤二次复发。刻下，患者乏力明显，低热，形体消瘦，右侧颈部肿块明显，吞咽有异物感，纳差，时感恶心，二便尚调，舌质紫暗，苔淡黄腻，脉弦。证属脾气亏虚，痰浊内蕴。治以理气健脾、化痰散结之法，选方如下：太子参 12 g，苍术 10 g，白术 10 g，枳实 10 g，青皮、陈皮各 7 g，姜半夏 10 g，三棱 10 g，莪术 10 g，鸡内金 10 g，柴胡 8 g，黄芩 10 g，夏枯草 15 g，山慈菇 10 g，焦山楂、神曲各 12 g，炙甘草 4 g。药后患者乏力、吞咽困难等症状明显缓解，定期复诊，病情稳定。

按语：患者久病，正气亏虚，但邪毒复作，痰毒内蕴，故以太子参、白术等健脾益气，枳实、青皮、陈皮理气化痰，半夏、夏枯草化痰散结，三棱、莪术化瘀消癥散结，柴胡、黄芩疏肝理气、清热解郁，鸡内金、焦山楂、神曲消食和胃。全方共奏健脾益气、化痰散结之功。

第二节　核心处方

☞ 李杰自拟健脾消瘤方防治淋巴瘤复发转移

李杰认为正虚邪实、虚实夹杂是疾病发生的根本病机，淋巴瘤也是如此。淋巴瘤的形成和发展与痰邪生成、发展和转化密切相关。而脾为生痰之源，脾失运化则痰湿内生，进而气郁血阻，聚于经络肌腠，终致淋巴瘤。因而，淋巴瘤核心病机为脾虚痰湿，瘤毒结聚。缓解期的患者，尽管瘤毒大部分消散，但是经过多重治疗，脾虚更甚，患者的病理基础未曾发生改变，极易发生复发和转移。临床实践中李杰常以健脾化痰、软坚散结为主要治则，自拟健脾消瘤方，扶助正气、减少肿瘤残留，增强机体免疫功能，从而达到防治淋巴瘤复发转移的目的。处方组成：生黄芪 30 g，党参 15 g，茯苓 15 g，薏苡仁 30 g，猫爪草 15 g，清半夏 9 g，胆南星 9 g，浙贝母 15 g，浮海石 15 g，瓜蒌 15 g。对于阳虚怕冷的患者，遵阳和汤之旨，加用麻黄 6 g、桂枝 9 g、炮姜 9 g、白芥子 9 g 温阳化痰；对于阴虚盗汗的患者，则从青蒿鳖甲汤之意，加用青蒿 9 g、鳖甲 15 g、女贞子 15 g、地骨皮 15 g 等养阴退热；对于其他兼证，可以辨证施治。

☞ 罗秀素以消瘰丸为核心处方辨治淋巴瘤

罗秀素主任医师是浙江省名中医，浙江中医药大学兼职教授，从医近 50 年，具有丰富的临床经验，对恶性淋巴瘤有较深入的研究。临床上罗秀素将其主要归属为寒痰凝结、阴虚火旺两型。寒痰凝结型，主要由于脾气虚运化无力而生痰浊，寒邪凝滞，导致疾病的发生。阴虚火旺型，则灼伤津液，如水沸蒸蒸而上凝聚成痰。在治疗上，罗秀素着眼于温补脾肾、滋阴降火，辅以软坚散结。常以消瘰丸为基本方软坚散结，根据不同证型分别结合温运湿浊、滋阴降火、益气养阴之法，临床收效明显。消瘰丸方：玄参、浙贝母、牡蛎。常用剂量为玄参 30 g，浙贝母 20 g，牡蛎 30 g。

如治一例非霍奇金淋巴瘤多次化疗后患者孙某，男，19 岁，双侧颈部及左锁骨上窝淋巴结仍肿大，患者因惧怕化疗不良反应于 2006 年 6 月 12 日求诊。症见面色晦暗，形体略胖，胃纳差，时有怕冷，便稀，舌淡紫，苔白腻，脉细滑。拟消瘰丸、甘草干姜茯苓白术汤合二陈汤加减治疗，处方如下：甘草 6 g，干姜 6 g，茯苓 12 g，白术 9 g，姜半夏 12 g，炒白芥子 12 g，橘络 9 g，象贝母 9 g，天竺黄 30 g，川芎 6 g，乌玄参 30 g，浙贝母 20 g，牡蛎（先煎）30 g。2 周后患者自觉可，纳便调，精神状态好转，坚持服用中药。于 2007 年 3 月再诊时见精神佳，面色有华，纳便调。守方治疗 1 个月，复查生化全套、血常规等未见明显异常，纵隔 CT 及浅表淋巴结对比 1 年前均明显缩小，未见新增病灶。继续守方加减治疗，患者自觉良好，无不适感。半年余后，复查所有指标未见明显异常。随访多年未见不适，各项指标无殊。

按语：本例患者面色晦暗、畏寒、便溏、舌淡紫等均为阳虚气寒，不能温煦，导致寒痰凝结而成本病，治疗上当以温阳健脾、化痰散结为法，故以甘草干姜茯苓白术汤合二陈汤益气温阳、燥湿化痰，并以消瘰丸化痰散结，共成温化寒痰之效。

☞ 史奎钧拟振元抑瘤方辨治恶性淋巴瘤

史奎钧主任医师师从江南名医史沛棠、叶熙春，1998 年被授予"浙江省名中医"称号。其从事中医、中西医结合临床、教学、科研工作 60 余年，学验俱丰，医术精湛，遣方用药长于时方，也善用古方，疗效卓著。史奎钧临证主张谨察阴阳，四诊合参，治病求本，临床擅治脾胃、肝胆、甲状腺疾病，以及肿瘤的康复调理，对内科杂病的辨治亦有独到见解。在恶性淋巴瘤的治疗上，史奎钧认为，虚、痰、火为本病主因，乃正虚邪实、痰毒结聚之症。邪毒内侵或长期情怀不畅，肝失疏泄，气郁化火，火炼成痰，痰火凝滞，故发为本病。本病病机以虚、痰、火毒为主要要素，中医治疗首当以扶正固本配合化痰散结、清火解毒为治。拟振元抑瘤方为基本方，本方为史奎钧经验方，具体药物如下：生黄芪20 g，太子参15 g，天冬15 g，麦冬15 g，细生地黄20 g，玄参9 g，生甘草6 g，猫爪草20 g，夏枯草15 g，浙贝母15 g，三叶青15 g，白花蛇舌草30 g，重楼15 g，山慈菇15 g，生薏苡仁30 g，黛蛤散（包煎）12 g，天葵子15 g，制天虫15 g，炙龟甲15 g，鳖甲15 g，大枣10 g。全方具益气养阴、扶正固本、清热化痰、解毒散结功效。方中黄芪、太子参、天冬、麦冬、生地黄、玄参、甘草益气养阴，扶正固本；三叶青、重楼、白花蛇舌草、生薏苡仁清热解毒；夏枯草、浙贝母、山慈菇、猫爪草、黛蛤散、天葵子、天虫软坚化痰，散结消肿；龟甲、鳖甲乃滋阴软坚消肿之用。

如治一患者，男，48岁，于2009年5月发现左腹股沟出现无痛肿块，直径大小约3 cm。患者即去当地医院检查，外科给予手术摘除，并做病理检查，确诊为"恶性淋巴瘤"。因全身检查无其他肿大淋巴结发现，患者自觉也无不适，故未行放疗、化疗等，医生嘱其定期复查。患者遂求治于中医。2009年7月3日初诊。主诉无明显不适，唯感体力不足，有时盗汗，舌红脉弦。史奎钧认为此例诊断明确，病属阴疽恶核之症。虽在早期，气阴不足已较明显，宜当清热解毒、散结祛邪为治，佐以益气养阴，以固其本。方以振元抑瘤方加减，处方：生黄芪20 g，炒党参15 g，炒白术15 g，干地黄15 g，天冬15 g，麦冬15 g，平盖灵芝15 g，生甘草6 g，三叶青15 g，生薏苡仁30 g，茯苓15 g，白花蛇舌草30 g，山慈菇15 g，重楼15 g，黛蛤散（包煎）12 g，猫爪草20 g，土贝母15 g，制龟甲、鳖甲各15 g，青皮、陈皮各9 g。水煎服，早晚餐后分服。患者坚持随诊服药4年余，病情稳定，多次复查均无复发，能正常生活与工作。现已停药观察，长期服用灵芝孢子粉每日1 g，铁皮枫斗每日 12 g，泡水代饮。

按语：方中黄芪、党参、白术、地黄、天冬、麦冬、灵芝健脾益气，滋肾养阴，扶正固本；三叶青、白花蛇舌草、重楼、猫爪草清热解毒；黛蛤散、土贝母、青皮、陈皮、生薏苡仁化痰散结；制龟甲、鳖甲滋阴软坚散结。全方具扶正固本、清热解毒、散结祛邪之功用。

☞ 吴正翔自拟吴氏消瘤散辨治淋巴瘤

上海中医药大学曙光医院吴正翔、吴昆仑主任医师认为恶性淋巴瘤以脏腑功能失调、气虚水湿失运，以致水湿凝聚为痰、气滞血瘀为根本病因，病久痰毒恶核聚积，日久而见痰核累累为征。在治疗上应以益气消积化癥为总则，自拟治疗本病的专方吴氏消瘤散，药物组成包括：太子参、白术、生薏苡仁、枳实、漏芦、山慈菇、墓头回、石打穿、石见穿、石上柏、蛇六谷、急性子、炙龟甲、炙鳖甲、土鳖虫等药物。方中蛇六谷为君药，味辛、苦，性寒，能化痰消积，清热解毒散结，化瘀止痛，其针对恶性肿瘤形成的热毒、痰凝、气滞、血瘀等原因，从源头遏制恶性肿瘤的发生发展；太子参为臣药，味甘、微苦，性平，既能益气健脾，又可养阴生津，且药力平和，是一味清补之品，很适合肿瘤患者气阴两虚、脾虚体倦、自汗口渴等症；白术、生薏苡仁、枳实、炙龟甲、炙鳖甲、漏芦、山慈菇、墓头回、石打穿、石见穿、石上柏、急性子、土鳖虫为佐药，进一步协助君臣药扶正祛邪，共同增强君药清热解毒、化瘀散结作用。诸药合用，共奏益气消积化癥之功，通过调节人体代谢内环境失衡纠正脏腑功能失调，调动人体自身的免疫系统以直接或间接地祛除邪毒，达到治疗恶性淋巴瘤，延长患者生存期，提高生存质量的目的。经临床验证，对于化疗疗效不佳的恶性淋巴瘤患者，加用本方治疗尤为适宜。

如治一例 13 岁患者周某，女，恶性淋巴瘤化疗后 1 年，颈部疼痛伴低热来就诊。患者于 2004 年 10 月 5 日无意中发现右锁骨上淋巴结肿大，在上海某医院行淋巴结活检术，术后病理报告示：右颈胸霍奇金淋巴瘤，结节硬化型。在该院行化疗9个疗程。2005年5月10日CT检查示：气管前腔静脉后浅淋巴结肿大。2005年5月30日至6月8日行放疗。2005年12月复查胸部CT示：前上纵隔不规则肿块，淋巴瘤侵及心包考虑。考虑放化疗的不良反应，来寻求中医药治疗。刻下症见双侧颈部疼痛隐隐，无明显肿块，午后时有低热，纳食欠香，二便调，苔淡黄薄腻，脉小滑。西医诊断：霍奇金淋巴瘤。中医诊断：癥积。治法：健脾化痰、软坚消积，方拟吴氏消瘤散加减。方药组成：太子参20g，丹参12g，茵陈12g，焦山楂12g，小蓟25g，茯苓15g，炒白术15g，炒白芍12g，桃仁12g，制半夏12g，全蝎粉2g，生薏苡仁25g，怀山药20g，炙龟甲15g，蛇六谷（包煎）12g，生地黄12g，山茱萸12g，墓头回15g，山豆根15g，石打穿20g，大枣7枚。水煎服，每日1剂。并予小金丸，每日口服半支。病程中患者扁桃体肿大，予冬凌草片5粒，每日3次，口服。服药2个月后症情平稳，续汤药调治。后复查CT示病情稳定，少有感冒，体重48kg，且能正常上学读书。

☞ 张步桃以小柴胡汤辨治淋巴瘤

台湾地区四大名医之一张步桃主任医师擅长使用经方治病，其以中药治疗肿瘤观点相当独特且屡建功效。张步桃认为，外感、过度劳累、燥热性的食物是淋巴肿瘤主要成因，且淋巴位属少阳，故治疗淋巴瘤可用治疗少阳病首方小柴胡汤加减，尤其对于位于身体的两侧的病灶，疗效尤佳。小柴胡汤组成包括：半夏、人参、甘草、黄芩、生姜、大枣。如果治疗腋窝下的肿瘤，张步桃认为应将小柴胡汤里面的大枣去掉，换成牡蛎。张步桃还会依据个人经验加上远志、玄参、青蒿、百部、桔梗等。

如治一例结节性淋巴瘤患者王某，女，32岁，现症见右颈部淋巴腺肿大，口疮，口苦，口舌干燥，便秘2~3天一行，经行腰酸痛，颈椎痛（颈项拘急疼痛），面部皮肤过敏，精神不集中。处方：小柴胡汤合甘露饮加天花粉15g、浙贝母15g、连翘15g、玄参15g、远志15g、夏枯草15g。二诊时患者面部过敏症状已有改善，再以原方去甘露饮，加真人活命饮、牡蛎

15 g、青蒿 15 g，服 28 剂后患者颈部淋巴结肿大基本消失。定期复诊，病情稳定。

张士舜以海藻玉壶汤辨治淋巴瘤

张士舜临床治疗肿瘤擅用霸药、毒药，主张药物毒性即为其功效，常用大剂量以攻逐邪气。在治疗恶性淋巴瘤时常用处方海藻玉壶汤加减辨治。海藻玉壶汤出自明代《外科正宗》，本方原书主治石瘿，现代临床常用于治疗气瘿、肉瘿。本病以漫肿结块、皮色不变不痛不溃为辨证要点，多成于气滞痰凝，由气及血，以致气血结聚而成。方中甘草反海藻，其毒性大小与甘草用量有关，张士舜应用该方治疗淋巴瘤颇有成效。

如治一例 40 岁男性患者赵某，主因"发现颈部肿物 4 年余，加重 1 个月"以"B 细胞型非霍奇金淋巴瘤"收入院。患者 4 年前出现颈部肿物，并逐渐增大，同时发现腹股沟处肿大的淋巴结，遂就诊于南通市某医院，行肿物活检示：非霍奇金淋巴瘤 B 细胞型。当地使用 R–CHOP 方案化疗 2 个疗程，肿物无缩小。患者后在北京、上海进行放化疗，病情时轻时重，肿大淋巴结未曾消失，因骨髓抑制全血下降，恶心、呕吐严重遂来我院。舌淡苔白，脉沉弦。给予 EPOCH 方案静脉化疗，同时给予中药扶正抗癌。中医诊断为瘿瘤、瘰疬，证属气滞痰凝，治以化痰软坚、消散瘿瘤，处方以海藻玉壶汤加减，具体用药如下：海藻 50 g，甘草 30 g，木鳖子 30 g，白花蛇舌草 80 g，夏枯草 30 g，重楼 30 g，海蛤壳 30 g，黄药子 30 g，生半夏 30 g，玄参 30 g，牡蛎 30 g，大贝母 15 g，山慈菇 30 g，山豆根 30 g，全蝎 10 g，蜈蚣 3 条，核桃枝 100 g，菝葜 30 g，白英 30 g，王不留行 50 g，三棱 50 g，莪术 50 g。30 剂。患者病情逐渐平稳，颈部及腹股沟处淋巴结消失，可做轻体力工作，2 年后如常人做重体力劳动。随访患者健在十几年，无特殊不适。

第三节　常用药对

☞ 李杰病症结合组药对

1. 土贝母 15 g，连翘 9 g　中医认为淋巴瘤为痰瘀结滞成核所致，治当化痰散结消滞。土贝母具有散结毒、消痈肿之效，《本草纲目拾遗》谓其有治瘰疬之效，与连翘伍用，清火散结，尤其适合痰瘀蕴结、日久化火的淋巴瘤患者。

2. 玄参 15 g，僵蚕 15 g　淋巴瘤病程较长，部分患者常常痰毒结聚，兼耗伤阴血，表现为虚热、烦躁、皮肤瘙痒。选用玄参滋阴降火、除烦解毒，与僵蚕相配，祛风止痒、化痰散结，则痰核得消，阴血得养，对减轻淋巴结肿大，改善患者症状有较好的效果。

3. 浮萍 9 g，苏木 6 g　浮萍专得寒水清阴之气以生、夏天清阳之气以长，其体轻性燥，善去皮肤之湿热；苏木辛咸入血行血、活血化瘀、消肿止痛。二味配伍用，内外兼顾，用于放疗引起的皮肤损害。

4. 地骨皮 15 g，银柴胡 12 g　淋巴瘤患者往往有明显的潮热、盗汗的表现。地骨皮取自枸杞之根，承天地氤氲之气，有退虚热、除骨蒸之效，金元医家王好古谓地骨皮有"泻肾火，降肺中伏火，去胞中火，退热，补正气"之效；银柴胡亦有退虚热之效。二药相伍，则退热除蒸力强，尤适宜淋巴瘤反复潮热的患者。

5. 芦根 15 g，白茅根 15 g　二药甘、寒，均有清热生津之效，其中芦根偏入气分，以清热生津为优；白茅根偏入血分，以凉血、止血见长。二药常常相须为用，气血两清，阴津得补，适合淋巴瘤发热兼阴伤的患者。

6. 浙贝母 15 g，猫爪草 15 g　痰凝郁结在淋巴瘤的病机中起了重要作用，化痰软坚是重要治法。浙贝母苦寒，《本草求原》中记载浙贝母"功专解毒，兼散痰滞"；猫爪草活血化痰，软坚消肿。二药合用，则化痰软坚之力更强。

第8章 肉 瘤

第一节 病机治法

☞ **孙桂芝辨寒热毒健脾补肾治疗骨肉瘤**

孙桂芝认为，骨由肾主，而肾为先天之本。《素问·评热病论篇》有云："邪之所凑，其气必虚。"故骨肉瘤的发生当首先责之先天禀赋不足。肾气亏虚，肾精空弱，骨养无力，邪毒乘虚内侵，著而不去。后天因素如劳动过甚、房事不节导致的肾虚不固也是发病的重要因素。孙桂芝指出，气血不和、痰浊内生也是骨肿瘤发生、发展的重要病机。《素问·调经论篇》曰："血气不和，百病乃变化而生。"邪毒内侵后，占经阻络，使气血不畅、瘀血内生、闭郁邪毒。另外情志不畅、精神刺激、忧思郁怒，亦可导致气血逆乱，促进该病的发生。《丹溪心法》曰："凡人身上中下有块者，多是痰。"脾气亏虚，水湿不运，痰浊内生，与邪毒、瘀血相互胶着，终成瘤肿。且脾为后天之本，脾虚不运，先天肾精无以得充，加剧肾虚发病的进程。

在治疗骨肉瘤时，孙桂芝常强调，对骨肉瘤病因病机中邪毒的认识，当仔细分清寒热。《灵枢·刺节真邪》云："虚邪之入于身也深，寒与热相搏，久留而内著，寒胜其热，则骨痛肉枯；热胜其寒，则烂肉腐肌为脓，内伤骨为骨蚀。"六淫之中，寒、湿为阴邪，暑、燥、火为阳邪，风为百病之长，他邪可与风邪相合，共同入体化毒而致病。若阴邪为甚，则毒从寒化；热邪为甚，则毒从热化。故辨明寒热对于骨肉瘤的选方用药意义重大。治疗时以补益脾肾、强骨壮髂为第一要义，养正积自除。用药以温和之力平补为宜；竣补之力过于彪悍，体弱不受，亦恐助邪；同时需兼顾骨肉瘤的组织特异性。方常以四君子汤合六味地黄丸加减。

如治一例 19 岁胫骨骨肉瘤的男性患者，2009 年 12 月初诊。在当地医院行手术治疗后，病理诊断为"骨肉瘤"，胸部 X 线片检查未发现肺转移。半年后，出现咳嗽、胸痛，胸部 X 线片复查发现肺转移灶，当地医院予 PAO 方案化疗 2 个周期，复查胸部 X 线片结节消失。就诊时症见身困乏力，胸闷不适，面色略晦暗，纳少，食欲缺乏，肢体断端刺痛，大便溏，小便正常，睡眠欠佳，舌质暗，舌体胖，苔白略腻，脉沉细。予健脾益肾、祛痰活血、解毒抗瘤治疗。处方：生黄芪 30 g，太子参 15 g，土茯苓 30 g，炒白术 15 g，陈皮 10 g，木香 10 g，砂仁 10 g，清半夏 10 g，熟地黄 10 g，山茱萸 10 g，山药 20 g，牡丹皮 10 g，泽泻 10 g，胆南星 10 g，川贝母 10 g，僵蚕 10 g，九香虫 10 g，桔梗 10 g，炮山甲 10 g，鳖甲 10 g，补骨脂 10 g，骨碎补 10 g，透骨草 10 g，细辛 3 g，延胡索 15 g，草河车 10 g，生甘草 10 g。14 剂，2 日 1 剂，水煎服。1 个月后复诊，患者周身乏力好转，疼痛减轻，纳食、睡眠好转，去胆南星、砂仁、延胡索，加乳香 6 g、没药 6 g、白花蛇舌草 30 g，14 剂，2 日 1 剂。后多次复诊，随证加减，1 年后复查，双肺未见转移结节。

按语：孙桂芝治疗骨肉瘤，常以四君子汤合六味地黄丸加减，其中四君子汤易党参为太子参，取其平补益气生津之性，加黄芪、防风补气固表，断邪入里之路；痰湿甚者，予清半夏、陈皮祛痰醒脾；脾胃虚寒者，加砂仁、广木香温胃理气；六味地黄丸三补三泻，滋养肾中之阴，阴生阳长，绵绵不绝。若癌毒偏寒，阴毒内盛，则酌加附子、肉桂，振奋肾阳，另以阳和汤之熟地黄、鹿角胶滋阴补血、补肾填精，桂枝少许以引动阳气。若癌毒属阳，则酌加金银花、天花粉、白芷清热解毒、疏风散邪，知母、黄柏清泻肾中虚火，防其助毒之火。外加川续断、骨碎补、透骨草、鹿衔草补肾强骨。诸药共奏健脾补肾、解毒化痰之功。

☞李杰化痰软坚法辨治肌纤维母细胞肉瘤

李杰认为，虚、痰、毒、瘀为肉瘤病的病机要点，组方以祛风化痰、软坚散结为基本大法，采用辨病与辨证相结合治疗，取得了一定疗效。肉瘤一病，尤以虚、痰、瘀为病机关键，这与脾脏功能失调密切相关。肉瘤发病多见于四肢肌肉。四肢肌肉为脾脏所主，而痰之所生，病本于脾，故治疗时，常常重视调理脾胃功能，化痰软坚，同时临证依据患者证型不同治疗各有偏重。白英、白僵蚕为辨治肉瘤的常用药对。李杰认为肉瘤之痰多为风痰。风性善行而数变，故本病发病病位多变，且易局部复发。白英，苦平，有小毒，功能化痰消肿、解毒抗癌；白僵蚕主祛风止痒、化痰散结。二药相配，化中有走，则痰邪得消，风邪得散，病无藏身之所，对减轻肉瘤、抑制肿瘤生长有较好的效果。肉瘤又与淋巴瘤相似，痰凝郁结在疾病的病机中起了重要作用，因此化痰软坚亦是本病基本治法。浙贝母苦寒，《本草求原》中记载"浙贝母功专解毒，兼散痰滞"；猫爪草活血化痰，软坚消肿。二药合用，则化痰软坚之力更强。在病情出现反复时，李杰更重视动物药的应用。动物药为血肉有情之品，以咸、辛味居多。辛味能散、能行，加之性温，多能通、消壅滞；咸以入血、软坚散结，故《素问·宣明五气篇》曰"咸走血"。又以取类比象法，虫类药性善走窜、剔邪搜络、攻坚破积，故临床中遇到疑难杂症，李杰多加用炮山甲、鳖甲、龟甲等增强软坚散结之功。此外，李杰还喜采用威灵仙以助软坚散结，加入防风以助祛风通络。脾胃为后天之本，为防诸药损伤胃气，李杰处方时亦不忘顾护脾胃，多以煅瓦楞和胃抑酸，生麦芽、鸡内金疏肝理气、和胃消食，以防中药滋腻碍胃。

如治一例患者李某，男，59岁，主因"炎症性肌纤维母细胞瘤术后复发、放疗后"于2013年12月30日门诊首诊。患者于1996年首次发现左侧肩背部肿物，当时诊断为"纤维瘤"，行手术切除。1998年至2006年期间局部复发3次，均行手术切除病灶。2013年6月患者再次发现左侧肩背部肿物，7月在当地医院行PET-CT提示：①左侧斜方肌内活性肿瘤病灶；②C_7棘突水平偏右侧皮下结节，考虑为肿瘤病灶；③左颈肩交界皮下脂肪间隙内多发絮状结节，考虑为肿瘤病灶。后患者就诊于中国医学科学院肿瘤医院，行手术治疗，术后诊断为"炎症性肌纤维母细胞瘤"，在当地医院行局部放射治疗30次。刻下症：纳可，脾气急躁，时有失眠，肩背部疼痛不适，双膝发沉，二便调。

舌淡暗、苔白腻，脉弦滑。处方以疏肝健脾化痰为法，具体用药如下：生黄芪30 g，知母9 g，青皮9 g，陈皮9 g，清半夏9 g，郁金12 g，八月札15 g，苏梗15 g，炒枳壳9 g，白英15 g，白僵蚕15 g，浙贝母20 g，生麦芽30 g，鸡内金15 g，甘草6 g，白花蛇舌草15 g，枇杷叶12 g，芦根15 g，生薏苡仁20 g，怀牛膝15 g。14剂，水煎服，每日1剂，分2次服。后在该方基础上辨证加减，间断服用。2014年3月患者复诊，复查PET–CT提示左侧斜方肌及C_1、L_1棘突后方异常高代谢软组织灶，考虑复发，患者拒绝手术治疗，希望继续中医治疗。刻下症：纳可，头痛，眠一般，肩背部疼痛不适，双膝发沉，二便调，舌淡暗、苔白腻，脉弦滑。处方以益气活血、软坚散结为法，加入炮山甲6 g、鳖甲12 g。14剂，水煎服，每日1剂，分2次服。后在该方基础上辨证加减服用，患者一直坚持在我院门诊口服汤药治疗。2015年7月30日患者再次复诊，复查PET–CT提示局部及全身显像均未见明显代谢异常灶。

第二节　核心处方

☞ 顾振东拟加减阳和汤温阳散寒治骨肉瘤

骨肉瘤之病，临床以局部疼痛和肿胀为最常见症状。初起多为局部隐痛，或麻木、紧缩感，畏寒喜暖，多数在较短期内出现持续性剧痛，有的遇寒加重，有的甚至局部肿胀，常因疼痛而影响睡眠及日常生活，或因影响相邻关节的疼痛而使活动受限。后期常伴有面色㿠白、唇甲色淡、头晕乏力、纳呆、自汗盗汗、心悸（动则加重）、进行性消瘦等表现。在本病的病机和治疗上，顾振东认为，肾主骨生髓，藏元阴元阳，肾阳虚则温煦生化无力，肾阴虚则濡润滋养无源，其虚之处，必为受邪之地，故阴寒毒邪客于筋骨，致经络气血凝闭、阻滞不通而疼痛者，必为阳虚而阴盛寒凝，当责之肾阳亏虚，以补肾温阳为主，方用加减阳和汤（鹿角胶15 g，白芥子12 g，熟地黄30 g，补骨脂20 g，骨碎补15 g，山茱萸15 g，白芍20 g，桂枝6 g，红花15 g，白花蛇舌草40g，半枝莲30g等）治之。痛甚者，加细辛、蜈蚣、全蝎；肿胀者，加薏苡仁、木瓜、丝瓜络；偏阳虚尿频便溏者，重用鹿角胶、补骨脂，加杜仲、菟丝子；面白唇淡、头晕乏力贫血者，加黄芪、当归；肢端发凉者，重用桂枝；眠差者，加酸枣仁、生龙骨、生牡蛎。

如治一例患者张某，男，59岁，刻下症见肋骨处疼痛并压痛，疼痛呈持续性，时有针刺样痛，伴挛缩感，腰部活动受限，夜间痛甚，经常因疼痛而整夜不得入眠，痛处畏寒喜暖，咳嗽，胸闷憋气，少气乏力，自汗盗汗，心烦易怒，舌质暗红、边有瘀斑，脉弦紧。处方：熟地黄30g，白芥子12g，鹿角胶（冲）15g，白花蛇舌草40g，半枝莲30g，骨碎补15g，补骨脂20g，白芍20g，半夏9g，川贝母9g，当归12g，桂枝6g，细辛6g，全蝎（冲）9g，蜈蚣（研冲）2条，甘草6g。水煎服。6剂后，痛减，诸症略轻，遂加鳖甲12g，红花10g，以增强破瘕活血之效。上方随证加减服用数十剂后，患者疼痛已基本好转，腰部仍时感隐痛，活动不受限，夜间睡眠好，乏力、汗出、心烦等症明显好转，并一直未服用镇痛药。

按语：顾振东认为治疗骨癌疼痛首先当从温阳入手，阴寒毒邪凝聚筋骨，非温热之品不能奏效；肾之元阳为人体阳气之根本，非温补肾阳不能奏效。故用鹿角胶以补肾温阳，配补骨脂辛温以助其补肾之力；骨碎补苦温入肾，既壮肾阳，又能活血止痛；白芥子辛温气锐善走散，可豁痰温通、利气散结，以祛皮里膜外之阴寒毒邪。上药合用共奏壮肾阳、祛阴寒、止疼痛之效。善补阳者，于阴中求阳，顾振东又以熟地黄大补阴血，白芍柔肝养阴。鹿角胶为血肉有形之品，养阴益精以助阳；桂枝辛散透达入营，温通经脉寒滞，并宣熟地黄、鹿角胶之滞；红花活血通经止痛，以增散阴寒、通经脉、止疼痛之效；白花蛇舌草、半枝莲解毒逐瘀、消肿散结。本方补而不滞，消而不伐，使阳气盛，阴寒消，疼痛止。

对骨癌疼痛者，只要无热象者多采用本方治疗，收效甚佳。许多患者经顾振东治疗后，疼痛逐渐减轻，同时睡眠改善，饮食增加，一般情况好转，镇痛药剂量渐减或停用。

☞和贵章以回阳玉龙膏结合外治法辨治脂肪肉瘤

和贵章临床治疗脂肪肉瘤常以回阳玉龙膏结合外治法外敷自制膏药，临床可见一定疗效。回阳玉龙膏方：桂枝、桑枝、红花、桃仁、透骨草、伸筋草、艾叶、甘草、没药、木瓜、独活、麻黄等。外用方：阿魏30g，硫黄30g，苏合香10g，麝香1.5g。用法：打粉，瓶储，密封。用时取出适量，以老陈醋调成糊状，敷肿块处，用油纸盖贴、纱布外敷固定。

如治一例患者李某，男，58岁，右侧股骨内侧有一肿块，大如馒头，中等硬度，边界尚清晰，漫肿无头，不热不红，胀而少痛，走路行动稍有不便，手术治疗后在原位又发现一肿块，皮肤光亮，较前质硬，推之不移，边界不清，不热稍痛，感觉稍木而迟钝，腿难伸直，活动不便，心情烦躁，舌暗苔白，脉弦滑。病理检查结果示：高分化脂肪肉瘤。据其见症，肿物皮色不变，漫肿无头，不热少痛，应属痰湿阴邪，蓄积体内，阻络滞气，凝血恶变。治宜温经活血、散寒化痰。方用：回阳玉龙膏加味。组成：炮姜10g，酒当归30g，赤芍10g，白芍10g，胆南星15g，制川乌10g，白芷30g，炮山甲9g，制乳香10g，制没药10g，白芥子10g，草果仁15g，皂角刺30g，川牛膝9g，花椒9g，炒桃仁10g，五加皮10g，蛇蜕10g，鸡血藤15g，透骨草30g，石见穿30g，伸筋草30g，蟾皮6g，蜈蚣3g，广木香10g，葎草30g，生姜3片，大枣5枚。嘱其常食猴头菇、海参（辽宁红旗参），以助消肉瘤之力。复诊时见用药后大腿肿块处见软，继以上方加减。三诊时腿部肿瘤见软见消，其伸直功能亦明显改善。

按语：本例患者因长期过劳，饮食不节，环境污染，寒湿侵体，伤阳聚阴，湿凝成痰，痰留伏组织经络而发恶瘤。药用炮姜温经生血，化寒克积；制川乌、胆南星破恶气，消结块，回阳除阴，化湿开痰；赤芍、白芷通络化瘀；乳香、没药、桃仁、鸡血藤、皂角刺、穿山甲化瘀生新，祛毒化瘤；白芥子、草果仁化湿痰；花椒解毒；蛇蜕解毒消瘤；石见穿、蟾皮、蜈蚣化坚消瘤；五加皮、广木香扶正通化，消痰化湿；川牛膝通经络，引药下行，使药力直达病所；透骨草、伸筋草通经活络，散风除湿。病深邪重，故药多量亦重，以势压邪，克敌制胜。外用诸药亦在局部施药，化湿痰，消结聚，解毒除瘤。

第三节　常用药对

李杰病症结合组药对

1. 桑枝10 g，透骨草10 g　桑枝微苦、平，《本草备要》记载其"利关节，养津液，行水祛风"，主治四肢麻木、痹痛；透骨草辛、温，通达四肢阳气，能利四肢关节，祛风气，偏用于风邪化热的四肢关节痹痛。二药合用，散风寒，行血气，通经络，则骨肉痹痛可止。

2. 鹿衔草15 g，补骨脂10 g　鹿衔草温、平，《滇南本草》谓其治筋骨疼痛、痰火之症；补骨脂补肾壮阳，强筋健骨。二药合用，主治筋骨疼痛。

3. 白英15 g，白僵蚕15 g　肉瘤常全身多发，皮色正常，或隐或现，中医认为为风痰所致。白英苦、平，有小毒，化痰消肿，解毒抗癌；白僵蚕祛风止痒，化痰散结。二药相配，化中有走，则痰邪得消，风邪得散，病无藏身之所，对抑制肿瘤生长有较好的效果。

4. 赤芍15 g，牡丹皮10 g　二药均有凉血活血之效，赤芍功效以活血散瘀见长，而牡丹皮既清血热又清阴分之热，以凉血活血见长。二药相配，凉血活血，主治肉瘤局部红肿热痛的患者，取意于古人在治疗瘀点、瘀斑、红斑、皮疹一类病证时多用牡丹皮、赤芍相配，凉血化瘀之功倍长。

第9章 妇科肿瘤

第一节 病机治法

☞ **庞泮池据正虚邪恋，扶正祛邪治妇科肿瘤**

上海中医药大学附属曙光医院主任医师庞泮池擅长中西医结合治疗各种妇科疾病，尤以治疗妇科恶性肿瘤、不孕症见长。她认为，正虚邪恋为妇科肿瘤术后的基本病机，患者术后有形之积虽去，但人体元气大伤，气血更加亏虚；化疗药及放疗又属热毒之邪，易伤津耗液，更伤正气，造成热毒过盛、津液受损、气血不和、肝脾失调和肝肾阴虚等虚实夹杂之证。常见的症状包括：食欲减退，恶心呕吐，脱发，白细胞及血小板计数下降，便秘或腹泻，失眠，咽干口燥，倦怠乏力等。余毒未清，致使正虚邪恋。部分患者因不能耐受放化疗不良反应而放弃治疗，极易导致肿瘤复发甚至死亡。因此治疗此类患者，扶正祛邪为施治原则，因邪毒在体内的盛衰消长决定着肿瘤患者的预后与存亡。根据《黄帝内经》"坚者削之，结者散之，留者攻之，滞者导之"，庞泮池认为妇科肿瘤当以攻邪为治，但由于术后的基本病机是正虚邪恋，因此扶正与祛邪是治疗大法，即"补不足，损有余"的"权衡相夺"，促使疾病向阴平阳秘的方向转化。同时庞泮池以扶正祛邪之法贯穿于中医改善妇科肿瘤术后状态之始终。初期属邪实，应予消散；中期邪实正虚，予消补兼施；后期以正虚为主，应养正除积，尤其是术后放化疗患者，扶正祛邪并重。

如治一患者李某，47岁，患宫颈癌Ⅱ期手术加放疗后8个月就诊，常感乏力腰酸，下腹隐痛，带下量少色黄，咽干喜饮，夜间难以入睡，脉细，舌红苔薄。证属气阴两虚，余邪未清。治拟益气养阴，扶正祛邪。处方：生地黄9 g，熟地黄9 g，天花粉15 g，太子参15 g，白毛藤30 g，土茯苓15 g，丹参10 g，生薏苡仁12 g，椿根皮10 g，黄柏9 g，白芍9 g，酸枣仁9 g，柏子仁9 g，八月札30 g。7剂，口服。1周后复诊，咽干喜饮好转，夜寐亦安，下腹已不痛，带下量少色转白。再拟前方化裁，减天花粉、丹参、黄柏、酸枣仁、柏子仁，加枸杞子9 g、黄芪15 g。7剂。患者二诊后症状逐渐改善，体质得到增强。之后继续用上药加减治疗，随诊3年癌症未见复发及转移。

按语：该患者西医行手术加放疗，致气阴两虚，正气已亏，故见乏力腰酸，口渴喜饮；辨证上以虚为主，兼有余邪未清，症则见带下色黄，下腹隐痛。初诊时药用生地黄、熟地黄、天花粉、太子参益气养阴；白毛藤、土茯苓、椿根皮、黄柏、薏苡仁解毒化湿；丹参活血化瘀；酌加安神之酸枣仁、柏子仁。二诊时夜寐已安，症状有所改善，药已见效，遂去酸枣仁、柏子仁，续用前法而收全功。上药合用，共奏益气养阴、扶正祛邪之功效。妇科肿瘤术后以虚为主的患者，由于病久造成正气耗伤，体质衰弱，治以中药扶助正气为主，可以明显改善症状，提高生存质量。

☞ 李佩文据冲任损伤、肾肝脾失调治疗妇科肿瘤

李佩文认为妇科肿瘤的主要表现为妇科血证、痛证，其发病也不外正虚邪实，而其独特的发病机制是冲任损伤。冲、任二脉起于胞中，下出会阴，循行女性特有的器官，与全身经络相联系，与肝肾二脉循行密切相关，冲任隶属于肝肾。脾胃健运，气血生化有源，冲、任二脉才有血可蓄。因此，当肝、肾、脾的功能失调时，导致冲任损伤，而发生妇科病。冲任病证的辨证，以寒热虚实四纲为要，肾虚、脾虚致冲任虚证、寒证，肝郁气滞致冲任热证、实证。所以，调理冲任、调理肾肝脾，是妇科肿瘤的重要治则；同时李佩文认为，妇科肿瘤的治疗需要扶正攻邪兼顾，但要注意攻邪时"衰其大半而止"。

如治一患者曹某，61岁，初诊时间为2013年12月19日。主诉：卵巢癌术后5年，腹痛1周。现病史：患者于2008年11月出现腹痛，查为卵巢癌，

行手术治疗，术中见肿瘤腹腔内广泛转移，行清扫术。病理报告为卵巢乳头状浆液性低分化腺癌，术后行化疗。后因血小板计数下降明显，停止化疗。2012年2月出现便血、阴道出血，查为阴道残端肿瘤侵犯直肠。患者腹痛日久，小腹隐痛，有时窜至满腹，胸胁胀满，伴小便频数，畏冷食，面色晦暗，脉沉细弱，舌淡暗，有齿痕，薄白苔。西医诊断：卵巢癌Ⅳ期，血小板计数低，糖尿病。证候诊断：肝郁气滞寒凝，冲任瘀结。治法：活血化瘀，疏肝行气散寒，缓急止痛。处方：膈下逐瘀汤合芍药甘草汤化裁。当归15g，赤芍15g，乌药15g，益母草15g，淫羊藿10g，仙鹤草10g，白芍20g，炙甘草5g等。14剂。2013年12月31日第1次复诊：腹痛已明显缓解，面色、舌色晦暗已好转，食量增加，可进食水果、酸奶等稍凉食品，睡眠亦改善。守方7剂。2014年1月7日第2次复诊：腹痛基本消失，血小板计数较前上升。原方加生黄芪20g、川芎10g益气行血，以巩固治疗。

按语：本例为卵巢癌晚期患者，腹腔广泛转移。腹痛日久，胸胁胀痛，面色、舌色晦暗，畏凉食，证属气滞血瘀寒凝，用膈下逐瘀汤为主方活血化瘀、行气止痛。"寒乃生积，不温不散"，故加淫羊藿以温肾。多次化疗，致骨髓抑制，血小板计数低下，考虑出血，故去掉五灵脂、桃仁、红花等活血力强的药物，用益母草、赤芍等较平和的养血活血药代之。加入仙鹤草、升麻以固涩止血。芍药甘草汤养血敛阴、柔肝止痛，是李佩文治疗癌性疼痛的常用经方之一。膈下逐瘀汤是王清任创制的五逐瘀汤之一，以当归、赤芍、桃仁、红花、川芎等为基础药物活血化瘀，配伍香附、乌药、枳壳等疏肝行气止痛药物。"无论积聚成块……皆以此方治之，无不应手取效；凡肚腹疼痛，总不移动是血瘀，用此方治之极效。"瘀血既是癥瘕发生的重要病理基础，亦是癥瘕病变过程中的病理产物。瘀血内阻，不通而痛。据此，李佩文把膈下逐瘀汤选择为治疗卵巢癌血瘀气滞型疼痛的基本方。

☞ 王三虎据燥湿相混治疗妇科肿瘤

王三虎参照与妇科肿瘤病位相同的泌尿系肿瘤病证特点，认为两者均属病程日久，血虚津液大伤，同时湿热成毒流于下焦，为典型的燥湿相混。因此在治疗上主张养血润燥的同时佐以清热燥湿，使润而不腻，燥不伤阴，相反相成。

如治一位宫颈癌患者林某，43岁，2003年11月因宫颈癌行子宫及双侧输卵管全切术，术后规范放疗、化疗。2004年6月阴道残端肿瘤复发，并侵犯直肠与膀胱。2004年10月1日再次住院时大小便均带血，并阴道大量流出黄水，尿道口疼痛，口干甚，纳呆寐差，舌质红，舌两侧苔黄厚腻，舌中无苔，脉沉弦。针对患者燥湿相混，以当归贝母苦参丸加味。处方：当归12 g，浙贝母12 g，苦参10 g，黄芩12 g，天花粉12 g，生地黄30 g，黄精12 g，玉竹12 g，石斛12 g，海螵蛸10 g，龟甲12 g，栀子12 g，白芷12 g，陈皮6 g，槐花12 g，地龙10 g，白芍12 g，仙鹤草50 g。服用3剂后，患者尿道口疼痛明显减轻，出血及阴道流水减少，口干好转，舌质仍红，但黄腻苔已去，脉沉细，继服该方以巩固。

按语：王三虎在运用经方治疗肿瘤方面有丰富的临床经验及独到见解。当归贝母苦参丸加味治疗妇科肿瘤就是抓住了燥湿相混这一主要病机。当归养血，苦参燥湿，利湿润燥药同用，趋利避弊，终获较好效果。

☞ 宋明志据脾肾两虚治疗妇科肿瘤

宋明志是上海医科大学肿瘤医院中西医结合主任医师，长期从事肿瘤的临床、科研及教学工作，学贯中西，经验丰富，尤对治疗妇科肿瘤有独到之处。宋明志认为，天癸成熟、充盛、衰减的变化，直接主宰女性一生各个阶段的生理和病理变化。虽然妇科肿瘤病种广泛，组织学分类多，但宋明志总结其病因多为冲任逆滞、气血痰瘀凝聚、阻塞胞络，日久而成积聚。天癸的产生，先由于肾气的充盛所致，又赖后天气血的充养。妇科肿瘤患者正虚是因为机体的脾肾不足直接影响天癸而发生的。正如张景岳所说，脾肾不足及虚弱失调的人多有积聚之病。临床所见妇科肿瘤，尤其是晚期患者，常有脾肾两虚之征象，故健脾益肾、扶正与祛邪相结合，调和冲任、除痰祛瘀法为治疗大法。

如治一患者冯某，47岁，诊为卵巢癌，全子宫切除加双侧附件及大网膜切除手术、肿瘤细胞减灭术后。病理报告为浆液性乳头状囊腺癌Ⅲ级，FIGO临床分期ⅡC。PAC方案静脉化疗6次，腹腔灌注化疗4次。首诊症见腹胀，纳差，便溏，形寒，乏力，面色㿠白，舌质淡胖，苔白腻，脉细软无力。证属脾肾两虚、术后邪毒未净。治拟健脾益肾，清解邪毒。药用：太子参12g，白术9g，茯苓9g，陈皮6g，生薏苡仁24g，淫羊藿12g，菟丝子12g，山茱萸12g，土茯苓15g，蜀羊泉20g，煨诃子12g，怀山药15g，炙鸡内金9g，谷芽15g，麦芽15g，八月札5g。服药14剂后，腹胀减轻，纳谷已启，大便成形，仍感形寒乏力。二诊时原方加龙葵20g、补骨脂12g。但服药1个月后气阴未复，阴阳失和，后治拟健脾益肾、调和冲任。药用：党参12g，白术9g，黄芪30g，生地黄12g，知母9g，当归9g，淫羊藿12g，黄柏12g，木馒头20g，龙葵30g，蜀羊泉30g，生薏仁30g，炙鳖甲15g等。以上方随证加减服用2个月。后多次就诊，仍以健脾益肾法佐以化湿祛痰或软坚消癥法治疗，坚持服药3年余。多次复查未见复发、转移，病情稳定，已随诊多年带瘤生存。

☞常青据肝失疏泄治疗妇科肿瘤

常青是全国老中医药专家学术经验继承工作指导老师，浙江省名中医，从医50余载，学验俱丰，临证擅长内科、妇科疑难病证的治疗，尤对燮理妇科肿瘤独具匠心。常青认为，妇人以血为本，而肝主藏血与疏泄，因此妇科肿瘤多与肝有关。肝主疏泄，畅达全身气机，促进精血津液的运行输布、脾胃的升降、胆汁的分泌排泄及情志的舒畅等。只有肝的疏泄功能正常，才能气机调畅。气为血之帅，气机调畅则血液畅达而无瘀滞。若肝失疏泄，气郁血瘀，则痰湿浊瘀邪毒内蕴。若诸邪搏结日久，则必渐成肿瘤。基于对上述妇科肿瘤病因病机的认识，结合"肝体阴用阳""肝得阴血则柔"的生理病理特性，常青治疗妇科肿瘤，总以疏肝养血、运脾和胃、行瘀化浊、清热解毒、消瘤散结、扶正抗癌为总纲。

如治一患者杨某，28岁，卵巢癌术后，呈严重恶病质态，且不耐化疗，遂求中药治疗。患者初诊时极度消瘦，奄奄一息，面色暗黄，水米难进，腹胀便溏，月经停潮，舌淡暗、苔厚腻，脉沉滑而数。诊断：癥瘕（脾肾两虚，气血重亏，癌毒浊瘀蕴蓄厥阴、肆虐周身）。处方：紫苏子、藿香、焦三仙、生甘草各15g，八月札18g，白术、薏苡仁、藤梨根、白花蛇舌草各60g，茯苓、白芍、三七、半枝莲各30g。服药1周后，纳食转佳，二便渐调，此为胃气来复之象。遵循"存人为先，缓消瘤肿"之旨，在扶正振中的同时巧兼祛邪，随证加减消瘤散结抗癌之品，调理数月，患者精神状态明显好转，能自行前来复诊。随后患者坚持服用中药，继续调理3年，体重已增加15kg，且有正常月经来潮，期间多次复查肿瘤指标均在正常范围，子宫附件B超提示卵巢所剩包块逐渐缩小，唯存不均质小包块1枚，自觉已无其他任何不适，已重返工作岗位。

按语：常青认为该患者属正虚邪盛而病机错杂，治宜"难病取中"，当以顾护中焦脾胃为先，兼以疏肝养血、化浊散瘀、扶正抗癌而标本同治。方中紫苏子、藿香、茯苓运中化浊，重用白术、薏苡仁健脾开胃、保护胃气，焦三仙消食化积，八月札疏肝抗癌，白芍养肝柔肝，三七活血散瘀，藤梨根、半枝莲、白花蛇舌草清热解毒抗癌，生甘草调和诸药。后诊时常青认为胃气来复，病有挽救之机，仍守原法为主，而获奇效。

☞ 章永红据肝脾肾亏虚、冲任受损治疗妇科肿瘤

章永红认为妇科肿瘤的病位在胞宫、卵巢，为冲任二脉所主，主要涉及肝、脾、肾三脏，主要病机为脾肾亏虚，冲任受损为其本，水湿、气滞、血瘀、痰饮等病邪聚于局部为其标，或伴有肝、脾、肾之阴阳亏虚，是一类由虚致实、虚实夹杂、虚实转化的疾病。章永红提出治疗时应首先健运脾胃、调补冲任，在此基础上审证求因，分而采用利湿、祛瘀、化痰、解毒法以祛其邪，适时滋肝肾阴，补肝肾阳以固本。同时他认为保护胃气为任何一种治

法的前提。

如治一患者赵某，72岁，因阴道不规则出血伴下腹部疼痛3个月余，经宫腔镜取病理确诊为子宫内膜癌，2011年6月15日行全子宫切除术。术后病理示低分化腺癌，侵及子宫浆膜层，淋巴结8/11转移。术后1个月予以紫杉醇酯质体联合顺铂化疗1个周期。化疗后患者出现骨髓抑制，食欲明显下降，伴有明显乏力感。后患者及其家属拒绝进一步化疗，8月3日慕名前来求诊。症见患者神清，精神差，全身乏力，时有下腹部疼痛感，隐痛为主，阴道时有浆液性分泌物排出，量少，食欲差，小便可，大便偏稀，夜寐可，舌暗红苔腻，脉弱涩。处方：党参、炙黄芪、炒白术、薏苡仁、白英、土茯苓各30 g，黄精、怀山药各20 g，茯苓、法半夏各15 g，苍术、陈皮、香附、绿梅花、香橼皮、莪术、补骨脂、杜仲、女贞子、墨旱莲、焦山楂、炒谷芽、炒麦芽各10 g。服药30剂，患者症状明显好转。后患者病情平稳，多次复诊，均为原方加减。随访8个月，患者病情稳定，无明显进展。

按语：患者为老年女性，肾气亏损，脾胃亏虚，伤及冲任，复因手术化疗，脾胃更伤，气血内虚，痰、瘀、湿内生，聚于下焦胞宫。辨证属脾胃虚弱、肝肾不足、水湿痰瘀内阻，治以健运脾胃、滋补肝肾、利湿化痰、祛瘀解毒。方中主要使用健脾运胃之六君子汤，配合清热解毒、活血祛瘀、调肝行气之药，以及顾护脾胃之焦山楂、炒谷芽、炒麦芽，调和冲任，调畅气机，使患者一身之气得畅，生存获益。

第二节　处方用药

☞ 庞泮池扶正与祛邪常用药

庞泮池根据多年的临床实践观察，认为妇科肿瘤术后患者的基本病机是虚多实少，局部为实，整体为虚。具体用药当视正气与邪气双方力量对比而定。如术后元气大伤，正气较弱，则以扶正为主，治以益气温阳、滋阴养血、健脾补肾等法。常用药：党参、黄芪、白术、当归、熟地黄、枸杞子、补骨脂、川续断、鹿角片、麦冬等。现代药理学研究表明这些药物能提高机体的免疫功能，改善机体内环境，扶助人体正气，并且能升高白细胞数量，减轻人体放疗、化疗的不良反应。若术后肿瘤复发，抑或出现邪实为主的并发症，此时可在扶正的同时兼以祛邪，治以清热解毒、软坚散结、活血化瘀等。常用药：半枝莲、白花蛇舌草、土茯苓、白毛藤、败酱草、重楼、石见穿、穿山甲、血竭、铁树叶、八月札等。现代药理学表明这些药物具有抗癌抑癌、消灭肿瘤细胞的作用。

庞泮池临证时尤其要注意在补养气血的同时，兼顾脾胃。脾胃气旺，则各脏自强；胃气一败，则百药难施。妇科肿瘤术后患者乃气血亏虚之人，常有脾运失健，故补养精血，尤其用龟甲、鳖甲等滋腻药时，应加白术、制半夏、茯苓、砂仁等和胃之药。虚不胜补者，如妇科恶性肿瘤术后化疗患者因元气大伤，纳呆、舌苔腻者，庞泮池每每先用二陈汤、四君子汤、六君子汤或平胃散等方药调理脾胃，待脾健胃和，再徐徐进补，缓图其功。同时，对于病程长久、气血受损的患者来说，治疗始终要注意顾护胃气，攻伐药物不可过用。

☞ 李佩文常用处方及中药

李佩文认为冲任虚证，滋补肝肾常用左归丸、六味地黄丸，补血调血常用四物汤，健脾益气常用安老汤、四君子汤，补气养血常用十全大补汤，益气养阴常用生脉饮。常用滋补肝肾药物：熟地黄、山茱萸、龟甲胶、怀牛膝、桑寄生、续断、杜仲、黄精、女贞子、墨旱莲、何首乌、桑椹子、枸杞子等。阳中求阴常用菟丝子、巴戟天、肉苁蓉、淫羊藿、覆盆子等。冲任寒证，实寒宜温经散寒，常选用台乌药、桂枝、丁香、紫石英等；虚寒宜温肾散寒，常选用淫羊藿、巴戟天、炮姜、九香虫、肉桂等。冲任热证，实热宜清热凉血，常选用四生丸、牡丹皮、栀子、生地黄、赤芍、小蓟、大蓟等；虚热宜养阴清热，常选用知柏地黄汤、生地黄、地骨皮、墨旱莲、阿胶、龟甲、鳖甲等。冲任实证，冲任气滞宜疏肝行气，常选用逍遥散、柴胡疏肝散、玫瑰花、枳壳、青皮、郁金、莪术、佛手、香附、橘核等。冲任血瘀宜活血通经逐瘀，常选用膈下逐瘀汤、少腹逐瘀汤、桂枝茯苓丸、生化汤、益母草、鸡血藤、当归、川芎、芍药、桃仁、红花等。冲任痰湿阻滞宜化痰散结，常选用海藻玉壶汤等。冲任热毒宜清热解毒、消瘤抗癌，常选用五味消毒饮、白花蛇舌草、红豆杉、石见穿、半枝莲、制鳖甲、半边莲、山慈菇、野菊花、白英、龙葵、蒲公英、夏枯草等。

☞ 王三虎以当归贝母苦参丸为基本方

当归贝母苦参丸出自张仲景《金匮要略·妇人妊娠病脉证第二十》："妊娠小便难，饮食如故，当归贝母苦参丸主之。"王三虎认为，本方选药精练，是润燥并用的典范，适用于燥湿并见的病机特点。当归养血润燥，贝母滋水上源，与苦参清热燥湿相对，使润而不腻，燥不伤阴，相反相成，对于妊娠下焦阴虚而水不利之小便难非常适合。由于妇科和泌尿系统肿瘤与当归贝母苦参丸证病机相似，病位上相同，所以将当归贝母苦参丸作为治疗妇科和泌尿系统肿瘤的基本方。《神农本草经》谓当归主"妇人漏下，绝子，诸恶疮疡金疮"，《药性论》谓当归主"女子沥血腰痛"。现代药理研究也证明，当归多糖对小鼠多种移植性肿瘤有较好的抑制作用，并与某些化学药联用可呈现协同作用，且降低副作用。贝母，《名医别录》谓其疗"腹中结实"，《药品化义》谓其疗"肺痿、肺痈、瘿瘤痰核、痈疽疮毒"，《增订治疗备要》谓其"用敷恶疮，敛疮口"。苦参，《神农本草经》谓其主"心腹结气、癥瘕积聚、黄疸、溺有余沥，逐水，除痈肿"，《药笼小品》谓其"清下焦血热"。现代药理研究表明，苦参碱对肿瘤细胞有抑制作用。可见当归贝母苦参丸治疗妇科肿瘤是有充分的理论和试验依据的，临床上也取得了良好的效果。

☞ 宋明志基于扶正祛邪法常用方药

宋明志主任医师根据妇科肿瘤的基本病机，通过以下四种方式扶正祛邪，给邪以出路，达到治疗妇科肿瘤的目的。

1.调和冲任方　依据"冲为血海、任主胞胎"的理论，宋明志认为在治疗妇科肿瘤的过程中，抓住调和冲任即可达到调整阴阳的目的。临证时善于运用二仙汤或拆方加减，二仙汤全方由仙茅 15 g、淫羊藿 15 g、当归 9 g、巴戟天 9 g、知母 4.5 g、黄柏 4.5 g 组成，拆方可分为温肾益精组（仙茅、淫羊藿、巴戟天）、滋阴泻火组（知母、黄柏）及单味中药组等，如根据症情选用仙茅、淫羊藿、巴戟天、知母、黄柏、紫草、鳖甲等以共奏调和冲任、调理阴阳之功。根据药理研究，二仙汤或拆方具滋肾阴、助肾阳、固冲任之功，对下丘脑-垂体-卵巢轴系统具有整体调节和双向调节作用。因此，掌握调和冲任之法即可达到"阴平阳秘，精神乃治"之目的。

2.健脾益气药　常用药物有黄芪、党参、茯苓、白术，补益肾气之淫羊藿、仙茅、补骨脂、菟丝子、山茱萸、何首乌。西医学研究证明，藏于肾的天癸，有相当于脑垂体促性激素的功用。现代药理研究也证实，健脾益肾之中药有提高机体免疫功能、促进淋巴细胞转化、延长抗体存在时间的作用。同时，扶正药物分别结合清热解毒、软坚散结、利湿祛痰、活血化瘀等祛邪药，临床可获满意疗效。

3.除痰祛瘀药　正确运用除痰祛瘀法是防复发、抗转移，从而提高晚期患者生存期的有效方法。宋明志认为，除痰祛瘀均属消法，易伤正气，应在扶正的前提下应用，还应根据痰瘀的轻重而有所侧重。临证中，宋明志常以痰证为先，选用夏枯草、象贝母、生牡蛎、生南星、昆布、蛇六谷等；若有明显的瘀血停滞，才加入活血化瘀之品，如莪术、桃仁、泽兰、茜草、马鞭草、鬼箭羽等。且用量宜由小而大。如果正气虚弱，证情复杂时，不可滥用活血峻猛之药，否则反有给肿瘤细胞扩散转移之机。

4.除邪务尽　中医药治疗妇科肿瘤，应坚持服药，少则 3 年，多则 5 年。治疗晚期患者以扶正培本为主，脾肾兼顾，寓攻于补，可减轻症状、维持生机，常能使其带瘤生存。

☞ 常青常用经验方

常青常用妇科肿瘤经验方的组成主要为：柴胡 10 g，八月札、赤芍、白芍、莪术、白术、猫爪草、三七各 30 g，生薏苡仁、半枝莲、白花蛇舌草、蜀羊泉各 60 g，穿山甲 6 g，蜈蚣 3 条，山慈菇、生甘草各 15 g 等。方中以柴胡、八月札疏解郁结之肝气；白芍滋养肝之阴血；白术、生薏苡仁健脾和胃，清化湿浊；赤芍、莪术、三七、穿山甲活血化瘀，消癥散积；山慈菇、猫爪草、蜈蚣清热解毒，化痰散结；半枝莲、白花蛇舌草、蜀羊泉清热解毒，抗癌消肿；生甘草调和诸药。全方扶正祛邪，调理阴阳，消瘤解毒而标本同治。

同时常青辨证施治：若肝之阴血虚亏，可酌加石斛、生地黄、玄参、天花粉等滋养阴血之品；若肝气郁结较甚，可酌加佛手、川楝子、香附疏肝解郁；若湿浊较重，可酌加茯苓、猪苓、土茯苓渗利湿浊；若瘀血凝滞为甚，可酌加虎杖、茜草根等加强活血散瘀；若肿瘤较大，可酌加石见穿、肿节风、猫人参等加强消瘤散结之功效；若肿瘤恶性程度较高，可酌加红豆杉、三叶青、墓头回等强力抗癌药物。常青临证无论诊务多忙，总是不厌其烦中肯告诫妇科肿瘤患者务必情志舒畅，切忌恼怒悲郁，做到饮食清淡，忌食辛辣油炸食物及海味发物，注意休养，避免劳累，构建形成全方位的心理、起居、体疗、食疗等养生抗癌体系，再加上长期坚持服用辨证精确的方药，方可实现延长寿命，改善症状，提高生活品质，并最终力争达到临床治愈的目标。

☞ 章永红常用方药

章永红在长期的临床实践中得出：想要治疗妇科肿瘤，必须紧紧抓住妇科肿瘤的基本病机，即调和冲任以及肝、脾、肾为先，并化痰祛瘀，清热解毒，调达全身气机。他总结了以下几种选方用药法。

1. 基于健运脾胃、调补冲任选用六君子汤加减　常用药物有党参、炙黄芪、炒白术、怀山药、茯苓、炙甘草、灵芝、黄精等。他运用补气药物时剂量较大，常以 20~30 g 起用。遇气虚之象较重者，黄芪最大剂量可用至 100 g，同时伍用陈皮、枳壳、枳实等行气药物，以防补益药物味甘壅中。胃气不振、食欲欠佳者，加焦山楂、炒麦芽、炒谷芽消食助运，增进食欲；血虚较著、面色无华、爪甲色白者，加炒白芍、当归、阿胶补血和血；气虚不摄、阴道流血、色淡红者，加大黄芪用量以补气摄血，再加仙鹤草、白及、血余炭收敛止血。

2. 基于利湿化浊、辨清寒热选方用药　章永红强调在治标时应首先处理水湿之邪，采用利湿祛浊之大法，具体则需辨清寒热，分而治之。带下黄浊有恶臭、全身热象之湿热者，采用清热利湿、解毒化浊法，投以龙胆泻肝汤加白英、蔂头回、土茯苓等，并强调清热利湿药物性寒味苦，易伤脾胃，不宜多用久用。毒热内盛、身热较甚者，加金银花、半枝莲、蒲公英清热利湿，解毒消痈。湿邪较重、带下量多者，加苍术、黑芥穗、椿根皮祛湿化浊，收涩止带。若患者素体寒盛，湿与寒结，见带下清稀，伴全身寒象，则取苓桂术甘汤加车前子、泽泻、炮附子、乌药等，温阳化湿，散寒化浊。腹腔转移、湿毒聚腹、腹胀膨隆者，加猪苓、泽泻、大腹皮利水消肿，祛除湿毒。内寒显著、四肢不温、全身畏寒者，加大炮附子、桂枝用量。

3. 基于疏肝理气、化痰瘀毒选方用药　章永红临证时多采用药物治疗加心理疏导来治疗肝郁患者，常以疏肝名方柴胡疏肝散加减。用药首推香附，同时告诫此药虽解郁散气效果佳，但其辛味甚烈、香气颇浓，易耗气伤津，待患者气郁之症稍有缓解，便可易为绿梅花、香橼皮、佛手片等平和不燥之品，以图长期缓治。气滞少腹、腹胀痛者，加川楝子、延胡索、水红花子行气活血，化瘀止痛；肝郁日久，化火伤阴、口苦口干者，加牡丹皮、栀子、生地黄清泻肝热。此外，还常投以性味偏下之味化痰瘀之毒，常用药物有莪术、三棱、桃仁、泽兰、姜黄、半夏、天南星、山慈菇、昆布、海藻等，尤喜用其中的莪术，张锡纯谓之"若与参、术、芪并用，大能开胃进食，调和气血"。现代药理研究已证实，莪术中含有多种抗癌成分，可以从不同机制发挥抗肿瘤作用。因妇科恶性肿瘤患者常有阴道出血症状，章永红强调在使用化瘀药物时，需注意祛瘀而防出血，选其二三味足矣，瘀血阻络之阴道出血者，则用三七、蒲黄、茜草等化瘀止血药物。病邪顽固，久治不效，体质尚盛者，章永红常以全蝎、蜈蚣、九香虫、僵蚕、穿山甲等虫类药物搜剔，力起沉疴。其中部分药物有一定毒性，使用时注意中病即止，不可过用。

4.基于滋补肝肾选方用药　肾阴为诸阴之本，故滋阴常从滋补肝肾入手，基本用方为六味地黄丸，可再加枸杞子、墨旱莲、女贞子、冬虫夏草等属肝肾经之品，使治疗更有针对性。阴虚火旺、骨蒸潮热者加黄柏、鳖甲、龟甲滋阴潜阳，退热除蒸；阴虚肠燥、大便秘结者加火麻仁、郁李仁、槟榔润肠通便，行气导滞；阴虚盗汗者加麻黄根、浮小麦、碧桃干收敛止汗。肾阳为诸阳之本，脾阳根于肾阳，故温阳多从温补脾肾着手，常以桂附地黄丸加减。章永红认为桂附之辈，虽为温阳佳品，但其辛香燥烈，临床不可多用久用，以免再伤肾阴，或加用补骨脂、肉苁蓉、续断等温热不燥之味。脾肾阳虚、五更肾泻者加四神丸温肾暖脾，涩肠止泻；肾阳亏竭、水湿内盛者加真武汤温阳利水。

第 10 章　胰腺癌

第一节　病机治法

☞ 孙桂芝据脾虚为本，通散结合治疗胰腺癌

孙桂芝认为，胰腺癌本质上属于脾胃病范畴，为脾胃损伤、癌毒侵犯所致恶性病变，其中脾胃亏虚为本、癌毒侵犯为标，脾虚为核心病机。本病病位在中焦，理当调理脾胃枢纽，力避滋腻伤中、攻伐伤正。通过调动机体正气、控制病情发展，提高患者生活质量、延长生存期，防止肿瘤复发和转移。同时，治脾同时还需理气通腑、通散结合，止胰腺癌癌痛。

如治一患者孟某，男，78 岁。主因上腹隐痛 2 个月余，进行性消瘦十余斤，于 2007 年 12 月在某肿瘤医院行 CT 检查，示胰头占位。疑为胰腺癌，遂行剖腹探查术，术中见胰头部包块，直径约 6 cm，质硬，腹腔内广泛转移，无法切除，遂行胆总管空肠吻合术。术后病理检查提示胰黏液腺癌。术后化疗 4 周期，2008 年 5 月就诊时见：面色萎黄，气短、乏力，上腹疼痛，恶心，食欲减退，舌质胖淡，苔薄白，脉弱。辨证属气血两亏、癌毒内蕴，治则健脾和胃、消食化积，佐以抗癌止痛。药用：生黄芪 30 g，白芍 15 g，砂仁 10 g，太子参 15 g，炒白术 15 g，茯苓 15 g，生麦芽 30 g，赭石 15 g，鸡内金 30 g，露蜂房 5 g，凌霄花 15 g，生蒲黄 10 g，白芷 10 g，荜茇 5 g，细辛 3 g，煅瓦楞子 10 g，白花蛇舌草 15 g，延胡索 10 g，香橼 10 g，炮山甲 10 g，藤梨根 30 g，生甘草 10 g。每 2 日 1 剂，分 2 次服用。服药 3 个月后，腹痛明显减轻，饮食、睡眠可，精神可，复查各项肿瘤指标、肝功能基本正常，复查腹部 CT 示肿块稳定。2009 年 5 月随访，患者体重增加 5 kg，生活如常人。

按语：胰腺癌多从肝脾论治，因"见肝之病，知肝传脾，当先实脾"是也。故仍以黄芪建中汤加四君子汤健脾益气、养血固本，在此基础上予以解毒抗癌、理气通腑等治疗。

☞ 周仲瑛辛开苦降酸收复法并用治疗胰腺癌

国医大师周仲瑛认为胰腺癌发病机制有内外二因：外感湿热之邪，由表及里郁而化热，或内嗜肥甘，脾虚运化失常，湿浊内生，日久热毒内结，则成肿块。肝脾不和，湿热瘀结，气滞血瘀，治疗宜以调和肝脾、清热化湿、消肿散结、理气活血为大法，辛开苦降酸收复法并用，能较快缓解腹痛，获得比较满意的近期疗效。并且，周仲瑛强调癌肿虽病在局部，但失调在脏腑，虚损在全身。

如治一患者陈某，女，58岁，退休职员。初诊：2006年3月16日。诊断为胰腺癌晚期，刻下面色萎黄，形体瘦弱，两侧少腹疼痛，小腹有坠感，大便用通泻药能行，否则便结难下，气短，咳嗽无力，痰多，心慌，腿软无力，口干，时有恶心欲吐，舌苔淡黄薄腻，质淡紫，脉小弦滑。辨证：湿热毒瘀互结，肝胃失和，脾虚不健，化源匮乏，腑气不调，虚实夹杂。治法：疏肝和胃，理气通腑，清化湿浊，扶正抗癌。处方：熟大黄6g，黄连4g，吴茱萸3g，赤芍12g，藿香叶10g，紫苏叶10g，九香虫5g，炒延胡索10g，川楝子10g，青皮10g，乌药10g，法半夏12g，煅瓦楞子（先煎）20g，独角蜣螂2g，泽漆15g，潞党参12g，北沙参10g，肿节风20g，仙鹤草15g，炒六曲10g，砂仁、豆蔻仁（后下）各3g。水煎，每日分2次温服。二诊，原方加陈皮6g、竹茹6g、路路通10g、地枯萝15g，水煎，每日分2次温服。此后经过多次诊治，患者左侧腹痛基本缓解，症状好转。

按语：本案病性虚实兼夹，病位涉及肝、胆、脾、胃，表现为肝胃失和，脾虚不运，腑气不调，然终由湿热癌毒瘀结胁腹、升降失司、损伤正气使然。治疗以疏肝和胃、清化湿浊、理气通腑为主，可兼以扶正抗癌。因诊时诉两侧少腹疼痛较剧，故止痛也应一并考虑。方用黄连、吴茱萸泄肝和胃；炒延胡索、川楝子、青皮、熟大黄、赤芍行气活血疏肝，其中炒延胡索、川楝子与乌药、九香虫、煅瓦楞子相配，尚能定痛；法半夏、炒六曲、砂仁、豆蔻仁、藿香叶、紫苏叶理气化湿和胃；独角蜣螂、泽漆通幽化痰，以防阻隔；潞党参、北沙参、仙鹤草、肿节风抗癌解毒。诊至七八，采用复法大方，处方用药曾有30多味，增味意在多方兼治：或培益气阴，或疏利气机，或活血定痛，或化湿泄浊，或抗癌达邪。

☞杨金坤据正气虚损、脾肾亏虚治疗胰腺癌

杨金坤是上海龙华医院肿瘤科主任医师，从事肿瘤临床工作40余载，在胰腺癌治疗方面，主张扶正抗瘤、脾肾同补，获有良效。他认为胰腺癌的发生多由正气虚损，阴阳失衡，六淫邪气乘虚入侵，终致气机不畅，血行受阻，津液失于输布，津聚为痰，痰凝气滞，气滞血瘀，痰气瘀毒胶结，日久而成肿块。基本病机为正气虚损、脾肾亏虚，主要辨证分为六型：脾肾亏虚证、阳虚痰凝证、肝气郁结证、郁久化热证、瘀血凝滞证、湿热蕴结证。据这六证以补虚扶阳、化痰祛瘀、理气散结、清热利湿为治疗大法。

如治一患者雷某，女，48岁，诊断为胰腺癌、肝囊肿、胆囊息肉、胰体尾＋脾切除术后。病理检查示：（胰体尾）导管腺癌，Ⅱ级，癌组织侵犯神经束，胰腺切缘未见癌转移，检出胰腺旁淋巴结6枚，均未见癌转移，脾未见癌转移。初诊日期：2008年10月29日。刻下症：神疲乏力，面色少华，胃纳差，食后腹胀，上腹隐痛，无发热，二便尚调，夜寐欠安，舌红、苔少，脉弦细。辨证：脾肾两虚，瘀毒内结。治法：健脾益肾，化瘀解毒。处方：太子参15g，生地黄9g，豆蔻仁（后下）3g，牡丹皮9g，玄参30g，乌梅9g，仙鹤草30g，仙茅9g，淫羊藿9g，知母12g，黄柏9g，红藤30g，野葡萄藤30g，菝葜30g，藤梨根30g，炒谷芽30g，炒麦芽30g，鸡内金9g。二诊（11月29日）：胃纳明显增加，腹胀腹痛较前减轻，体力恢复明显，二便调，夜寐可，舌淡红、苔薄白，脉细。效不更方，原方去太子参、生地黄、豆蔻仁、牡丹皮、乌梅，加党参15g、炒白术15g、茯苓15g、姜

半夏9g、青皮5g、陈皮5g。患者持续服用中药，一般情况良好，定期复查，未见任何复发转移征象。

按语：患者首诊时术后不久，体质虚弱较为明显，补益脾肾自不待言，然而肿瘤毕竟是有形之邪，故化瘀解毒亦当兼顾。初诊方中太子参补气生津；生地黄滋阴清热；豆蔻仁行气；玄参、牡丹皮清热凉血，活血化瘀；仙茅、淫羊藿温肾阳，补肾精；知母、黄柏泻肾火，滋肾阴；乌梅生津止渴；红藤、野葡萄藤、藤梨根、菝葜清热解毒；炒谷芽、炒麦芽、鸡内金消食和胃。二诊时患者病体渐复，继续化瘀解毒，并施以健脾理气之剂巩固疗效。

☞刘鲁明据湿热蕴结治疗胰腺癌

刘鲁明是复旦大学附属肿瘤医院中医科/中西医结合研究室主任医师、教授、博士生导师。刘鲁明认为胰腺癌的起病和发病特点与湿热毒邪致病特点相合，湿热相合，如油和面，难解难分，造成病情错综复杂，缠绵难愈，这又与胰腺癌病情反复多变，手术切除后的高复发、高转移特性无不相合。由此可见，胰腺癌的发病是由于湿、热、毒邪外侵或脾胃失运，湿热内生，化热成毒，湿热毒邪互结日久，聚集不散，阻滞气机，积久成瘤。而湿热毒聚、积久成瘤是胰腺癌发病的关键环节，是其基本的病机。临床治疗胰腺癌应以清热、化湿、解毒为原则。清热化湿、理气散结是胰腺癌的基本治则，贯穿于胰腺癌的全程治疗。

如治一患者季某，女，67岁，2012年3月诊断为胰腺癌。病理检查：腺癌。动脉介入术后，吉西他滨＋奥沙利铂化疗2个疗程后腹痛有所缓解，但因Ⅳ度骨髓抑制及Ⅲ度消化道反应而无法耐受后续化疗。初诊日期：2012年7月12日。刻诊：纳差、口干，腰背部及剑突下疼痛（口服氨酚羟考酮片止痛），大便2日1次，偏干，舌红质干、苔少，脉细。辨证：热毒壅盛，耗伤气阴。治法：清热解毒，益气养阴。方以清胰化积汤加减：半枝莲30g，白花蛇舌草15g，蛇六谷30g，绞股蓝30g，蜂房15g，浙贝母15g，生山楂30g，芦根30g，北沙参15g，生地黄15g。每日1剂，水煎服。二诊（7月

26 日）：便秘及腰腹疼痛略有好转，但便质仍干，胃纳一般，口干好转，舌红、苔干黄，脉弦细。原方半枝莲增至 60 g，余药同前。三诊（8 月 22 日）：大便质仍偏干，每日 1 次；腰腹痛症状明显改善，止痛药物由每 6 小时 1 次减为每 12 小时 1 次；胃纳增加，无口干；舌淡红、苔薄润，脉细。原方将半枝莲增加至 90 g。四诊时大便质软，腰腹痛症状消失（已停用止痛药物），胃纳增加；舌红、苔薄白润，脉细。守方继续服用。患者于 2012 年 12 月复查 CA199 为 121.8 U/L，2013 年 6 月复查 CA199 为 75.8 U/L，2013 年 12 月复查 CA199 为 64.3 U/L。多次影像学检查均提示胰部占位灶与 2012 年 3 月相仿。治疗过程中患者无腹泻等不适，复查肝肾功能均未见明显异常。

按语：患者处于胰腺癌晚期，经介入化疗后因严重的不良反应无法继续治疗，故求助于中医。初诊时病机属热毒壅盛、气阴两伤，方以清胰化积汤加味。方中半枝莲、白花蛇舌草清热解毒，利湿消肿；蛇六谷、浙贝母化痰散积，解毒消肿；绞股蓝扶助正气，解毒消肿；生地黄、沙参、芦根及生山楂养阴生津。全方以攻邪为主，兼顾补虚。因患者始终存在便秘症状，故逐渐将半枝莲加大用量以起到清热解毒通便的作用。随着便秘好转，患者腰腹痛症状同时得到改善。随访发现 CA199 逐渐下降，病灶稳定，患者生存质量提高。

☞ 周维顺据正虚邪实治疗胰腺癌

周维顺为浙江省中医院主任医师、浙江中医药大学教授，从事临床、教学、科研工作近 40 年，对各种恶性肿瘤的诊治经验丰富，疗效颇佳。周维顺认为胰腺癌病因病机复杂，病因包括：饮食不节，恣食肥甘，喜食辛辣，嗜烟酒而致酿湿生热毒，湿热内盛，蕴毒结于胰；情志不遂，肝失疏泄条达，气滞血瘀，毒瘀互结瘀阻于胰；寒温失常，调摄失宜，宿毒内热壅滞，气郁血瘀，湿毒瘀结，耗血伤阴，致癥瘕积聚内生。诸种因素相混，日久生变，成积成块，发为该病。初期多表现为实证，而中晚期则以虚实相夹、本虚标实为主要表现，甚至可以表现为以虚象为主。本病之病因病机以气血痰湿互阻、湿热邪毒内攻、脾胃气阴两虚为特点，故治以利湿化浊解毒、行气活血化瘀、益气养阴扶正为主。

如治一患者许某，男，65岁，浙江嘉兴人，胰腺癌术后1个月余，于2012年7月28日就诊。症见腹痛腹胀，面目微黄，纳差，恶心嗳气，大便干，舌红苔黄腻，脉弦。中医诊断：胰腺癌，肝郁蕴热型。治以疏肝解郁，清热解毒。方用柴胡疏肝散加减：柴胡10g，生白芍10g，川芎10g，枳壳10g，青蒿10g，延胡索20g，郁金10g，八月札20g，炒苍术10g，炒白术10g，草豆蔻10g，石菖蒲10g，陈皮10g，广藿香10g，半枝莲15g，白花蛇舌草15g，猫人参15g，六神曲12g，莱菔子20g，生薏苡仁30g，炒薏苡仁30g，炙甘草5g，炙鸡内金15g，炒谷芽15g，炒麦芽15g。7剂，每日1剂，水煎，早晚分服。二诊：上述症状均缓解，守上方7剂，随证加减继服。三诊：上述症状消失，舌脉正常。守上方继续巩固治疗，同时配合中成药治疗，坚持门诊复诊，后面色红润，纳谷寐香，大小便调。

按语：患者腹痛腹胀，呃逆嗳气，纳差，便干，皆由肝气郁结、郁久化热而成，方选柴胡疏肝散加减。本病病位虽在胰，而病机在肝、脾、胃。患者术后脾气亏虚，脾胃之气为一身之气的枢机，中气虚弱则气机枢转不利，导致中焦脾胃之气升降失调，土虚木亢，气血运行受阻而出现肝胃不和的一系列证候。气机郁久则化热，热甚则成热毒，而出现便干、舌红、面黄等症，治疗必须求本、本标结合，故疏肝解郁畅通气机、调理脾胃，使脾胃功能恢复，又辅以清热解毒，使热毒消。方中白芍、柴胡、川芎、枳壳、陈皮、郁金等疏理气机，生薏苡仁、炒薏苡仁、鸡内金、草豆蔻、白术、六神曲、麦芽、谷芽等具有顾护脾胃和修复黏膜作用，半枝莲、八月札、白花蛇舌草、猫人参等扶正抗癌，川芎、延胡索等行气止痛。诸药合用，辛以散结，苦以降通，寒以清热，甘以补中，则诸症自除。

第二节　处方用药

☞ 孙桂芝用黄芪建中汤或逍遥散辨证化裁

孙桂芝多根据病情需要以黄芪建中汤或逍遥散为辨病主方，随证化裁。散结止痛法：通常于半边莲、半枝莲、藤梨根、白花蛇舌草、蜂房、草河车、穿山甲、鳖甲、龟甲等清热解毒、软坚散结药物基础上，运用小剂量荜茇、细辛以加强散结，通络止痛。对于需要通腑泄浊的，则多用柴胡、香附、延胡索、川楝子、乌药、莪术等，伴有梗阻性黄疸时，则须加用茵陈、金钱草等。根据症状加减用药：①梗阻性黄疸，茵陈五苓散或柴胡疏肝散，酌加金钱草、八月札、凌霄花等；②气逆纳差，以赭石配伍鸡内金、生麦芽调理胃气，并可酌加炒莱菔子、焦山楂、焦槟榔等；③痰热呕恶，酌情选用橘皮竹茹汤、小陷胸汤、温胆汤等；④络阻疼痛，酌加荜茇、细辛、全蝎、蜈蚣、延胡索、香附、九香虫等。

☞ 周仲瑛基于抗癌解毒为基本大法常用药物

周仲瑛认为胰腺癌因以癌毒致病为先，故治疗以抗癌解毒为基本大法，常用药如下。

1. 抗癌解毒药　常用抗癌解毒药有：青皮、白花蛇舌草、仙鹤草、石见穿、半枝莲、龙葵、红豆杉、水红花子等。应根据兼夹致病因素辨证选药。如热毒甚者，当选白花蛇舌草、山慈菇、漏芦等清热解毒；瘀毒重者，当用炙蜈蚣、土鳖虫、肿节风、水红花子等化瘀解毒；湿聚为痰，痰毒甚者，用制南星、炙僵蚕等化痰解毒。多配用青皮、八月札等理气之品，气行则痰消瘀化。此外多用虫类药，如炙蟾皮、炙蜈蚣、土鳖虫、独角蜣螂等，以达搜毒、剔毒、除毒之功。

2. 软坚散结药　本病局部以痰瘀互阻为基本病机，逐渐形成腹胁肿块，治疗伍用化痰消瘀、软坚散结之品以改善症状，缩小癌肿。若以血瘀为主者，可选炙水蛭、炮山甲、紫丹参、川芎、赤芍、莪术、鸡血藤等；若以痰湿凝聚为主者，常选泽漆、山慈菇、半夏、漏芦、牡蛎、瓦楞子等。

3. 扶正祛邪药　在癌症中晚期，癌毒猖獗，"有胃气则生，无胃气则死"，运脾开胃助纳类中药使生化有源，机体得充。周仲瑛认为在胰腺癌晚期多气阴两伤，故以益气养阴为主，选用太子参、麦冬、南沙参、北沙参以培补气阴。另以陈皮、白术、茯苓、炙鸡内金、山楂、六神曲、砂仁等健脾开胃助纳。

本病常在癌毒的基础上伴见湿热蕴结、湿阻水停、肝胃不和及肝脾两伤等，其证型及论治可在前述治疗大法的基础上，另择药配伍而有侧重。①湿热蕴结者，而发为黄疸，选用柴胡、赤芍、茵陈、大黄清利湿热退黄之品；②湿阻水停者，致腹水积内，腹大如鼓，可用川椒目、葶苈子、防己等祛湿利水；③肝胃不和者，恶心呕吐，选用藿香、黄连、吴茱萸、半夏、紫苏叶等化浊和胃降逆；④肝脾两伤者，大便溏泻，可加白术、茯苓、党参等健脾运脾。

吴良村辨证分型常用处方

吴良村是浙江省中医院主任医师、教授，全国老中医药专家学术经验继承工作指导老师，博士生导师。吴良村分为以下几型辨证论治。

1. 气滞血瘀型　见瘀阻膈下成积块，腹痛拒按，痛处不移，即可定型，方可选膈下逐瘀汤加减以活血祛瘀、行气止痛；并在临证中常加全蝎、蜈蚣、僵蚕等，盖虫类之品乃入肝经之药，性善走窜，且具通络解毒之功，伍以诸药，相得益彰，效如桴鼓之应。

2. 肝胃蕴热型　遣方时喜选茵陈蒿汤合柴胡疏肝散加减。吴良村对此证尤其重视通利腑气，认为小便不利则湿热无从分消，小便通利则湿热得以下泻，而黄疸自退，故常在上方加车前子、泽泻、蟋蟀等利水之品；若阳明腑盛，大便干燥，则常重用生大黄通腑祛瘀，或加芦荟、玄明粉等，使湿热、黄疸由肠腑而泻。

3. **脾虚湿阻型** 吴良村多选异功散治之，取其既益气健脾，又行气化滞之效，使药性灵动不滞；吴良村常在上方中加苍术、薏苡仁、炒谷芽、炒麦芽等淡渗利湿消导之品；若痰湿较盛，则加用茵陈五苓散。吴良村指出，脾气亏虚日久，则可发展为脾阳亏虚，甚至脾肾阳虚，腹寒泄泻，此时应改予四神丸，并加用附子、干姜等大辛大热之品，温肾暖脾治之。

4. **气阴两虚型** 吴良村在生脉饮和沙参麦冬汤的基础上化裁出验方安体优，该方主要由北沙参、麦冬、玉竹、太子参、白花蛇舌草、陈皮、鸡内金等组成。方中陈皮使药性灵动而不呆滞；鸡内金消积导滞，使滋阴而不滞腻，以期养阴而不恋邪之效。若阴虚内热，则加滋阴凉血之品；若发展为肝肾阴虚，则选左归丸加减。吴良村临证遣方选药时又有辨病与辨证相结合、标本兼顾的特点，认为胰腺癌治疗的根本在于抗癌，杀灭肿瘤细胞，才能抑制病情进展，故建议在胰腺癌不同阶段，可酌情加入南方红豆杉、拳参、肿节风、菝葜、野菊花、蛇六谷等清热解毒攻邪抗癌之品。

☞ **刘鲁明以清胰化积汤为核心处方**

刘鲁明基于胰腺癌湿热毒聚、积久成瘤的基本病机，确立清热解毒、化湿散积的基本治疗原则，并结合现代药理研究，筛选药物，创立清胰化积方作为基本方。本方由蛇六谷 15 g、白花蛇舌草 30 g、半枝莲 30 g、绞股蓝 15 g、白豆蔻 6 g 等组成。方中蛇六谷化痰散积，解毒消肿为君；白花蛇舌草、半枝莲清热解毒，利湿消肿为臣；绞股蓝扶助正气，解毒消肿为佐；白豆蔻化湿和胃，行气宽中为使。全方治疗以攻为主，针对胰腺癌湿热毒邪的病机特点而设。现代药理研究证实，白花蛇舌草、绞股蓝能显著抑制癌细胞的有丝分裂，并能增强机体免疫功能；半枝莲对多种动物移植性肿瘤均有一定抑制作用；蛇六谷的主要成分甘聚糖能有效地干扰癌细胞的代谢功能，并通过诱导肿瘤细胞凋亡产生抑瘤作用；白豆蔻提取物可破坏肿瘤细胞外围防护因子，使癌组织容易被损害，同时增强肿瘤免疫功能。临床上，在清胰化积方基础上可随证加减。黄疸加用茵陈、青蒿、栀子，腹痛加用延胡索、川楝子、八月札、香附、木香，痞块加用干蟾皮、蜂房、山慈菇、浙贝母、守宫，消化道出血加用三七粉、茜草、蒲黄、白茅根，便秘加用虎杖、蒲公英、大黄，腹泻可加用防风、土茯苓，厌食加用山楂、六神曲、鸡内金、莱菔子，腹水加用车前子、大腹皮、泽泻等，阴虚配伍沙参、石斛、芦根等。临床实践证明，在中医病机论基础上建立的中药复方清胰化积方，可稳定瘤灶，延长患者生存期，配合手术、介入及放化疗则能增强疗效和减轻毒副作用，提高患者的生存率。

☞ 杨金坤辨证分型常用药物

杨金坤据胰腺癌的不同分型采用不同的治疗方法，选用不同性味的药物。

1. 补益脾肾药　健脾药物多选用生黄芪30 g，太子参15 g，党参15 g，炒白术15 g，茯苓15 g，姜半夏10 g，怀山药12 g，白扁豆9 g等；益肾则采用仙茅6 g，淫羊藿6 g，山茱萸6 g，补骨脂9 g，肉苁蓉9 g，胡芦巴9 g等。

2. 温阳化痰药　药物多选用干姜6 g，熟附子6 g，肉桂6 g，吴茱萸6 g，桂枝6 g，山慈菇12 g，生南星12 g，生半夏6 g，蛇六谷12 g等。

3. 疏肝理气药　药用柴胡12 g，青皮12 g，陈皮12 g，枳壳12 g，佛手15 g，香附15 g，八月札12 g，川楝子12 g，大腹皮12 g，香橼9 g，广木香9 g等。

4. 清热解毒药　药用红藤12 g，野葡萄藤12 g，菝葜12 g，藤梨根15 g，白花蛇舌草30 g，芙蓉叶15 g，干蟾皮12 g，蒲公英9 g，半边莲15 g，半枝莲30 g等。

5. 活血化瘀药　药用川芎9 g，乳香9 g，没药9 g，延胡索12 g，郁金12 g，三棱12 g，莪术9 g，水蛭9 g，土鳖虫9 g等。寒凝、气滞与血瘀三者之间常互为因果，因此杨金坤在活血化瘀的同时，常兼施以温阳及理气之剂，每有奇效。

6. 清热祛湿药　治疗当施以清热祛湿之法，药用金钱草12 g，山栀子

12 g，海金沙 12 g，虎杖 9 g，茵陈 20 g，石韦 6 g，平地木 9 g，土茯苓 9 g等。

 周维顺辨证分型处方用药

周维顺将胰腺癌辨证论治分为四型，处方用药如下。

1. **气滞血瘀型处方用药** 以行气化瘀、软坚散结、理气活血为法，方选膈下逐瘀汤加减。常用药有丹参 15~30 g，赤芍 15 g，红花 10 g，延胡索 10 g，香附 15 g，浙贝母 30 g，菝葜 30 g，八月札 30 g，藤梨根 30 g，肿节风 15 g，桃仁 9 g。

2. **肝郁蕴热型处方用药** 治以疏肝解郁、清热解毒，方选柴胡疏肝散加减。常用药有猫爪草 30 g，猫人参 30 g，三叶青 30 g，蒲公英 30 g，八月札 30 g，香附 15 g，延胡索 15 g，柴胡 9 g，枳壳 10 g，白花蛇舌草 30 g，菝葜 30 g，垂盆草 30 g，虎杖 30 g，生薏苡仁 30 g，浙贝母 30 g，猪苓 15 g，茯苓 15 g，炒谷芽 15 g，炒麦芽 15 g，神曲 12 g，炙鸡内金 12 g，姜半夏 10 g，橘红 10 g，橘络 10 g，炙甘草 6 g等。

3. **气阴亏虚型处方用药** 治以益气养阴、扶正抗癌，方选八珍汤加生脉散加减。常用药有党参 10 g，黄芪 10 g，苍术 10 g，白术 10 g，当归 15 g，鸡血藤 30 g，枸杞子 15~30 g，熟地黄 15 g，延胡索 15 g，八月札 30 g，浙贝母 30 g，灵芝 30 g，肿节风 15 g，猪苓 15 g，茯苓 15 g，青皮 10 g，陈皮 10 g，姜竹茹 12 g，姜半夏 10 g，炙甘草 6 g等。

4. **湿热阻遏型处方用药** 治以健脾利湿、化浊解毒，方选茵陈五苓散加减。常用药有茵陈、猪苓、茯苓、炒白术、泽泻、桂枝、陈皮、制半夏、山慈菇、炒麦芽、炒谷芽、炙甘草、生薏苡仁、炒薏苡仁、白花蛇舌草等。

随证加减除上述分型外，根据临床表现与原方配合加减相应药物：腹痛者加延胡索、川楝子、白芍，黄疸者加生大黄、山栀子等，腹水者加大腹皮、冬瓜皮等，恶心呕吐者加姜半夏、姜竹茹等，肿块明显者加肿节风、浙贝母等，便秘者加大黄、枳实、火麻仁、肉苁蓉等，出虚汗者加浮小麦、瘪桃干、稽豆衣等，失眠者加合欢花、炒酸枣仁、首乌藤等，腰膝酸软者加炙狗脊、炒川续断、炒杜仲、怀牛膝等，癌痛明显者加延胡索、炙九香虫等。此外，周维顺认为，任何证型的患者在用药时，都必须兼顾脾胃之气，故加用炒谷芽、炒麦芽、神曲、鸡内金以助生化之源，提高机体功能。

☞ 王晞星善用和法，首推六君子汤及大柴胡汤

王晞星主任医师认为，治疗胰腺癌应当从疏肝利胆、和解少阳入手。所谓和法即运用寒凉、温热、辛散、补益等不同功效的药物配合使用，以起到疏通表里、和解寒热、调理脏腑等作用。临床中常用大柴胡汤治疗胰腺癌肝胆湿热型，效果显著。但胰腺癌患者常兼见脾虚症状，故首推六君子汤及大柴胡汤为治疗胰腺癌的基本方，其他核心处方有四逆散、参苓白术散、一贯煎、竹叶石膏汤、逍遥散等。王晞星将不同胰腺癌患者分为以下几个分型辨证论治。

1. 脾胃虚弱型　"四时百病，胃气为本""胃气一败，百药难施"，正虚是胰腺癌发病的基础，脾胃虚弱贯穿于胰腺癌各个阶段。现代药理学研究证实，健脾药物对癌细胞具有一定的细胞毒作用，能抗癌增效、保护正常细胞、反突变、抑制肿瘤转移，此亦为提高疗效的关键。治法：健脾和胃。方药：六君子汤加减。药用：党参 15 g，白术 10 g，云茯苓 15 g，陈皮 10 g，半夏 10 g，厚朴 15 g，白芍 18 g，白花蛇舌草 30 g，猫爪草 30 g，山慈菇 30 g，半枝莲 30 g，蛇六谷 15 g，守宫 6 g，甘草 6 g。方中党参、白术健脾益气；云茯苓、厚朴健脾燥湿；陈皮、半夏燥湿和胃止吐；白花蛇舌草、猫爪草、山慈菇、半枝莲、蛇六谷、守宫消肿解毒，散结止痛。如伴胸脘痞满，可加枳壳；纳呆食滞，加山楂、神曲；痰吐不利，加瓜蒌、竹沥等。

2. 肝胆湿热型　小柴胡汤合小承气汤加减：柴胡 10 g，黄芩 10 g，半夏 10 g，大黄 10 g，白芍 18 g，白花蛇舌草 30 g，蒲公英 30 g，郁金 10 g，三棱 10 g，莪术 30 g，片姜黄 30 g，守宫 6 g，厚朴 18 g，甘草 6 g。如身热不退，可加金银花、连翘清热解毒；若呕恶，加陈皮、竹茹降逆止呕；若腹胀满，加大腹皮行气消胀；若小便黄赤，加滑石、车前子清热；苔白腻而湿重者去

大黄加猪苓、泽泻、白蔻仁、砂仁甘淡渗湿，使湿从小便而去。

3.肝阴亏损型　症见上腹痞满或触及肿物疼痛，烦热口干，低热盗汗，胸胁不舒或疼痛，消瘦纳呆，舌红少苔或光剥有裂纹，脉细弦或细涩。治法：养阴涵木。方药：一贯煎加减。药用：沙参18g，麦冬15g，生地黄15g，枸杞子30g，白芍18g，当归10g，女贞子30g，墨旱莲30g，牡丹皮18g，桃仁10g，白花蛇舌草30g，芦根30g，夏枯草30g，川楝子10g，甘草6g。方中生地黄、枸杞子滋养肝胃之阴；女贞子、墨旱莲滋阴补肾；沙参、麦冬和养胃阴；白芍柔肝止痛；如伴腹部肿块坚实者，可加三棱、莪术；大便秘结严重者，可加大黄、芒硝；如兼血虚者，可加何首乌30g、海螵蛸30g、甘草6g。

当出现下列兼证时，处方用药如下。

（1）黄疸，根据"开鬼门，洁净府"的方法辨证论治。治法为利胆退黄。方药：茵陈四逆散加减。茵陈10g，柴胡10g，白芍15g，枳实10g，青蒿15g，黄芩10g，茯苓15g，猪苓30g，栀子10g，郁金10g，薏苡仁18g，白花蛇舌草30g，猫爪草30g，山慈菇30g，甘草6g。

（2）不完全性肠梗阻，采用通腑泻热的治法。方药：大承气汤加减。生大黄6~10g，厚朴15g，枳实15g，芒硝15g，旋覆花12g，赭石30g，党参15g，半夏10g，生姜3片，甘草6g。

（3）消化道的非特异性症状如恶心、腹胀、便溏等，药用半夏、茯苓、厚朴、生姜、竹茹、陈皮等。

（4）晚期恶病质最常见的腹水，常用车前子30g、龙葵30g、猪苓30g等。抗癌药多选用猫爪草、半枝莲、壁虎、山慈菇、白花蛇舌草、莪术、薏苡仁等。

第三节　常用药对

☞ **孙桂芝常用药对**

1. 藤梨根 15 g，虎杖 15 g　即藤虎汤，藤梨根可以祛风利湿，虎杖可以散瘀止痛，两者均可清热解毒抗癌，孙桂芝经常将两药合用于消化道肿瘤的治疗。配合其他广谱抗癌药如白花蛇舌草、半边莲、半枝莲、草河车等，增强其抗肿瘤的作用

2. 炮山甲 6 g，鳖甲 15 g，龟甲 15 g　取自于三甲汤，此三者均能软坚散结。穿山甲走窜之力更甚，可通络行血；鳖甲、龟甲可以清虚弱，坚阴。三者合用，用于胰腺癌肿块坚硬不移、阴虚发热者。

3. 焦山楂 15 g，焦槟榔 15 g，佛手 12 g，炒莱菔子 15 g　焦山楂、焦槟榔理气开胃；佛手理气但不辛温行散太过而耗伤人体之阴液；炒莱菔子能够化食积，消腹胀。上药相伍，对于胰腺癌患者两胁及腹部疼痛、气滞不通、消化不良的情况正适用。

☞ **杨金坤常用药对**

1. 石韦 30 g，香附 6~9 g　石韦味苦、甘，性微寒，归肺、膀胱经，有利水通淋、止咳止血之效；香附味辛、微苦、微甘，性平，归肺、脾、肾、膀胱经，有疏肝理气、调经止痛之效。杨金坤常将此两药合用于胃脘部隐痛、腹胀、嗳气之胰腺癌患者，可获良效。现代药理研究表明，石韦的主要活性成分具有抗氧化、增强免疫、护肾等功效。香附有促进胆汁分泌的功能，同时还有良好的止痛作用。此外，该组合还可升高白细胞计数水平，减轻化疗中白细胞减少症等不良反应。

2. 生牡蛎 15~30 g，夏枯草 9~12 g　牡蛎味咸，性微寒，归肝、肾经，有平肝潜阳、软坚散结、收敛固涩之效，多用于痰火郁结所致的瘿瘤、瘰疬。

夏枯草味苦、辛，性寒，归肝胆经，有清热散结之效，多用于痰火郁结所致的瘿瘤、瘰疬。两药相配，可加强清热解毒、软坚散结之效。生牡蛎有提高人体免疫力、抑制癌细胞生长及抗氧化等作用。夏枯草含有多种抗肿瘤活性成分，具有抗增殖和诱导肿瘤细胞凋亡的作用，可抑制肿瘤生长。此药对适用于有邪毒积聚、郁久化热病机之进展期胰腺癌患者。

3. 煅瓦楞子 30 g，威灵仙 30 g　瓦楞子味咸，性平，归肺、胃、肝经，有消痰化瘀、软坚散结之效，适用于瘿瘤、瘰疬、癥瘕痞块等证。煅瓦楞子可治胃痛吐酸，有治酸止痛之功。威灵仙味辛、咸，性温，归膀胱经，有祛风湿、通经络、止痹痛、消骨鲠之功，可用于风湿痹痛、诸骨鲠咽，亦可消痰水，用于治疗噎膈、痞积。杨金坤认为该组合可用于胰腺癌之肝胃郁热证。患者多因情志不遂、忧思恼怒，致肝失疏泄，气机阻滞，日久化热，邪热犯胃，肝胃郁热，热灼而痛出现口苦泛恶、嘈杂灼热、泛酸等症。

4. 山慈菇 30 g，附子 9 g　山慈菇味甘、微辛，性寒，归肝、胃经，有清热解毒、化痰散结之效，多用于治疗痈疽疔毒、瘰疬痰核、淋巴结核、蛇虫咬伤等，《本草正义》曰其"能散坚消结，化痰解毒，其力颇峻"。附子味辛，性热，有毒，归心、肾、脾经，可回阳救逆、补火助阳、散寒止痛，多用于阳气虚损及亡阳证，《本草汇言》曰其"回阳气，散阴寒，逐冷痰"。附子能通过温阳散寒而流通津血，消散痰瘕，起到抗肿瘤的作用。现代药理研究证实，温阳药附子及其有效成分能通过不同途径不同程度地抑制和逆转肿瘤细胞的恶性表型，阻断肿瘤细胞增殖，对人体体液免疫和细胞免疫亦有增强作用。此外，附子有很好的镇痛作用，可改善患者的生活质量。阳气虚损、寒痰凝滞是胰腺癌发病的重要病机，杨金坤临床常将山慈菇与附子组合以温阳化痰。两药相协，山慈菇偏于化痰散结，附子则善补火助阳、温化寒痰。两者一寒一热，化痰散结之功倍增，且无寒热偏颇之弊。

第11章 乳腺癌

第一节 病机治法

☞花宝金重气机，轻灵引经治转移

花宝金强调恶性肿瘤的病因、病机及治疗都要围绕气机失调这个主线，乳腺癌尤其如此。《素问·举痛论篇》曰："百病生于气也。"气机失调，脏腑失和，则气血津液代谢紊乱，经络壅塞，痰、毒、瘀内停，结为肿块。女子以血为本，以气为用，易因情志不畅而气机逆乱，发为乳腺癌。因此，女子乳腺癌发病率远高于男性。经络学说认为乳头属足厥阴肝经，乳房为阳明经所司。肝气不舒，情志不畅，则气机逆乱，瘀血内停；脾伤则运化失常，痰浊内生；痰瘀互结而为乳腺癌。因此，乳腺癌的基本病机为肝气郁结，疏泄失职，气机不畅，气滞血瘀；或风木太过，克制脾土，肝郁脾虚，痰瘀内阻；或木郁化火，炼液成痰，灼血为瘀。此外，无论乳腺癌患者是否表现出虚象，都必须重视"本虚"的内因推动作用。

花宝金认为中医药在结合现代医疗手段治疗的同时要做好辅助和主导角色的转换，调整好扶正与祛邪的平衡。如手术患者多气血损伤，脏腑失和，治疗以益气养血为主，酌加化痰散结药物；化疗患者以健脾和胃、补益肝肾为主；内分泌治疗患者多肝肾阴虚，或脾虚痰湿，宜辨证论治，稍佐解毒抗癌之品。若有其他部位的转移，当酌加相应药物，将辨病与辨证结合，同时起到引经药的作用，使诸药专达病所，则效果愈佳。如有肺转移者，酌选鱼腥草、沙参、麦冬、桔梗、杏仁、百合等；肝转移者，选用茵陈、凌霄花、白梅花、八月札、鳖甲、穿山甲等；脑转移者，选用全蝎、蜈蚣、菊花、天麻、钩藤等；骨转移者常加用骨碎补、续断、牛膝、枸杞子等。引经药用量宜轻，以防喧宾夺主。

☞ 林丽珠疏肝养肝、柔肝缓急治乳腺癌

《外证医案汇编》谓："若治乳，从一气字著笔，无论虚实新久，温凉攻补，各方之中，夹理气疏络之品，使其乳络疏通。气为血之帅，气行则血行，阴生阳长，气旺流通，血亦随之而生，自然壅者易通，郁者易达，结者易散，坚者易软。"林丽珠认为，肝喜条达而恶抑郁，肝气条达则五脏六腑之气通顺，血、津液畅行无阻，气血冲和则百病不生。乳腺癌患者多因情志内伤致气机阻滞，肝气郁结。临床用药应顺肝之生理特性，以疏肝行气之法，解其郁结，故疏肝乃理气的根本；同时，林丽珠认为，乳腺癌患者的治疗应重视中西医结合，癌毒恣盛时运用中药祛邪攻毒之品难以断根，可优先选择手术、化疗或内分泌治疗等方法，以集中优势，扬西医抗癌攻毒之长。但西医方法攻邪力度峻猛，往往易损伤正气，灼伤肝阴，致使肝肾阴虚，冲任失调，故临证应配合运用中医药，在辨证论治基础上重视疏肝养肝，以养肝滋肾之法和降阴火，柔肝缓急之法平调冲任。故乳腺癌的辨证治疗，重在疏肝养肝，兼顾柔肝缓急。

其治疗乳腺浸润性导管癌一例，患者症见精神疲倦，嗳气，恶心呕吐，肝区隐痛不适，口干口苦，心烦易怒，夜寐欠安，纳差，二便调，舌暗红、舌边有瘀点，苔薄黄，脉弦细。证属肝郁阴虚，治以疏肝养肝法。予柴胡疏肝散加减，处方：柴胡、白芍、枳壳、竹茹、苦参、露蜂房、八月札各15 g，女贞子、墨旱莲各20 g，郁金10 g，土鳖虫、甘草各6 g。每天1剂，水煎服。服药后诸症逐渐减轻，期间仍继续进行化疗，满6个疗程，末次化疗时间为2005 年3 月29 日。坚持每周复诊，均以柴胡疏肝散随证加减治疗。

按语：患者每于化疗后出现四肢关节酸软疼痛，考虑为化疗攻伐后体质虚弱，肝肾阴虚，复感风湿之邪从热而化，致湿热痹阻，故酌加黄柏、苍术、怀牛膝、补骨脂、肉苁蓉、杜仲、紫河车、山茱萸、鸡血藤；或有疲倦、乏力、纳呆等脾虚症状，酌加党参、白术、茯苓、山楂、鸡内金、神曲。中药

干预治疗后患者精神状态良好，无诉明显不适，生活起居如常人。定期复查乳腺彩超、胸部 X 线片、肝超声及腰椎 MRI 等，均未见肿瘤复发及转移，相关肿瘤指标正常，随诊已生存多年。

☞ 陆德铭温补肾阳调冲任

陆德铭为上海中医药大学教授，主任医师，博士生导师，早年深受导师中医外科大家顾伯华教授青睐，续其薪传，长期从事中医外科临床研究及教学工作，对乳房病、甲状腺病、痈疽、皮肤病、蛇咬伤、急腹症等疾病的治疗有丰富的经验，并有不少建树。陆德铭认为，乳腺癌的发生、发展与机体正气不足、人体对外来邪气抵抗能力下降有着极大的关系。乳腺癌患者接受手术、放疗、化疗后，机体往往受到损伤，导致气血、津液亏虚，脾失健运，阴阳失调，加之患者对疾病的担忧，出现肝气郁结、肝失条达，影响冲任二脉的运行，致使脏腑功能减退。故乳腺癌患者术后多以肾气不足、冲任失调、肝脾虚衰为本，肝气郁结、脾失健运、气滞血瘀、痰凝为标。治疗上，多在健脾益气、养阴生津、温肾助阳的基础上，配合化痰软坚、活血化瘀、清热解毒、以毒攻毒。在临床应用上，陆德铭常以温补肾阳法来调理冲任。他认为肾气不足，则天癸不充，冲任二脉不盛，致胞宫和乳房同时受累而发病。乳腺癌的发生与机体内阴阳失衡、冲任失调有关，故常选用淫羊藿、肉苁蓉、山茱萸等。

对于扶正药的作用机制，陆德铭认为，扶正药一则可调节机体免疫功能，改善机体免疫状态及机体对外界恶性刺激的抵抗力，有利于消除或控制复发转移；二则可调整机体神经、内分泌、体液的调节功能，保持机体内环境稳定及机体内外相对平衡性；三则可保护骨髓及肾上腺皮质功能，改善血象，对放疗、化疗有减毒增效之功，提高放疗、化疗完成率，控制癌肿复发转移；四则有直接反突变、抑癌作用；五则可提高手术效果，改善体质，促进康复，提高生存质量，延长生存期；六则可治疗癌前期病变。

在药物用量方面，陆德铭认为"病重药亦重"，认为用药量轻，虽补则无力扶正，欲攻则难奏其效。故选药擅用重剂，常谓大剂方能起沉疴，量小不易应手。生黄芪、三棱、莪术、石见穿、半枝莲、藤梨根、蛇莓等用量常达60 g，制南星、蜂房、苦参用量也常达30 g，以求扶正祛邪为重。陆德铭还善用蛇六谷，30 g 为常用剂量，嘱患者无须久煎。如有远处乳腺癌转移，则蛇六谷用量达60 g，蜈蚣用量达 6 g，以药毒攻其癌毒。

☞ 魏品康从痰论治三步法

魏品康创立了肿瘤痰证理论，并结合乳腺肿瘤的特殊性，以三步法治疗乳腺癌，疗效显著。

第一步消痰散结治根本。魏品康认为，从良恶性质来分可以将痰分为良痰和恶痰。良痰主要包括呼吸道的痰液，以及代谢障碍性疾病所产生的高血脂和良性肿瘤，如脂肪瘤、淋巴结炎性物质、息肉等；恶痰的特点是生长快、发展快、质坚硬，患者进行性消瘦等，主要指各种恶性肿瘤。癌主要是由恶痰所引起，并且痰可随气的升降，转移至其他部位。肿瘤患者术后痰的有形部分被祛除，但生成痰的环境依旧存在，如果不加治疗，生痰环境会继续滋生痰浊，导致肿瘤的复发或者转移。因此，治疗肿瘤术后患者的根本在于治疗和改善肿瘤产生的痰环境。魏品康认为在乳腺癌的治疗上首先应以消痰散结为大法，清除肿瘤滋生的内环境，达到消除肿瘤病因的目的。常选用导痰汤、二陈汤等消导痰湿、燥湿化痰，药用制半夏、制胆南星、山慈菇、浙贝母、重楼、龙葵等。

第二步消痰散结解郁。乳房疾病主要和肝关系密切。肝主疏泄，不但与全身气机活动相关，还可调畅乳房气血运行。肝喜条达恶抑郁，郁怒之气最易伤肝。肝伤则肝气失疏，气机运行不畅，影响脾胃升清降浊功能。水湿不化，聚而成痰，气滞痰浊交结于乳房，则经络痞塞，逐渐形成乳房肿块。因此，郁怒是乳腺癌发生的主要病因，肝气失疏则是乳腺癌的主要病机。魏品康治疗乳腺癌时，结合乳腺癌产生的特殊病因病机，在消痰散结的基础上常常配合使用疏肝理气解郁之品。脏腑气机升降正常，则痰瘀不易产生，癌细胞不易生长。临床上常配合应用柴胡疏肝散、逍遥散等方，药用柴胡、郁金、当归、白芍、制香附、佛手、八月札等。消痰散结与疏肝解郁并举，以达到抑制肿瘤生长及防止复发转移的目的。

第三步消痰散结调经。大部分乳腺癌患者在接受放化疗等治疗之后，机体的内环境被破坏，加之许多患者同时接受内分泌治疗，服用三苯氧胺等药物，多数出现月经紊乱、潮热汗出、停经等类似绝经期的症状。中医辨证属于阴阳失衡，气血亏虚，脏腑功能紊乱。治疗上采用"阴中求阳，阳中求阴"的治法，使"阳得阴升，阴得阳助"，以助机体恢复阴平阳秘的生理状态。魏品康临床常在消痰散结和疏肝解郁的基础上应用四物汤、二仙汤等方药以调节患者机体内环境平衡。药用桃仁、红花、制香附、当归、熟地黄、川芎、赤芍等养血活血调经之品，及仙茅、淫羊藿、巴戟天、菟丝子、黄柏、知母等温肾阳、补肾精、泻肾火、调冲任之品。

☞ 林毅受体阴阳分论

林毅为广东省中医院乳腺科主任医师，"十一五"期间乳腺病国家级重点专科学术带头人，国医大师，研制了消癖口服液等系列乳腺病制剂14种，在中西医结合诊治乳腺疾病方面具有丰富的经验。林毅提出乳腺癌一分为二的病因病机。一方面，正气虚衰，即气血阴阳俱虚，外邪乘虚入内，结聚于乳络，阻塞经络，产生因虚致实、因实而虚、虚实夹杂的复杂病理过程，以致气滞、痰凝、血瘀、邪毒内蕴，结滞于乳络而成乳腺癌。另一方面，乳腺癌术后患者病机以气血亏虚、热毒伤津为主要矛盾。术后局部结聚之邪实消除，但创伤耗血，气随血泄。放化疗又造成热毒过盛、津液受损、气血不和、肝脾不调、肝肾阴虚，表现为消化道反应、骨髓抑制、机体衰弱等综合征。

乳腺癌是雌激素依赖性肿瘤，内分泌治疗是巩固期重要治法，其疗效与患者受体状况密切相关，受体阳性者可接受内分泌治疗，而受体阴性者内分泌治疗有效率不足10%。林毅提出了乳腺癌术后雌激素受体阳性补肾为主，受体阴性重在健脾的学术思想。受体阳性者接受内分泌治疗，临床多见肾虚、冲任失调证候，而补肾药具有调节内分泌的作用。因此，治疗此类患者在健脾补肾的同时，尤以补益先天肾精为要。受体阴性患者除 Her-2 过表达外，在巩固期是西医治疗的盲区，其预后较受体阳性者差。林毅认为，提高机体免疫力是重要的治疗途径。受体阴性患者多症见面黄体倦，少气懒言，自汗，腰膝酸软，食欲缺乏，口淡或口咸，便溏尿频；偏于阴虚者则见五心烦热，盗汗，舌红、苔薄白、脉细数；偏于阳虚者则出现畏寒肢冷，舌淡暗体胖有齿痕、苔薄白，脉沉弱或沉迟等。林毅认为，乳腺癌病机为脾肾两虚尤以脾虚为重，治以补益脾肾为法，补后天以养先天。健脾包括健脾益气、健脾和胃、健脾祛湿，补肾包括滋阴补肾、填精固肾、温阳补肾。

☞ 徐力截断法治三阴乳腺癌

徐力为南京中医药大学肿瘤内科学教授，著名中医药肿瘤专家，医学博士，博士研究生导师，在中西医结合治疗肿瘤方面具有丰富的临床工作经验。三阴乳腺癌是乳腺癌的特殊类型，缺乏针对性的有效治疗策略，没有后续的内分泌治疗而使病情复杂化，侵袭性强，易发生局部复发及远处转移，预后差，为肿瘤界公认的治疗难题。徐力认为其病机较非三阴乳腺癌而言正虚更甚，癌毒毒力更强。三阴乳腺癌易复发转移的根本原因是正虚邪实。在临床上，目前尚无法准确判定三阴乳腺癌转移的部位，故提高整体未侵犯部位的正气应属当务之急。即阻止癌症建立转移前环境，抗转移的中医治则仍然是扶正祛邪。扶正以先安未受邪之地，防其陷入；祛邪以遏制癌毒，使其无法过于嚣张而四处为害。

徐力临证对三阴乳腺癌强调应用截断法。肿瘤截断法是徐力在姜春华主任医师截断扭转思想启发下用于治疗肿瘤的经验总结。截断理论的核心是采取果断措施和特殊方药，直捣病巢，祛除病邪，快速控制病情，截断疾病的发展蔓延，以求提高疗效，缩短病程。这一核心思想就是先证而治，掌握疾病整个发展过程的变化规律，有预见性地先发制病，未证先治，药先于证，这对提高疗效、缩短病程有着重要的价值。

其治疗三阴乳腺癌一例，患者自觉潮热盗汗，烦躁易怒，口干多饮，食纳一般，小便可，大便偏干，夜寐尚安，舌红苔薄黄，脉细数。辨证属肝气郁结，蕴热化火伤阴。治疗选用逍遥散为主方加减。处方：柴胡5g，当归10g，白芍10g，生薏苡仁15g，莪术10g，八月札10g，露蜂房10g，重楼15g，天冬30g，麦冬30g，石见穿15g，炒白术10g，茯苓10g，枸杞子30g，补骨脂30g，炒谷芽15g，炒麦芽15g，漏芦10g。7剂，水煎500ml，于上午9时、下午1时、下午5时、晚上9时分4次服。配合服用复方斑蝥胶囊（1个季度用1个月），同时注重对患者的心理调节。后患者一般情况可，无特殊不适，无复发转移，生活质量有很大提高。

按语：该三阴乳腺癌患者病机为肝气郁结，蕴热化火伤阴，故选用逍遥散为主方加减。患者免疫组化Ki-67（+）70%，Ki-67为细胞增殖标记，阳性率越高肿瘤增殖越快，恶性程度越高，且患者癌胚抗原稍高，故选用针对乳腺癌的特异性中药八月札、露蜂房等，治疗力度较强，用量较大，并配合服用复方斑蝥胶囊。患者出现潮热盗汗、口干多饮等蕴热化火伤阴的兼症，故选用天冬、麦冬养阴生津。三阴乳腺癌易发生骨转移和肝转移，故为截断骨转移加补骨脂，截断肝转移加莪术。全方扶正祛邪，重视滋养肝肾，体现中医治未病的预防观点。

☞刘亚娴以"不补补之"法，从郁、瘀、痰、虚治乳腺癌

刘亚娴为首届全国名中医，全国老中医药专家学术经验继承工作指导老师，河北省肿瘤医院主任医师、教授，从事中医、中西医结合临床教学及科研50余载，在论治疑难杂病尤其是肿瘤疾病方面具有丰富的临床经验，其倡导"善思""活法"，善用经方、活用时方。"不补补之"法源自魏玉璜，"第余之补，异乎人之补，无虑也"被后人称为"不补补之"法。刘亚娴认为，不补补之法的关键在于间接取之，治病求本，如通过补肝肾间接补气血，虽未直接培补气血但终使气血得补，即不以补法而补之。以不补补之法辨治乳腺癌亦然，虽未直接治疗乳腺癌，但通过解郁行瘀、扶正化痰可使癌积消散。

刘亚娴认为乳腺癌病机复杂，证候多元化，临床应随证施治，调理机体阴阳平衡，扶正以祛邪，祛邪以扶正，在扶正运用补药时应注意补益、运化相结合，防止"呆补"。祛邪则需从郁、瘀、痰、虚四方面着手治疗，注重调神，消除患者顾虑，方能增强疗效。

1. 从郁论治　肝气郁结是乳腺癌发病的关键因素。《格致余论》曾言："忧怒郁闷，昕夕积累，脾气消阻，肝气横逆，逆成隐核，如大棋子，不痛不痒，数十年后方为疮陷，名曰奶岩。"论述了情志抑郁、肝气不舒在乳腺癌发生发展中的作用。乳腺癌患者临床常见精神抑郁、胸闷胁痛、乳房胀痛、腹胀纳差、脉弦、舌苔薄腻等肝气郁结症状，治疗重在疏肝解郁，并佐以情志疏导。谨遵"肝欲散，急食辛以散之，用辛补之，酸泻之"之法，用药当以辛味为主，如柴胡、郁金之属；但肝体阴用阳，辛散开郁之时又恐耗损肝阴，故需注重配伍当归、柏子仁类养肝、柔肝之品。核心处方为逍遥散。在乳腺癌的诊治过程中，疏肝解郁法可贯穿始终，并随证配合活血化瘀、化痰软坚解毒类药物。

2. 从瘀论治　血瘀是乳腺癌发生的重要病理过程，乳腺癌患者常见乳房刺痛、月经夹血块、痛经、舌质暗红甚或起刺、脉弦涩等血瘀证候，化疗后症状尤为明显，正如《医林改错》所载"气无形不能结块，结块者，必有形之血也"，治当活血化瘀、消积散结。但需详辨患者体质，谨慎选用行血、破血之品，如行血可用丹参、王不留行等，破血可选三棱、莪术、土鳖虫、水蛭等。且治病求本，在活血之时应据瘀血病机的不同而有所侧重，核心处方为血府逐瘀汤。

3. 从痰论治　痰浊是乳腺癌形成的主要病理产物，乳腺癌患者可见乳房肿块、质硬不痛、边界不清、固定不移、橘皮征、舌质暗红、苔腻、脉滑等痰浊证候，正如朱丹溪所言"怪病多痰"，治当化痰软坚。无形之气病，而后有形之痰凝，故治痰兼调气，并有"善治痰者，不治痰而治气，气顺则一身之津液亦随气而顺矣"之论。且化痰药有寒凉温热四气之别，当据证候灵活加减，如湿痰常用半夏、天南星等燥湿化痰药，热痰可选瓜蒌、贝母、海浮石等清热化痰药,寒痰常用白芥子、皂荚等温化寒痰药,核心处方为二陈汤、消瘰丸等。

4. 从阳虚寒凝论治　阳虚寒凝是乳腺癌发生发展的根本。乳腺癌位于体表,患处常见皮色暗,而非明显红、肿、热、痛,且乳腺癌患者常有淋巴结转移,行放疗治疗后可见胸壁破溃,分泌物渗出,破溃渗液多为稀水样,伴见舌脉无明显热象时应辨为阳虚寒凝证,治当温阳补血、散寒通滞,核心处方为阳和汤。需注意治疗肿瘤并非一派清热解毒药方可取效,肿瘤患者阴证亦非少见,需观其脉证,随证施治。

曾治一右乳腺癌改良根治术后患者,女,63 岁,术后病理示乳腺浸润性导管癌Ⅲ级,免疫组化示 ER(−),PR(2%)中等强度阳性,HER2(+++)。术后予 AC×4 序贯 T×4 方案化疗,患者拒绝放疗及内分泌治疗。初诊症见乏力,晨起汗出,以头部、颈部明显,纳食可,夜寐差,二便调,舌质暗淡,苔薄白,脉弦。辅助检查:胸部 CT 平扫可见右肺上叶小结节,考虑转移瘤。西医诊断:右乳腺癌术后化疗后。中医诊断:乳腺癌。辨证:肝郁痰凝证。治当疏肝解郁,化痰散结。处方如下:柴胡 10 g,当归 10 g,白芍 15 g,茯苓 30 g,白术 10 g,生甘草 10 g,薄荷 6 g,浮小麦 30 g,全蝎 6 g,皂角刺 10 g,白芥子 10 g,浙贝母 10 g,玄参 10 g,生牡蛎 20 g,鸡内金 10 g,神曲 15 g。7 剂,每日 1 剂,水煎服。二诊时患者乏力减轻,纳食增多,晨起汗出未解,仍以头部、颈部明显,夜寐转安,二便调。舌质暗淡,苔薄白,脉弦。上方加玉竹 9 g,合欢皮 30 g。继以此法随症加减治疗 3 年余,未出现肺部症状,肺内结节略有增大。

按语:方以逍遥散合消瘰丸化裁,加浮小麦清郁热,全蝎、皂角刺、白芥子解毒散结,鸡内金、神曲健脾消食益胃。诸药共奏疏肝健脾、化痰散结之效,贯穿瘀、郁、痰、虚的治疗。刘亚娴指出,晚期癌症如果能长期维持现状,在一定程度上即为成功,若急功冒进,急于消瘤,则难免倍伤正气,甚至使患者生活得很痛苦。"稳"中求"进"看似消极,实际上是一种积极战术。在治疗上,应研读经典,将古今医学相联系,更新认知,善思活法,使经方、时方在癌症治疗中发挥重大作用，并结合临床实际问题进行新方创用，为中医药辨治肿瘤做出贡献。

第二节　核心处方

☞余桂清处方精专，病、证、症巧结合

余桂清组方严谨，处方不超过12味，讲究配伍，相须相使或相反相逆，主次分明，强调先有理法再有方药，法随证立，方从法出。在遣方用药上，他主张选用性味平和、药源丰富、常见之药。既不能盲目地重用有毒的峻猛攻逐的药物期望迅速消除肿瘤，因为这样势必耗气伤阴败胃，又不能一味地只用扶正药补益，以免姑息养奸，使肿瘤得以生长。抗癌类的药每方一般不超过2味，剂量不超过15 g，而扶正类药往往4~5味。在选用苦寒的半枝莲、白花蛇舌草等清热解毒类药物时，常佐以党参、炒白术、茯苓、黄芪等益气健脾。在应用活血化瘀药如莪术、桃仁等时量不宜大（一般不超过9 g），时间不宜久，需佐以扶正的太子参、黄芪，以免转移。这样攻中寓补，攻而不伐，常获良效。

余桂清治疗乳腺痛的处方一般由三部分构成：第一辨证论治，占据处方绝大部分；第二对症治疗，用一两味中药减轻主要症状，如疼痛常以郁金（胸痛）、延胡索（腹痛）、威灵仙（骨转移痛），臂肿常以抽葫芦、丝瓜络、水红花子、漏芦，黄疸常以茵陈、金钱草；第三辨病抗癌，选用具有现代药理研究结果的中药，如山慈菇、蒲公英、白花蛇舌草、半枝莲等。

☞孙桂芝创辨病专方乳癌消

乳癌消是孙桂芝治疗乳腺癌的常用方，该方由山慈菇9 g、浙贝母10 g、炮山甲6 g、生龙骨15 g、生牡蛎15 g五味药组成，功效清热解毒、化痰活血、软坚散结。山慈菇解毒消痈散结，浙贝母清热化痰散结，炮山甲活血祛瘀散

结，生龙骨、生牡蛎软坚散结。五药相配，化痰活血解毒、软坚散结之力更强，使乳腺癌得以消除，故名"乳癌消"。山慈菇出自于《本草拾遗》"疗痈肿疮瘘、瘰疬结核等，醋磨敷之"。《本草经疏》谓其"善散热消结，主痈肿疮瘘、瘰疬结核"。其味甘、微辛，性凉，归肝、脾经，有小毒，有清热解毒、消痈散结之功效，以毒攻毒。乳腺归肝经，山慈菇亦可作为引经药。现代药理研究表明，其含有秋水仙碱等多种生物碱，是抗癌的有效物质，广泛用治于乳腺癌、宫颈癌等多种肿瘤，但其可能伤肝，故孙桂芝加用五味子 5 g 用于保肝。川贝母、浙贝母之性味功效基本相同，川贝母偏润肺化痰，浙贝母味苦性寒，归肺、心经，有清热化痰、散结消痈之功，故孙桂芝用于乳腺癌及乳腺增生。穿山甲味咸，性微寒，归肝、胃经，本品性善走窜，内达脏腑，外通经络，故既可活血消癥，通经下乳，又可消肿排脓。龙骨味甘，性平，归心、肝、肾经，能镇惊安神、平肝潜阳、收敛固涩。近代医家张锡纯则认为生龙骨"其味微辛，收敛之中仍有开通之力""敛正气而不敛邪气"。龙骨非但敛正气不敛邪气，而且有敛正气以祛邪散结之功。孙桂芝认为，乳腺属肝经，多与肝气郁结、气滞、痰凝、血结、热毒有关，而山慈菇、穿山甲、龙骨、牡蛎俱归肝经，山慈菇解毒散结，炮山甲活血散结，龙骨味辛以开破癥瘕坚结，牡蛎味咸以软坚散结。四者相配伍，相须相使，使乳腺癌肿块得以消散，另加归肺经的浙贝母，以加强清热化痰散结之功，并防乳腺癌走肺。故乳癌消这个辨病专方，用于临床效果佳。

☞ 朴炳奎通补奇经，创四逆六君调冲汤

朴炳奎临床治疗乳腺癌常用的主方为四逆六君调冲汤，本方是他多年临床实践形成的经验方，主要由《伤寒论》四逆散和《医学正传》六君子汤加上益肾调补冲任及抗癌之药组成，具体药物如下：柴胡 10 g，白芍 12 g，枳壳 10 g，生黄芪 30 g，生白术 15 g，茯苓 15 g，陈皮 10 g，半夏 9 g，炒三仙各 30 g，生地黄 15 g，枸杞子 15 g，淫羊藿 15 g，莪术 10 g，土茯苓 20 g，白花蛇舌草 15 g，生甘草 6 g。

方中四逆散是仲景为治疗"少阴病，四逆，其人或咳，或悸，或小便不利，或腹中痛，或泄利下重者"而设，具有疏肝理脾、透邪解郁之功。柴胡疏肝解郁，调畅气机，透邪外出，治在气分；白芍滋阴养血，柔肝缓急，治在血分，其与柴胡同用，尚可敛阴和阳，调达肝气，使柴胡升散行气而无耗伤阴血之弊，并可借其酸敛之性，收脾气之散乱、肝气之横逆，同为理肝之用；枳壳行气消痞，理脾导滞，与柴胡相合，一升一降，可加强疏肝理气调中之力；甘草益气扶正，调和药性，且芍药甘草相伍酸甘化阴，以生津血，润滑降泄郁结，宣畅道路，又可缓急止痛，用治乳腺癌正中病情。朴炳奎临床根据叶天士通补奇经理论及乳腺癌内分泌治疗的特点，结合现代药理研究，选用生地黄、女贞子、益智仁、淫羊藿、菟丝子、杜仲、山茱萸、当归等阴阳平补之药燮理肝肾阴阳，调补冲任气血，顾护下元。全方合用，共奏疏肝健脾、益肾调补冲任、抗癌解毒之功。

朴炳奎临床上对于本方的随证加减应用十分灵活，如肝气郁结较重，情绪抑郁，时时叹息，则加郁金、八月札行气疏肝；如脾胃虚弱明显，纳呆腹胀，体倦乏力，则加太子参、山药、生薏苡仁、益智仁等健运脾胃，益气补中；如肾气肾精亏损较著，腰膝酸软，月经失调，则加山茱萸、菟丝子、补骨脂、杜仲等补益肝肾，调补冲任；如瘀热明显，乳房红肿疼痛，则加当归、川芎、牡丹皮、赤芍、紫草、升麻等活血祛瘀，清热散结；如痰湿壅盛，胸胁胀闷，痰多难咳，则加生薏苡仁、白豆蔻、桔梗、杏仁等健脾化湿，宣肺祛痰；如阴虚内热，口干欲饮，舌红燥裂，则去陈皮、半夏、黄芪、白术辛温香燥之药，加重沙参、麦冬、石斛、五味子、百合、天冬等养阴生津之品。朴炳奎常言临证之时，定要辨清气血阴阳孰盛孰衰，分清痰湿瘀毒孰轻孰重，方可斟酌用药，不致误人病情。

☞花宝金自拟疏肝健脾方，阴阳并治抗乳腺癌

花宝金常用疏肝健脾法治疗乳腺癌，药物包括：柴胡、川楝子、香附、当归、白芍、黄芩、蒲公英、夏枯草、半枝莲、桑枝、鸡血藤、凌霄花、八

月札、皂角刺、胆南星、石见穿、猫爪草、炒神曲、炒麦芽。

肝脾是与乳腺癌发生相关的主要脏器，故而乳腺癌的治疗当首责肝脾。肝宜调理，脾宜健运。肝脾之治，重在气机。花宝金认为治肝之要，在于调理气血阴阳，疏肝行气之力不宜太过，当阴阳并治，因此谓之调肝而非疏肝。"乳岩乃七情所伤，肝经血气枯槁之证，宜补气血、解郁结药治之"（《薛氏医案》）也是阴阳并治的意思。木郁克土，调肝与健脾往往并举。脾主运化，居中焦，为气机升降出入之枢。健脾关键在于调和脾胃之升降、出入、寒热、补泻、润燥的平衡，以平为期，以气机有序运动为目的。积之已成，非单用扶正之药可散之。花宝金应用化痰散结之药善用药对，相辅相成，提高祛邪效果。乳腺癌为本虚标实之证，扶正与祛邪不可偏废，扶正最根本的是保护脾胃，兼顾肝肾。行气活血、解毒散结之药均为易耗气败胃之品，在应用大队苦寒峻利之药时一定要注意顾护胃气，得胃气者生。另外，调畅情志在乳腺癌的治疗中不可忽视，在遣方用药的同时，应对患者进行心理疏导，嘱其放松心态，树立信心。

花宝金认为中医强调整体论治，兼症也是病机的反映，同时兼症的治疗可提升患者战胜疾病的信心，使心情得到放松。例如乳腺癌术后患侧上肢肿胀者加桑枝、王不留行、丝瓜络、泽兰等，手足心热者加女贞子、墨旱莲、知母、黄柏等，肢体麻木者加姜黄、鸡血藤等，失眠多梦者加酸枣仁、煅牡蛎、合欢皮、首乌藤等，关节不利者加伸筋草、透骨草等，头重头晕者加天麻、菊花、石菖蒲等，胸闷者加全瓜蒌、薤白、紫苏梗等。

☞王桂绵以香砂六君子汤合柴胡疏肝散治乳腺癌

王桂绵为中国中医科学院广安门医院肿瘤科主任医师，近50年来从事中西医结合治疗肿瘤，经验丰富。王桂绵常以香砂六君子汤合柴胡疏肝散加减治疗乳腺癌，主要药物有木香、砂仁、半夏、陈皮、太子参、白术、茯苓、柴胡、郁金、川朴、枳壳等。乳腺癌早期以肝气郁滞为主，治以疏肝理气为主；中期为肝郁乘脾，痰湿内蕴，治以疏肝理气、健脾化痰为要；晚期正虚为主，治以健脾和胃为法。而治疗乳腺癌重点是健脾化痰，同时应针对病因予以疏肝解郁、清热解毒为治。

王桂绵指出，在临床中将中医外科学中消、托、补三法灵活地应用于乳腺癌的治疗中，可以达到事半功倍的目的。乳腺癌早期，可用消法，伴热毒证时，多以清热解毒为主，常选用金银花、连翘、蒲公英、紫花地丁等；兼血瘀，可选用水红花子、王不留行、蒲黄等。活血化瘀药物用时要短，中病即止，长时间应用恐其有促癌转移之嫌。乳腺癌中期，伴有淋巴结转移，出现邪盛毒深或正虚，治疗代表方剂有仙方活命饮、透脓散、内补黄芪汤、阳和汤等。乳腺癌晚期出现气血阴阳皆虚时，可酌情选用补气血阴阳之剂治疗。

肝火盛者加龙胆、黄芩，腰痛加杜仲、桑寄生，五心烦热者加知母、地骨皮，上肢肿加路路通、丝瓜络、泽泻，气滞加川朴、枳壳，血虚加当归、白芍，心烦失眠加栀子、黄连，足跟痛加牛膝、威灵仙，淋巴结肿大加玄参、连翘、浙贝母、夏枯草，肝肾阴虚加枸杞子、墨旱莲。同时，加用西医学研究证实具有抗癌作用的中药，如穿山甲、蒲公英、王不留行、仙鹤草、半枝莲、瓜蒌、金银花、野菊花、紫花地丁、天葵子、青皮、陈皮、紫草、山慈菇、郁金、白芷、薏苡仁、水红花子、山豆根、三七、香附、蒲黄、女贞子、徐长卿、延胡索等。

☞ 陆德铭创乳腺癌术后方，防复发转移

陆德铭认为，控制乳腺癌的复发转移，须从扶正入手，强调"养正积自除"，主张扶正为主、祛邪为辅，扶正可祛邪、抑邪、防邪，当以扶正固本为防止复发转移的主要方法。基于此，陆德铭创制防止乳腺癌复发转移的基础方：生黄芪18g，党参18g，白术9g，茯苓12g，南沙参15g，莪术12g，巴戟天15g，肉苁蓉9g，淫羊藿15g，石见穿30g。方中以生黄芪、党参、白术、茯苓等益气健脾，扶助气血，顾护后天，使气血生化有源，五脏六腑皆受之；淫羊藿、肉苁蓉、巴戟天等补益肾气，调摄冲任，固摄先天，使先后天平衡，正气得固，则邪气易被杀灭或驱逐外出，防止或延缓了癌肿的复

发转移；南沙参养阴生津；莪术、石见穿等活血软坚，破瘀消癥。扶正祛邪并顾，扶正以祛邪，祛邪不伤正，两者相辅相成，标本同治。

若局部胸壁、皮肤、淋巴结转移者，加用皂角刺、海藻、浙贝母、夏枯草等化痰软坚散结；肺及胸膜转移者，表现为咳嗽、胸闷、憋气、胸腔积液，加用三子养亲汤、葶苈大枣泻肺汤；伴咳嗽、咯血者，加用百合固金汤，养阴润肺；肝转移者，表现为恶心、纳呆、黄疸，加用茵陈蒿汤，清利肝胆湿热；脑转移者，表现为头痛、呕吐、视力障碍、抽搐，加用羚角钩藤汤，育阴潜阳；骨转移者，疼痛剧烈、行走不便或伴有病理性骨折，重用淫羊藿、巴戟天、补骨脂、山茱萸、骨碎补、杜仲、续断、狗脊等补肾壮骨止痛；若术后另一侧乳房转移者，加用仙茅、淫羊藿；放化疗反应剧烈，恶心呕吐严重者，加用姜半夏、姜竹茹、陈皮；夜寐欠安，辗转反侧者，加用合欢皮、酸枣仁、五味子；大便干结者，加用生首乌、枳实、郁李仁。

☞ 唐汉钧创扶正祛邪乳安方

唐汉钧为上海中医药大学附属龙华医院主任医师，从事中医临床、医疗、教学、科研工作近50年，内科功底深厚，外科诸法精通，崇尚"治病必求其本""治外必本诸内"的学术思想，主张外病内治，内治与外治相结合，辨证与辨病相结合，局部与整体相结合，重视调整阴阳、脏腑、气血、经络的平衡。唐汉钧擅长治疗中医外科诸疾，对乳腺癌、甲状腺癌、胃肠癌术后、放化疗期间的调治等有精深、独到的治疗经验。唐汉钧在乳腺癌治疗中，以扶正祛邪的乳安方为基本方。该方主要药物由生黄芪30 g、太子参30 g、白术12 g、茯苓12 g、鹿角9 g、肉苁蓉12 g、灵芝12 g、薏苡仁15 g、龙葵15 g、蜂房9 g、白花蛇舌草15 g等组成，在基本方的基础上，根据临床症状辨证论治，临床上常分为以下五型。

1.肝郁气滞型 乳腺癌术后表现为精神忧郁，烦躁易怒，胸闷不舒，两胁作胀，时有窜痛，纳谷不馨，失眠。在基本方的基础上加柴胡9 g、郁金9 g、香附9 g、八月札12 g、当归12 g、白芍12 g等，肝火旺盛者加栀子

9 g、牡丹皮 9 g 等。

2.肝肾亏虚，冲任不调型　表现为形体消瘦，五心烦热，午后潮热，腰膝酸软，月经不调或闭经。在基本方基础上加女贞子 15 g、墨旱莲 15 g、生地黄 18 g、枸杞子 12 g、淫羊藿 15 g、何首乌 15 g、当归 12 g、鸡血藤 30 g 等。

3.脾失健运，气血亏虚型　表现为纳差，恶心、呕吐，头晕目眩，心悸气短，面色㿠白，神疲乏力，失眠盗汗。在基本方基础上加陈皮 9 g、姜半夏 9 g、紫苏梗 12 g、谷芽 15 g、麦芽 15 g、熟地黄 15 g、当归 12 g、白芍 12 g、酸枣仁 9 g、远志 9 g 等。

4.肺肾亏虚，气阴不足型　表现为神疲乏力，自汗，干咳少痰，或痰中带血，口燥咽干，腰膝酸软，潮热盗汗。在基本方基础上加生地黄 18 g、沙参 15 g、麦冬 12 g、五味子 15 g、女贞子 15 g、墨旱莲 15 g。

5.毒邪蕴结型　晚期乳腺癌不能手术或术后出现复发，表现为皮色紫暗，腋下、胸锁乳突肌下肿块累累，手臂肿胀，或皮肤结节、破溃、流水或流血，疼痛剧烈。在基本方基础上加重楼 3 g、蛇六谷 30 g、鹿衔草 30 g、凤尾草 15 g、土茯苓 30 g、石见穿 15 g、乳香 9 g、延胡索 9 g 等。

 徐力阻截显证，创抗癌模块

阻截显证主要是治疗患者目前能够观察到的显性证素。这有两重意义：其一是歼灭肿瘤；其二是治疗影响患者生存质量的兼证。歼灭肿瘤旨在针对当前的病灶，最大限度地减少肿瘤负荷，以临床经验和药理研究为依据，选取对该肿瘤最有效的抗癌中药，组成相应病种的靶向抗癌模块。三阴乳腺癌目前临床常用中药有漏芦、金刚刺、重楼、山慈菇、红豆杉等，选取这些药物中的 3~4 味组合，即为一个乳腺癌靶向抗癌模块。因三阴乳腺癌的难治性，需患者配合服用中成药复方斑蝥胶囊。复方斑蝥胶囊有破血消瘀、攻毒蚀疮、扶正固本功效，其主要药味有斑蝥、人参、黄芪、刺五加、三棱、半枝莲、莪术、山茱萸、女贞子、熊胆粉、甘草。多年临床观察表明，复方斑蝥胶囊治疗三阴乳腺癌疗效肯定，能有效抑制术后的复发和转移。

三阴乳腺癌的总病机是肝郁化火、癌毒内蕴，当治以疏肝解郁、清热抗癌，基础方以逍遥散加减。三阴乳腺癌患者容易发生肺、脑、肝等部位的转移，这些病灶转移的高危器官可作为乳腺癌患者的潜在病位，故对于处在空窗期的三阴乳腺癌患者，在中药抗肿瘤复发时应配合引经药和相应部位的抗肿瘤药，预防以上部位的肿瘤转移。徐力的研究显示，肝气郁结证是患者3年内转移复发的充分条件；热毒蕴结证、冲任失调证是患者3年内转移复发的必要条件；而肝肾阴虚证则是患者3年内转移复发的充要条件。对尚未出现转移复发的患者，治疗时当着眼于疏肝解郁，对已经发生转移复发的患者当着眼于清热解毒、调理冲任，然而不论患者是否已经发生转移复发，都当时时不忘滋养肝肾。

☞张学文攻补兼施创参芪康泰汤

张学文是我国首届国医大师，陕西中医药大学附属医院内科主任医师、教授、博士研究生导师，从医60年来在防治恶性肿瘤方面有自己独到的经验。张学文在辨治乳腺癌时常以参芪康泰汤为基础方加减治疗，主要药物有：炙黄芪30 g，西洋参6 g，灵芝12 g，无花果10 g，白花蛇舌草15 g，丹参15 g，乌梢蛇10 g，蜈蚣1条，生甘草6 g。该方功可扶正祛邪，攻补兼施。方中以大剂量黄芪甘温补益脾气，《汤液本草》云其"补五脏诸虚不足"，《药类法象》谓其"善治脾胃虚弱"；西洋参益气养阴不助邪，《医学衷中参西录》载其"味甘微苦，性凉。能补助气分，兼能补益血分，为其性凉而补"，与补虚劳之灵芝相伍，可增强黄芪扶正抗癌的功效；无花果消肿解毒、清热生津，《生草药性备要》言其"治火病"，《全国中草药汇编》谓"散瘀消肿"，药理研究其在抗肿瘤、增强免疫力等方面具有特殊作用；白花蛇舌草清热解毒、消肿散结，其提取物能够抑制乳腺癌细胞增殖并促进凋亡；丹参苦微寒，功善活血祛瘀，生新血去恶血，破积聚癥瘕，《本草备要》言"大抵妇人之病，首重调经，经调则百病散。除烦热，功兼四物，一味丹参散，功同四物汤"，丹参为女科要药；乌梢蛇、蜈蚣为虫类药，行善走窜，化瘀解毒通络，味咸入血、软坚散结、辛散温通，可除壅滞，且为血肉有情之品，效力较草木之品为烈；生甘草清热解毒，兼可调和诸药。全方益气清热解毒、涤痰散结化瘀并施，共奏扶正祛邪、活血化瘀、化痰解毒之功。

张学文认为正气亏虚是肿瘤发生的根本，扶正需贯穿治疗始终。在乳腺癌不同阶段，正邪盛衰不同，治疗当权衡正邪比重而治。早期乳腺癌，以肝气郁结，痰、热、瘀毒胶结为主，重在祛邪；术后、放化疗后或晚期，邪去正衰，气血亏虚，肝脾肾亏损为主，治在扶正。在扶正祛邪的治疗大法下，辨病、辨证、辨症相结合，适时予以理气化痰、清热解毒、活血化瘀、软坚散结等治法，并注重开导患者内心，疏解不良情绪。

患者临床症状复杂多变，常需对症治疗以求佳效，如正虚显著可酌加益气扶正药物，如党参、茯苓、生地黄、枸杞子、沙参、黄精、鸡血藤、阿胶、麦冬、当归；肝气郁结可加疏肝理气药物，如柴胡、郁金、石菖蒲；热毒内盛可加清热解毒药，如半枝莲、山慈菇、连翘、败酱草、重楼、白头翁；痰浊凝结可加化痰散结药，如浙贝母、生天南星、陈皮、半夏、露蜂房、瓜蒌；瘀血内阻可加化瘀软坚药，如三七、三棱、莪术、桃仁、红花、川芎、当归等。乳腺癌的治疗在个体化辨证施治的同时，应注重患者情志的调摄，"神使"以倍效。

第三节　常用药对

☞余桂清常用药对

1.蒲公英15 g，夏枯草12 g　蒲公英清热解毒，又善消肿散结。《本草衍义补遗》言其"化热毒，消恶肿结核，解食毒，散滞气"。《医林纂要》曰："蒲公英能化热毒，解食毒，消肿核，疗疔毒乳痈，皆泻火安上之功。通乳汁，以形用也。"夏枯草平肝解郁积，且长于清热散结。两药配伍，清热平肝，解郁散结，常用于肝郁火旺之乳癖、经前乳痛。

2. 龙骨 30 g，牡蛎 30 g，炮山甲 6 g　前两药镇静安神、软坚散结。炮山甲味咸，性微寒，能通经络、活血、消痈肿、下乳汁，性善走窜，能直达病所。《本草纲目》言其"除痰疟寒热、风痹强直疼痛，通经脉，下乳汁，消痈肿，排脓血，通窍杀虫"。《珍珠囊》言其"软痞积。又治带下、温疟、疮肿，为软坚收涩之剂"。《本草纲目》言其"化痰软坚，清热除湿，止心脾气痛、痢下赤白浊，消疝瘕积块、瘿疾结核"。三药相须为用，治疗乳房结块。

3. 山慈菇 10 g，浙贝母 15 g　山慈菇味甘、微辛，性寒，有小毒，有化痰散结、解毒消肿功效，用于治疗癥瘕痞块。其鳞茎及叶、茎、种子含秋水仙碱，抗癌活性强，可广泛应用于乳腺癌、宫颈癌等多种癌症。浙贝母味辛苦，性微寒，可散郁清热、消痰散结消痈，《本草正》言其"解热毒，杀诸虫及疗喉痹、瘰疬、乳痈发背、一切痈疮肿毒"，用于各个阶段的乳腺癌。

4. 丝瓜络 30 g，路路通 15 g　丝瓜络味甘，性平，能理气通经络，《现代实用中药》言其"通乳汁，发痘疮。治痈疽不敛"。路路通，苦平，通行十二经，可祛风通络，下乳汁，利水除湿。两药均以通利见长，相须为用，用于乳腺癌术后上肢水肿。

☞ 朴炳奎常用药对

白花蛇舌草 15 g，土茯苓 15 g　白花蛇舌草味微苦、甘，性寒，入胃、大肠、小肠经，具有清热解毒及消痈活血作用。《广西中药志》载："治小儿疳积、毒蛇咬伤、癌肿。"《泉州本草》云："清热散瘀，消肿解毒。治肺热喘促、咳逆胸闷。"土茯苓味甘淡而性平，为利湿解毒之佳品，常用于湿热毒聚的各种肿瘤。《生草药性备要》云其"消毒疮、疔疮"。白花蛇舌草、土茯苓两药既能直接抑制癌细胞生长，又能增强机体的免疫功能，可用治热毒壅盛、痰湿郁滞为主的乳腺癌。

☞花宝金常用药对

1.石见穿 15 g，猫爪草 15 g　石见穿味苦辛，性平，归肺、脾经，功能清热解毒、活血止痛；猫爪草味甘辛，性平，有小毒，归肝、肺经，功能清肺解毒化痰、祛瘀散结。二药相合则抗癌毒、化坚之力倍增，而且二药药性平和，无白花蛇舌草、半枝莲等药苦寒败胃之弊，适合需要长期用药的肿瘤患者。

2.紫苏梗 15 g，荷梗 15 g　紫苏梗味辛，性温，归肺、脾经，功能理气宽中、止痛安胎，《药品化义》谓其"能使郁滞上下宣行，凡顺气诸品唯此纯良……宽胸利膈，疏气而不迅下"；荷梗味微苦，性平，归肝、脾、胃经，功能理气和胃、宽胸、清暑化湿。此两者与木香、砂仁、枳实、厚朴等均为理气化湿之药，但紫苏梗与荷梗理气作用较后面药物和缓，《景岳全书》谓"苏梗，能顺气，其性缓，体虚者可用"，尤为适合以正虚为发病根本的肿瘤患者，有行气化湿之功而无耗气伤津之弊，对虚象明显而又有气滞之患的患者花宝金尤爱用之。

☞焦中华常用药对

1.漏芦 10 g，蒲公英 15 g　焦中华治疗乳腺癌必用漏芦，以其味苦而能下泄，咸能软坚，寒能除热，为清热解毒、消痈散结、通经下乳之要药。漏芦不仅能消散乳痈、瘰疬之病，尚有"补血、续筋骨、止血长肉，通经脉"的作用，故为一味攻补兼具之品。药理研究亦表明，漏芦具有促进淋巴细胞转化、提高机体免疫力的作用，并能诱导肿瘤细胞凋亡，逆转肿瘤多药耐药。蒲公英专于清热解毒、利尿散结，味甘平而入肝入胃，药性轻灵流通，既能泻胃火，又不损脾土，可以长服久服而无碍。两药合用，则解毒散结通乳之功倍增。

2.土贝母 15 g，白芷 10 g　土贝母味苦，性平微寒，能散痈毒、化脓行滞、除风湿、利痰。白芷性温气厚，通窍达表，入肺、脾、胃三经，走于气血之间，升多于降，性善祛风，又能燥湿消肿而止痛；且其色白入肺，其质滑润，能和利血脉，而不枯耗，用之有利而无害。白芷与土贝母配伍治疗乳腺癌之痰毒互结证，两者一寒一热，一辛一苦，寒热并投，辛开苦泄，颇有应验。

3. 牡蛎 15 g，皂角刺 10 g　牡蛎味咸平，气微寒，入肝、胆、肾经，生用滋阴清热兼能化痰软坚散结，可消瘰疬结核、老血疝瘕之证。皂角刺辛温，有小毒，《本草汇言》谓"皂荚刺，拔毒祛风。凡痈疽未成者，能引之以消散；将破者，能引之以出头；已溃者，能引之以行脓。于痈毒药中为第一要剂。又泄血中风热风毒，故疬风药中亦推此药为开导前锋也"。其药性锐利，直达病所，具有搜风、拔毒、消肿、排脓之功。两者相伍，对于乳腺癌证属痰毒凝聚者疗效明显。

4. 穿山甲 6 g，王不留行 15 g　穿山甲味咸，性凉，气腥而窜，能宣通脏腑、贯彻经络、透达关窍，治一切血凝血聚之病。王不留行味苦平，能行血通经、催生下乳、消肿敛疮、走而不守，乃阳明冲任之药，俗有"穿山甲，王不留，妇人服了乳长流"之语。穿山甲、王不留行用于乳腺癌症见痰瘀毒聚、胶着难消者，则活血通经、化积消痈之力大增，且穿山甲可引导诸药直达病所。唯此二药药性急速，性专行散，久服易耗气伤阳，应中病即止，不可过服。

第12章 甲状腺癌

第一节 病机治法

☞ 陈玉琨以消核软坚之法治疗甲状腺癌

陈玉琨是广州中医药大学第一附属医院肿瘤科主任医师，硕士生导师，肿瘤研究所副所长，从事中西医结合肿瘤临床工作40余年。陈玉琨认为甲状腺癌是以结节状为病变特征的恶性肿瘤，属中医"恶核"的范畴。病机多为血凝气滞、积聚成核。软坚散结之法为此类疾病的治疗原则。陈玉琨喜用消瘰丸为基础方进行加减。但是对于病情凶猛的恶性病变，该方药味偏少，软坚散结之力不足，陈玉琨一般再加海藻、昆布、猫爪草等以加强软坚散结之力。血凝气滞、痰结日久，往往容易郁而化热，因此再加生地黄、夏枯草、白花蛇舌草、半枝莲、天花粉、徐长卿等清解生津之品。若化疗或放疗后伤津耗气，郁热表现明显，如口干、咽干、舌质暗红等，基本方与五味消毒饮合用以加强清热解毒效果；咽喉痛明显者，加山豆根、牛蒡子、咸竹蜂。陈玉琨在治疗肿瘤时根据患者体质情况酌情选取抗癌中药，如白花蛇舌草、半枝莲、山慈菇、薏苡仁、重楼、守宫等。根据药性不同，辨证用药。陈玉琨始终贯穿攻邪的特点，或以攻邪为主，或以攻邪为辅。手术后，或放化疗后正气虚弱，则以扶正为主。总之，陈玉琨在治疗恶性肿瘤时，以抗癌中药贯穿治疗前后，在正气足时集中力量攻其邪气，正气虚时扶助正气攻其邪气。

☞ 程益春基于气、瘀、痰、火病机辨治甲状腺癌

程益春是山东中医药大学博士研究生导师，全国老中医药专家学术经验继承工作指导老师，世界中医药联合会糖尿病专业委员会副会长，临证50余

年，在内分泌疾病治疗方面积累了丰富的经验。程益春认为，本病病因病机不外气、瘀、痰、火四类。气，包括气虚和气滞，长期忧思恼怒，肝气不舒，气机郁滞，或素体气虚，不能运化水湿，聚湿成痰，凝于颈前。瘀，气郁痰凝日久使血液运行障碍，可出现血瘀，或火热灼伤脉络，迫血妄行，离经之血瘀于脉外。痰，由于饮食水土失宜，影响脾胃功能，脾失健运，运化水湿失职，聚而成痰。火，包括实火和虚火：气血运行不畅，郁而化火；素体阴虚，或火热伤阴，可致阴虚火旺。根据上述病机，程益春认为，本病属本虚标实，在治本的同时注意散结消肿，并提出了以下几种治疗方法：化痰散结，常采用浙贝母、海藻、昆布等药物；活血散结，常采用川芎、红花、莪术等药物；解毒散结，常采用连翘、山栀子、夏枯草、白花蛇舌草、猫爪草等药物；养阴散结，常采用鳖甲、牡蛎等药物；益气散结，常采用黄芪和鸡内金配伍。

如治疗一个患者张某，女，52岁，2002年7月25日就诊。患者以颈部粗肿5年，加重6个月就诊。5年前，患者出现颈部肿胀感，并逐渐加重，伴呼吸不畅，于某医院就诊，B超提示双侧甲状腺多发性结节，查T_3、T_4正常。遂于该院行甲状腺结节切除术。术后颈部肿胀感消失，3年后病情复发，由于无明显症状，患者未治疗。就诊前6个月病情逐渐加重，再次出现呼吸不畅，颈部压迫感，并于左前臂、双下肢发现多个皮下结节。B超提示左侧甲状腺多发性结节、右侧甲状腺单发结节。就诊时，患者心烦，少眠，易怒，纳呆，自汗，乏力，口干口渴，大便干燥，舌质暗红，剥脱苔，脉弦细涩。程益春认为，患者属气阴两虚、血瘀阻络。处方如下：黄芪30g，鸡内金12g，鳖甲9g，牡蛎30g，连翘9g，山栀子9g，夏枯草9g，莪术9g，川芎9g，红花12g，当归12g，玄参9g。连服30剂。再就诊时，呼吸不畅消失，颈部压迫感减轻，左前臂皮下结节消失，双下肢皮下结节减小。上方去川芎、红花，加水蛭6g、白芥子9g，继服30剂。三诊：诸症消失，双下肢皮下结节亦减少，B超提示左侧甲状腺多发结节、右侧结节消失。为防复发，给予在消瘿汤基础上化裁的自制消瘿片口服。

☞ 陈培丰从气论治甲状腺癌

陈培丰是浙江中医药大学中西医结合临床教研室主任医师，浙江省中青年临床名中医，浙江省中西医结合学会肿瘤专业委员会副主任委员，从事中西医结合肿瘤学的临床、科研和教学工作近40年。宋代陈言在《三因极一病证方论》中提到"坚硬不可移者，名曰石瘿"，石瘿与现代甲状腺癌相近。陈培丰认为肝郁气滞为石瘿的主要病机。从病因病机而言，甲状腺癌多因愤郁、恼怒、忧思等情志内伤，肝气失于条达，气机郁滞；或饮食、水土失宜，损伤脾胃，脾胃之气升降失和，津液不得正常输布，痰湿内生。气能行津且能行血，若气滞津停则为痰，气机郁滞则血行不畅，进而瘀血形成，最终气滞、痰浊、瘀血相互搏结于颈前，日久蕴毒而发为石瘿，故肝郁气滞在石瘿的病因病机中尤为重要。

陈培丰治疗甲状腺癌，秉承中医辨证论治的特点，结合对肝郁气滞在石瘿病因病机中作用的认识，以"虚者补之，结者散之"为原则，从气论治，辨清虚实，实者疏通调理气机，虚者益气鼓动气机，以理气散结、祛邪扶正为基本治则，将调畅气机之法贯穿甲状腺癌治疗的整个过程。肝气郁结易横逆犯脾，脾虚日久亦可致肝郁，因脾胃为后天之本，腐熟食物而转运水谷精微，水谷精微是肝发挥疏泄职能的物质基础。选用药食两用之品时多选用具有理气解郁、调理脾胃功能的食物，如荞麦、萝卜、薏苡仁、芦笋等。陈培丰认为，调气重在肝，故治则以疏肝理气为主，同时补益肝血。陈培丰对石瘿的伴随症状加减，亦有自己的独特见解。陈培丰喜用和药，其中又不乏调畅气机、疏肝养肝之品。若手术后导致声音嘶哑者，多加西青果、胖大海、木蝴蝶、诃子、牛蒡子、罗汉果等以利咽开音，其中木蝴蝶具有疏肝和胃之效；对放化疗后呃逆频发者，多加用旋覆花、赭石、柿蒂等以降气化痰止呕；伴咳嗽咳痰者，加紫菀、款冬花、紫苏子、白芥子、白前等以降气化痰；伴脘腹胀满、纳差者，加制半夏、厚朴、枳实等以燥湿消痰，下气除满；伴精神恍惚，常悲伤欲哭不能自主，睡眠不实，言行失常者，则取甘麦大枣汤以养心安神，和中缓急，补脾益气。陈培丰在甲状腺癌的中医辨治中，充分理解"百病生于气"的理论，将"从气论治"的治疗原则运用于甲状腺癌的治疗中，使得"疏气令调"，从而有助于恢复甲状腺癌患者体内阴阳气血的平衡。

如治疗一患者李某，女，45 岁，2010 年 3 月初体检发现甲状腺结节，行右甲状腺及峡部切除术。术后病理检查示：右侧甲状腺乳头状癌，2/4 淋巴结转移。术后不规则服用左甲状腺素钠片，未行放化疗。2013 年 9 月初自觉左颈部肿痛，甲状腺 B 超提示甲状腺左叶形态大小正常，回声不均匀，中部可见 12.0 mm×8.1 mm×4.6 mm 低回声结节，回声欠均匀，CDFI 显示结节内可见异常血流信号。行结节穿刺活检，病理示"乳头状癌"，考虑甲状腺癌术后复发，建议手术。患者因为瘢痕体质，担心影响美观而不愿再次手术，故于 2013 年 9 月来诊。初诊症见颈部肿块质硬，活动度差，遇情绪不佳则颈部胀痛不适明显，伴焦虑，失眠多梦，神疲乏力，常胸胁胀闷不舒，善太息，咽喉梗塞感，咳少量白色黏痰，纳欠佳，月经量少，有血块，舌质暗、苔薄腻，脉弦滑。陈培丰分析该患者平素忧思郁虑，使肝气失于疏泄，气机郁滞。气滞津停则为痰，气机郁滞则血行不畅，瘀血形成，最终气滞、痰浊、瘀血相互搏结于颈前，日久蕴毒而发为石瘿。肝郁气滞，故遇情绪抑郁则颈部胀痛加重，胸胁胀闷；气滞痰凝，结于咽颈，故咽喉梗塞感，咳少量白色黏痰；气滞血瘀，故月经量少，有血块；肝郁乘脾，脾运失司，故纳少；肝性失柔，亢阳扰及心神，则焦虑、失眠多梦；舌质暗、苔薄腻，脉弦滑，均为肝郁气滞兼痰瘀互结之象。中医辨病属石瘿，辨证属肝郁气滞，兼痰瘀互结。治以疏肝理气，软坚散结化瘀。拟方：柴胡 12 g，炒白芍 12 g，炒白术 12 g，茯苓 15 g，当归 10 g，郁金 12 g，八月札 15 g，香附 12 g，浙贝母 12 g，瓜蒌皮 9 g，天葵子 15 g，龙葵 15 g，穿山甲（研粉，吞服）3 g，远志 12 g，首乌藤 15 g，合欢皮 12 g，炙甘草 9 g。同时陈培丰耐心开导，告之饮食注意事项，并嘱继服左甲状腺素钠片，定期检测甲状腺功能，及时调整药物剂量。守方加减治疗 2 个月后，患者精神、胃纳、夜寐等均有所改善，颈部胀痛不适明显好转。至 2014 年 6 月底复查 B 超示：该结节大小约 6.0 mm×4.2 mm×2.1 mm，颈部淋巴结呈正常状态。

🖙 陈如泉运用益气养阴扶正法治疗甲状腺癌术后

陈如泉是湖北中医药大学博士生导师，全国第三批老中医药专家学术经验继承工作指导老师，从事临床、教学、科研工作 50 余载。陈如泉认为，石瘿多由气滞、痰浊、瘀毒痼结颈前而成，但病久常因郁久化火，灼伤阴津，耗伤阴血，气血双亏，则由实转虚，以气虚阴虚的病变多见。且癌毒伤正为病变之源，癌毒走注为传变之因，癌毒有耗气伤阴的病理趋向。肿瘤局部炎症、感染、毒素释放在机体也多可表现为热毒的征象，容易耗气伤阴。甲状腺癌患者手术治疗后，可导致气、血、津液的大量耗伤，造成全身虚弱的状态。手术后的处理主要是放射性核素和甲状腺激素抑制治疗。放射性核素虽能有效杀灭肿瘤细胞，但又是一种热毒，容易伤人阴津；左甲状腺素钠片性温，亦易耗气伤阴。故甲状腺癌患者术后多以气虚、阴虚表现为主，出现乏力、精神萎靡、五心烦热、口干、多汗、心悸气短、寐差、舌暗红少苔、脉沉细无力等症状。总之，气阴两虚为甲状腺癌术后病理状态，癌毒残留是复发的根源。陈如泉对伴随症状的选药也有独到之处。自汗加浮小麦、防风、牡蛎；盗汗加糯稻根、知母、黄柏；睡眠差，用莲子、五味子、茯神补肾宁心安神，或者用首乌藤、酸枣仁养血安神；口干较甚者用天花粉、芦根生津止渴；大便秘结用火麻仁、柏子仁润肠通便；手术瘢痕较疼痛者用延胡索、川楝子、白芍；残留甲状腺肿大者，用浙贝母、瓜蒌皮、陈皮化痰散肿；情绪低落者，用郁金、香附疏肝解郁；术后声音嘶哑者，加蝉蜕、桔梗、诃子利咽开音；术后手足抽搐者，用鳖甲、龟甲、全蝎、僵蚕、钩藤；放疗后恶心、欲吐者，加旋覆花、赭石、姜半夏；纳食较少者，加薏苡仁、白术；局部水肿现象，可佐以利水消肿药，如薏苡仁、茯苓等。

陈如泉曾治疗一个患者苏某，女，41 岁，2010 年 3 月就诊，患者诉于 4 个月前发现颈前包块，在某医院诊断为甲状腺癌，行手术治疗，病理切片示甲状腺滤泡状癌。然后服左甲状腺素钠片，查甲状腺功能正常。症见时有口干、咽干，乏力，易疲劳，无声音嘶哑及吞咽困难等不适，无心慌，睡眠欠佳，二便正常。查体：一般可，甲状腺不肿大，可见一长约 5 cm 手术瘢痕，舌暗红少苔，脉细。诊断：石瘿，属气阴两虚证。治以养阴益气、化痰解毒之法。处方：麦冬 10 g，天冬 10 g，玄参 15 g，生地黄 15 g，当归 12 g，龙葵 24 g，白花蛇舌草 24 g，黄芪 24 g，瓜蒌皮 15 g，半枝莲 24 g，首乌藤 24 g，甘草 10 g。用上方加减治疗半年，患者症状明显改善，至今未见复发。

☞黄挺针对甲状腺癌术后辨证施治

黄挺是杭州市中医院肿瘤科主任医师，浙江省抗癌协会中医肿瘤专业委员会副主委，曾师承中西医结合肿瘤专家于尔辛教授。宋代《圣济总录》曰："石瘿、泥瘿、劳瘿、忧瘿、气瘿，是为五瘿，石与泥则因山水饮食而得之，忧劳气则本于七情，情之所至，气则随之，或上而不下，或结而不散是也。"古人已认识到石瘿的发生与环境、饮食及情志因素相关。石瘿的病因病机为在环境、饮食、情志等致病因素作用下，导致气滞血瘀痰凝胶结而成。黄挺从临床实践中发现，甲状腺癌术后，癌毒虽去，但正气已伤，气血津液大伤，证多属虚实夹杂，在机体气阴两虚、气血不足甚或阴阳虚衰的基础上夹有气滞、痰凝、瘀毒内结。黄挺认为，左甲状腺素钠片治疗甲状腺癌术后会出现两种情况：一是太过，表现为甲状腺功能亢进证候；二为不及，表现为甲状腺功能减退证候，兼有癌瘤存在，久病多虚多瘀，虚实夹杂。故治疗上总体为益气养阴清热散结，视病情变化而有所偏重。致病因素中应重视情志因素的影响，大多数甲状腺癌术后患者都有失眠症状，故多予柏子养心丸、酸枣仁汤、朱砂安神丸等安神定志之属，以保证睡眠质量，促进机体修复。黄挺认为，甲状腺癌术后左甲状腺素钠片服用太过易出现阴虚火旺证，主要责之于心、肝、肾，以上各脏腑虽有偏重，但也相互影响，总的治则为"壮水之主，以制阳光"。中医五行学说认为，心属火，肾属水，水能制火。在生理情况下，心中之阳下降至肾，能温养肾阳；肾中之阴上升至心，则能涵养心阴。

心肾不交多由肾阴亏损，阴精不能上承，致使心火偏亢，失于下降所致。肝在心肾相交的生理病理过程中起到了重要的作用，陈士铎《辨证录》云："肾水润而肝不燥，肝血旺而心不枯。心欲交于肾，而肝通其气；肾欲交于心，而肝导其津。"五行之中，水生木，木生火，水不涵木则肝阳上亢，木火上炽则引动心火，心肝火旺于上，肝肾阴亏于下，以致心肾既济失调，心肾不交。针对气阴两虚证，黄挺处方多以黄芪、党参、白术、茯苓、南沙参、枸杞子、鳖甲、石斛、石见穿、莪术、白花蛇舌草、山慈菇为主。处方中生黄芪、党参、白术、茯苓有补气的功效，盖虚证患者往往内分泌功能呈不同程度的退行性变化，补气药有促进肾上腺皮质激素分泌或对其分泌有双向调节作用，提高免疫功能。治疗痰瘀互结证时，黄挺常用药有海藻、昆布、青皮、陈皮、半夏、胆南星、浙贝母、甘草、当归、赤芍、川芎、丹参、白僵蚕、白芥子、莪术。甲状腺癌作为慢性病，术后易生痰瘀互结证，痰瘀互结源于痰瘀同源。痰阻则血难行，血凝则痰易生；痰停体内，久必化瘀；瘀血内阻，久必生痰。由于痰瘀的相伴为患，在具体治疗时尚需分清两者先后及主次关系。

如曾治疗的患者袁某，女，50岁，2012年4月30日因甲状腺癌术后2年来肿瘤科门诊就诊。患者于2010年4月行B超检查发现甲状腺癌，4月29日于邵逸夫医院行甲状腺全切除术。术后病理示：乳头状甲状腺癌。术后一直服用左甲状腺素钠片，每日2片。2012年6月复查发现淋巴结转移，于浙江省肿瘤医院行手术治疗。术后1个月行 I^{131} 治疗。2012年10月发现肺转移，遂来求中药治疗。刻下：患者神清，精神可，口干咽燥，纳食减少，疲乏无力，脘腹饱胀，大便偏稀，小便可，偶有咳嗽咳痰，夜寐尚安，无畏寒发热、恶心呕吐等不适。舌淡胖边有齿痕，苔薄白，脉缓无力。此系久病术后脾肺两虚，气阴两伤所致，拟益气养阴、解毒散结法治之。方拟：黄芪30 g，炒党参15 g，白术10 g，茯苓15 g，防风6 g，南沙参15 g，干芦根30 g，炒二芽各15 g，陈皮6 g，鲜铁皮石斛（另煎）12 g，炒薏苡仁30 g，夏枯草10 g，石见穿30 g，莪术10 g，白花蛇舌草30 g。先进10剂，以观变化。复诊：患者述胃纳、乏力、腹胀较前明显改善，大便转常，舌淡胖边有齿痕，苔微腻，脉缓。前方得效，再予前方加减治之，再进 14 剂。后患者中药调治月余诸症改善，遂长期服药。

☞ 陈旻从肝论治女性甲状腺癌术后

陈旻是上海中医药大学附属上海市中医医院肿瘤科主任医师，全国老中医药专家学术经验继承工作指导老师夏翔的学术继承人。陈旻认为妇女的经、孕、产、乳均与肝经气血密切相关。若情志不畅、肝气郁结、饮食失调，则易致气郁痰结、肝郁化火、气滞血瘀，故女性更易罹患甲状腺疾病。陈旻经过长期的临床实践，认为肿瘤的病机错综复杂，其中肝气郁结为主要原因之一。肝气郁结则疏泄功能受损，致气机郁滞，津液易凝聚成痰；气滞痰凝，壅结于颈前，则成瘿病。陈旻强调，肝郁气滞贯穿整个癌变（早、中、晚期）过程。因此，在治法上，疏肝理气是先导，即使是癌症晚期，在扶正祛邪的基础上，也需要兼用理气之法。

如曾治疗的患者王某，女，57 岁。初诊日期：2011 年 12 月 30 日。患者于 2010 年 10 月体检时发现左侧颈部肿块，遂接受左甲状腺切除术和右甲状腺大部分切除术，术后病理诊断为甲状腺乳头状癌。患者发病后一直精神紧张、焦虑，纳差，夜寐不安，1 年后又罹患乳腺癌。就诊时症见忧思多虑，神疲乏力，口干，腰酸，无心悸，汗出，胃纳一般，夜寐差，二便调，舌淡、苔薄腻，脉滑。辨证：肝郁气滞，痰瘀互结。治法：疏肝理气，化痰散瘀。处方：柴胡、郁金、香附、八月札、浙贝母、怀牛膝各 9 g，王不留行、北沙参、狗脊各 12 g，蜀羊泉、半枝莲、龙葵、生黄芪各 15 g，陈皮、半夏、当归、川芎各 6 g，首乌藤 30 g，合欢皮 18 g。每日 1 剂，水煎取汁 400 ml，早晚 2 次温服。二诊：神疲、夜寐较前有改善，时有口干、咽痒，大便干燥，舌淡、苔薄白，脉小滑。上方加玄参 18 g。复诊：患者坚持服用中药。半年后复查，甲状腺癌及乳腺癌均未发展，各项生化、肿瘤标志物指标均未见明显异常，神疲乏力、口干、咽痒等症较前有明显改善，基本无不适症状。

按语：本例患者因情志不畅导致肝郁气滞、痰湿凝聚、血瘀，从而发为本病。肝郁不舒，脾失健运，痰湿凝聚，随肝气上逆，结于颈部及乳房；气滞血瘀，痰结湿凝，日久则肿块坚如石。陈旻认为，治疗此类疾病必须以疏肝理气、化痰散结、活血化瘀、解毒抗癌为主，兼以补益气血、调和阴阳。本例方中柴胡、香附、八月札疏肝理气、解郁散结，陈皮、半夏、浙贝母、龙葵化痰软坚散结，郁金、王不留行、川芎活血祛瘀，蜀羊泉、半枝莲清热解毒抗癌，当归、生黄芪、北沙参、首乌藤、合欢皮、狗脊、怀牛膝补益气血、调和阴阳。二诊时患者口干、咽痒，故重用玄参。李时珍《本草纲目》载："玄参，滋阴降火，解斑毒，利咽喉，通小便血滞。"玄参不仅能养阴清热，还能软坚散结消肿，可谓一药多功、一举多得。

第二节　核心处方

☞ 陈玉琨以消瘰丸为基础，消肿散瘀

陈玉琨擅用消瘰丸，以此方为基础进行加减，随证治之。消瘰丸源自清代程钟龄的《医学心悟》，由玄参、贝母、牡蛎三味药组成。玄参、牡蛎苦、咸、寒，软坚散结；贝母辛、苦，微寒，化痰散结。三药共用主治痰核瘰疬，原方的治疗范围较广，包括头颈部生长的良性或恶性结节。

☞ 程益春创活血散瘀汤、化痰解毒汤、消瘿汤等方，分证治疗

根据甲状腺癌的病因病机，程益春将本病分为四种证型，认为本病属本虚标实，在治本的同时注意散结消肿。

1.痰气交阻证　多表现为颈部两侧或一侧漫肿，边缘不甚清楚，肤色如常，按之软，不痛，或有轻度胀感，常伴有胸闷、胁痛或胀，易怒，舌苔白或腻，脉弦或滑。治以行气化痰散结，方用海藻玉壶汤加减。药用：柴胡12 g，青皮12 g，枳实12 g，浙贝母30 g，海藻30 g，连翘15 g，昆布12 g。

2.痰瘀互结证　多见颈前粗肿较大，因病积日久而质地稍硬，发胀或按之轻度疼痛，皮色不变或赤络显露，呼吸不畅，或吞咽有阻碍感觉，胸闷，胁痛，易怒，舌质暗，脉沉涩。治以行气活血化痰散结，方用活血散结汤（自拟方）。药用：川芎9 g，红花12 g，莪术12 g，山栀子12 g，白芥子9 g，浙贝母30 g。

3.痰热壅盛证　临床上症见颈部粗肿，急躁易怒，头晕目眩，两目外凸而感觉干涩等表现。面部烘热，舌红苔黄腻，脉弦数。治以化痰解毒散结，方用化痰解毒汤（自拟方）。药用：连翘15 g，山栀子9 g，夏枯草9 g，白花蛇舌草9 g，猫眼草9 g，浙贝母30 g，海藻30 g，龙胆9 g，玄参9 g。

4.气阴两虚证　多见颈部粗肿或大或小，亦可不甚肿大，心烦不眠，自汗盗汗，腰膝酸软，短气等，或男子梦遗滑精，女子月经不调，舌红少苔，脉细数无力。治以益气养阴散结消肿，方用消瘿汤（自拟方）。药用：生黄芪30 g，鸡内金12 g，鳖甲9 g，牡蛎30 g，连翘9 g，山栀子9 g，夏枯草9 g，莪术9 g，玄参9 g，生地黄9 g。

☞ 陈培丰化裁柴胡疏肝散或逍遥散，疏肝理气

陈培丰认为，调气重在肝，故治则以疏肝理气为主，同时补益肝血，方药多在柴胡疏肝散或逍遥散的基础上化裁，常选用柴胡、白芍、当归、郁金、枳壳、香附、青皮、陈皮、橘叶、佛手、绿梅花、香橼等疏肝理气。肝体阴而用阳，故取当归与白芍、柴胡同用，补肝体而助肝用，使血和则肝柔。化痰之要在调气，故取制半夏、陈皮与茯苓相配理气化痰。见肝之病，知肝传脾，当先实脾，故调气也必须重视脾胃功能，所以常在调理肝气的同时佐以党参、茯苓、白术、甘草补气健脾，顾护正气，扶正祛邪。同时选取夏枯草、天南星、山慈菇、天葵子、皂角刺、黄药子、土贝母、浙贝母、瓜蒌等化痰散结，蛇六谷、白花蛇舌草、蛇莓、龙葵、半枝莲等抗癌解毒。如颈前肿物坚硬如石、固定不移、刺痛、舌质紫暗或有瘀斑、舌苔薄白、脉弦涩，则加穿山甲、莪术、三棱、姜黄、川芎等活血化瘀、行气散结药。如肝郁气滞日

久化火，则在疏肝理气解郁的同时，加重清热解毒之品，如重楼、山豆根、三叶青、黄芩、野菊花等泻肝解毒。陈培丰常用疏肝理气、软坚散结、健脾益气、清热解毒、化痰消瘿、活血化瘀等药物，以扶正为主，祛邪为辅，祛邪而不伤正。

☞ 陈如泉以沙参麦冬汤或二至丸为基础方益气养阴、软坚散结、扶正解毒

陈如泉秉承中医整体观和辨证论治的特点，将辨证与辨病有机结合，以虚者补之、结者散之为原则，以益气养阴、软坚散结、扶正解毒为基本治则，以沙参麦冬汤或者二至丸为基础方治疗。吴鞠通称沙参麦冬汤为"甘寒救其津液"之法，滋养肺胃、生津润燥。方中沙参、麦冬、天冬、玉竹、生地黄养阴生津；女贞子、墨旱莲、枸杞子补益肝肾之阴；鳖甲、玄参既能养阴清热，又能软坚散结；党参、黄芪补气生津，兼能补气生血，顾护正气，扶正祛邪；太子参补脾肺之气，又养阴生津；山药、黄精补益脾肺肾之气阴；当归、鸡血藤养血活血；龙葵、白花蛇舌草、半枝莲增强机体免疫力，抗癌解毒；山慈菇、猫爪草清热解毒，化痰散结。恰当选药，配伍精准，以扶正为主、祛邪为辅，使祛邪不伤正，扶正不留邪。

☞ 黄挺辨证分型代表方：天王补心丹、生脉散与海藻玉壶汤

黄挺将甲状腺癌术后患者主要分为阴虚火旺证、气阴两虚证、痰瘀互结证三种证候，代表处方如下。

1. 阴虚火旺证　多以清热养阴散结为主，阴虚火旺证可偏重于不同的脏腑，当须辨证治之。若是以心悸多汗、失眠多梦等为主要症状的心阴虚，方用天王补心丹加减以养心阴、降心火；若是以头晕头痛、急躁震颤等主要症状的肝阴虚，方用一贯煎加减以散肝郁、柔肝阴；若是以五心烦热、腰膝酸软为主要症状的肾阴虚，方用知柏地黄丸等加减壮水以制火，滋肾以凉肝；

若以恶心纳少、大便干燥为主要症状的胃阴虚为主，以沙参麦冬汤加减清热益胃生津。

2.气阴两虚证　治以益气养阴散结。代表方：生脉散为主。处方中生黄芪、党参、白术、茯苓有补气的功效，盖虚证患者往往内分泌功能呈不同程度的退行性变化，补气药有促进肾上腺皮质激素分泌或对其分泌有双向调节作用，提高免疫功能。若以心悸、自汗、浮肿、脉结代为突出者，则为心气虚，加用酸枣仁、远志、茯神养心安神；如以胸闷、气促、容易伤风感冒为突出者，则为肺气虚，加用黄芪、白术、防风补虚培元，顾护肌表；如以腰酸、背痛、齿摇、脱发、不寐、耳鸣为突出者，则为肾气虚，加用桑寄生、杜仲、怀牛膝、狗脊等补肝肾，强腰膝；若以消化功能不足的临床表现如乏力、浮肿、食欲缺乏、胃脘饱胀、大便溏薄、舌淡苔白腻、脉缓无力等突出者，则为脾气虚，加用党参、白术、茯苓、黄芪等补气健脾。脾气虚见症典型者，辨证容易。脾气虚见症隐晦者，常因突出的阴虚火旺症状所掩盖而容易被忽略，此时除阴虚火旺见症外，还往往表现为食欲亢进不明显、舌质较淡、舌体较胖，脉缓而无力。

3.痰瘀互结证　治法化痰行瘀散结。代表方：海藻玉壶汤。该方在甲状腺癌术后痰瘀互结调治方面尤为重要。黄挺化痰散结多选用半夏、胆南星、海藻、昆布、牡蛎、海蛤壳、鳖甲、僵蚕等，化瘀散结多选择莪术、穿山甲、红花、丹参、土鳖虫、全蝎等，解毒散结选择猫爪草、夏枯草、山慈菇、石见穿等，以陈皮、枳壳、川楝子等疏理气机，适当选用调补五脏之品。

治痰治瘀虽然主次有别，但痰化则气机调畅，有利于活血，瘀去则脉道通畅，有助于痰清，所谓"痰化瘀消，瘀去痰散"之意。首先，遣方选药以平稳有效为原则，慎用毒猛辛烈之品；其次，当调补五脏，即"见痰休治痰，见血休治血"；再次，当疏利气机，因"气行则痰行""气行则血行"；最后，当注意求因定位，辨证分治。

第13章 前列腺癌

第一节 病机治法

☞ **贾英杰注重中焦，兼以利湿祛瘀**

脾胃乃后天之本，人体气机升降之枢。晚期前列腺癌患者在放化疗及内分泌治疗等各种治疗过程中，一旦脾胃损害，出现纳差、恶心、呕吐、泛酸、脘腹胀满等伤中表现时，应及时顾护脾胃，调理中焦。若脾胃功能运化失常，则人体气血生化乏源，人身气血精神、五脏六腑、肌肉形体、四肢百骸，皆不得养。晚期前列腺癌患者，长期遭受肿瘤消耗，本身气血匮乏，身体虚弱，若脾胃运化失职，无疑更是雪上加霜。所以每当患者出现脾胃运化功能失常表现时，贾英杰常首调理中焦。存得一分胃气，便存得一分希望。贾英杰执简驭繁，把握虚、毒、瘀、湿这一基本病机，以扶正（益肾健脾滋肝）、解毒（清热解毒）、祛瘀（祛瘀软坚）、利湿为主，病证结合，辨证施治，权衡攻补。贾英杰临证多用清补之品配伍解毒抗癌之品，如生黄芪、太子参、猫爪草、半枝莲等，不用虎狼攻伐之品；注意顾护胃气；消积药与补益药配伍，以消助补；软坚散结、清热解毒药并用；注意疏调气机；补益药与理气醒脾药配伍，补而不滞；理气以助祛瘀，祛瘀多选用行气活血之品，基本不用虫类破血动血之品；给邪以出路，通利二便。目前寻求中医药治疗的前列腺癌患者多属中晚期，经历了手术、内分泌治疗或放疗、化疗等，此时患者常有阴阳失调、正气亏虚之症，同时又伴有一系列不良反应和并发症，中医药治疗的主要目的在于减毒增效，改善临床症状，扶正祛邪以稳定病灶，提高生存质量，延长生存期。

如治疗一患者马某，男，68岁，2002年3月主因小便不通就诊于天津某医院，确诊为前列腺癌，未发现转移，临床分期Ⅱ期。于2002年4月行前列腺左右叶切除术。术后病理示：前列腺癌 Gleason Ⅱ－Ⅲ级；（双侧）睾丸、附睾、输精管组织未见著变。术后间断服中药汤剂治疗。2004年患者复查前列腺 B 超示：残余前列腺内小结节。患者拒绝手术，以中医药配合内分泌治疗为主。2004年6月13日刻症：易汗出，量多，潮热，时有潮热心烦、下腹部不适，纳可，夜寐尚安，小便可，大便时干时溏，舌暗红苔黄，脉沉弦。辨证为湿热壅盛，毒瘀互结。治法以清热解毒、祛瘀利湿为主，佐以益气养血、敛阴止汗。处方：黄芪、防风、赤芍、知母、生地黄、苍术、虎杖、白芍、糯稻根、车前草、白花蛇舌草、预知子、当归、王不留行、莪术各15 g，郁金、姜黄、川芎、黄柏各10 g，浮小麦30 g。服药14剂后，下腹部不适及心烦潮热较前明显减轻，汗出量多较前减轻，仍易汗出，纳可，夜寐尚安，小便可，大便调，舌暗红，苔黄，脉沉弦。上方去苍术、知母，加生牡蛎30 g、夏枯草10 g、玉竹15 g。服药14剂后，患者汗出症状明显改善，继以上方加减服用巩固疗效。2004年12月8日，患者病情基本稳定，精神状态良好，无明显不适，复查前列腺 B 超示：前列腺钙化斑。PSA 0.08 ng/ml，FPSA 0.08 ng/ml。之后患者坚持中药结合间歇内分泌治疗，每隔半年复查1次，FPSA、PSA 均在正常范围内。2005年12月13日复查前列腺 B 超示：前列腺萎缩，伴微小钙化。PSA 0.08 ng/ml，FPSA 0.05 ng/ml。2008年11月24日复查 PSA 1.23 ng/ml，FPSA 0.66 ng/ml，腹部 B 超示肝、胆、胰、脾、双肾、前列腺未见明显异常。随访至2012年4月，生存期10年。

☞陈志强规范辨证分型，扶正抑瘤治疗晚期前列腺癌

陈志强是广东省中医院泌尿外科主任医师，广州中医药大学教授，博士研究生导师，兼任中国中西医结合学会围手术期专业委员会主任委员，广东省中医药学会外科专业委员会主任委员。陈志强认为，规范化的辨证分型是中医辨证论治的基础，是临床疗效及进行科学研究的基础。陈志强将前列腺癌分为脾气虚、肾气虚、气血两虚、阳虚、阴虚火旺、阴虚痰热、血瘀和下

焦湿热8类，并指出晚期前列腺癌中医病理多为虚实夹杂、本虚标实。在病因病机上，陈志强提出：①本虚标实、虚实夹杂、以虚为主是晚期前列腺癌的总特点；②病邪深在、病入膏肓是晚期前列腺癌的病位特点；③阴阳失调、脾肾两虚是晚期前列腺癌的虚证特点；④湿、痰、瘀、毒是晚期前列腺癌的标实的特点。

在中医药治疗晚期前列腺癌方面，陈志强提出以下治疗方法：一是扶正，调节机体免疫功能，增强机体抵抗力；二是祛邪，直接抑制或杀伤肿瘤细胞；三是增效，增强放疗、化疗敏感性；四是减毒，降低放疗、化疗不良反应。晚期前列腺癌临床表现为虚实寒热夹杂，以虚为主。因此，临床用药必须遵循攻补兼施、寒热并用的原则，以扶正补虚为主，兼清热解毒、活血化瘀、利水渗湿、化痰散结等法祛邪。陈志强根据中医药治疗前列腺癌的作用机制及晚期前列腺癌的证候规律研究，提出应用扶正抑瘤法治疗晚期前列腺癌：对激素依赖型前列腺癌，结合西医有效的内分泌疗法，目的为减毒增效，减轻内分泌药物治疗的不良反应，提高生存质量；对于激素非依赖型前列腺癌，不但要改善患者症状，提高生存质量，还要以延长生存期为目的。

如曾经治疗的患者梁某，男，74岁，2003年3月10日初诊。前列腺癌去势术后半个月。患者于2003年2月经广州某医院病理活检确诊为中分化前列腺癌。免疫组化报告：癌细胞酸性磷酸酶（PAP）（+），前列腺特异抗原（PSA）（+）。血清总前列腺特异抗原（TPSA）为183.47 μg/L，游离前列腺特异抗原（FPSA）为18.4 μg/L。X线胸片示：双肺见多发结节状、团絮状模糊影，考虑双肺多发转移瘤。全身骨ECT示：第8、9胸椎及右肩胛下角骨代谢异常活跃，中高浓度放射性浓聚。诊为中分化前列腺癌 $T_2N_2M_1$ 期（D期）。同年2月24日在该院行去势术。2月28日出院时查TPSA为59.2 μg/L。出院后口服氟他胺，每次250 mg，每天1次。出院时体重由72.5 kg降至67.5 kg。诊见：会阴部、骨盆、阴囊及尿道疼痛不适，腰膝酸软，四肢乏力，常出虚汗，手脚发抖，胸闷痛，烦热，口干，纳寐差，小便频，舌暗淡，苔少而干，脉细弱。诊为前列腺癌 $T_2N_2M_1$ 期（D 期）。证属气阴两虚，痰瘀毒结，治以扶正抑瘤、攻补兼施。采用中西医结合治疗方案：中药以益气养阴为主，祛瘀解毒为辅。处方：太子参 30 g，半枝莲 20 g，黄芪、龟甲（先煎）、鳖甲（先煎）、黄芩、泽兰、王不留行、延胡索各 15 g，全蝎 5 g，蜈蚣 2 条，炙甘草 10 g。每天 1 剂，水煎服。西药口服氟他胺，每次 250 mg，每天 1 次。3 月 24 日复诊：诉会阴部、骨盆、阴囊及尿道疼痛明显缓解，腰膝酸软、四肢乏力明显改善，无手脚发抖。继续守上法治疗。4 月 1 日查：TPSA 为 0.10 μg/L，FPSA 为 0.04 μg/L，血清游离前列腺特异抗原/总前列腺特异抗原（F/T）为 0.37。调整中药 2 天 1 剂，西药氟他胺每天 215 mg。4 月 5 日行全身骨 ECT 示：第 9 胸椎、右肩胛下角骨代谢异常活跃区消失，第 8 胸椎代谢降低。4 月 18 日复查：TPSA 为 0.05 μg/L，F/T 为 0.8。之后多次复查 TPSA 在 0.1 μg/L 以下。4 月 20 日始氟他胺逐渐减量至 250 mg，20 天 1 次，口服，并门诊间服中药治疗。5 月 28 日复查 X 线胸片示：原双肺多发结节状、团絮状模糊影消失，心肺未见异常。体重增至 74.5 kg，饮食、睡眠好，小便正常，疼痛不适症状基本消失。随访多年体健。

☞ 魏睦新提出中医待机疗法治疗早期前列腺癌

魏睦新是江苏省人民医院（南京医科大学第一附属医院）中医科原主任，南京医科大学中西医结合研究所常务副所长，从事中医临床工作近 40 年，擅长疑难病的中医诊治。魏睦新主张前列腺癌早期可以选择中医待机疗法，只需定期观察并按医嘱服用中药就可以避免手术。中医待机疗法是指针对符合西医"待机治疗"条件的肿瘤早期患者，加以辨证论治的中医干预和生活指导，以提高生存质量，最大限度延长待机期的一种治疗方法。魏睦新认为，前列腺癌属于肝肾功能不全，气滞痰瘀阻络。其形成机制包括：①饮食不节，嗜食肥甘厚味、生冷辛辣之品，或喜抽烟喝酒，日久致湿热之邪内蕴，湿阻气血、热蕴成毒，结于下焦；②肝郁气滞，暴怒急躁或长期抑郁，情志不舒，气滞经脉，血瘀不行，结于会阴；③脾肾两虚，房劳过度，肾脏阴阳俱损，或素体不足，久病体虚，肾脾两虚，运化营养失调，瘀血败精聚积下焦。魏睦新指出，要严控待机时间，根据国内外研究成果和他自己的经验，提出选择待机的3个标准：①前列腺癌特异性抗原PSA值超过4，但停留在10以下；②前列腺癌侵袭性分级的病理指标是Gleason 6以下；③穿刺活检13根，找到癌细胞的探针少于2根。这3个标准对早期前列腺癌进行了定性和定位。定性就是针对PSA和FPSA，定期观察这两项指标的变化；定位就是观察前列腺有多少比例被癌细胞侵占的情况。此外，还要动态观察检测PSA并计算其翻倍时间，因为PSA值的高低与癌细胞的分裂、增生的速度以及肿瘤的大小相关。PSA越高，癌细胞的分裂、增殖速度也越快，肿瘤也增大了，算出PSA值变成为2倍所用的PSA值加倍时间，可以作为是否继续观察的指标。在治疗初期的6个月，每2个月进行PSA检验；6个月后改为每3个月查1次；然后，每半年查1次，算出近1年中的PSA值加倍时间，以及整个观察期间的PSA加倍时间。如果PSA倍增时间小于24个月，就需要尽快采用手术和放射线等治疗。

如治疗某男性患者，76岁，2005年7月初诊。患者被诊断为早期前列腺癌，病灶局限，PSA8.1 ng/ml。病理检查示：前列腺潜伏癌与早期癌之间。舌质偏红，苔白、根腻，脉滑，平时易出汗，小便无疼痛。临床检验提示尿中有红细胞。中医辨证属肾虚而下焦湿热，瘀血内停。治以补肝肾、清湿热、化瘀结。药用知柏地黄丸加味：知母10g，黄柏10g，生地黄10g，山茱萸10g，山药10g，泽泻10g，蒲黄10g，茯苓10g，小蓟10g，藕节10g，白茅根20g，白花蛇舌草10g，半枝莲10g，炒薏苡仁30g。每日1剂，水煎服。经过"中医待机疗法"调治2年后，患者生活质量几乎没有受到任何影响，每天还能散步、打拳，气色也转好。PSA在其后的2年几乎没有变化。以上提示了继续待机疗法的可能性。

☞ **高荣林注重脾胃，以补脾代替补肾**

高荣林教授是全国老中医药专家学术经验继承工作指导老师，中国中医科学院广安门医院主任医师，博士生导师，师承路志正国医大师，重视人体整体的协调统一，辨证注重脏腑关系，临床讲求权变调理，擅治内科心肺疾病、睡眠障碍等疑难病证。高荣林认为脾与胃同居中焦，以膜相连，足太阴经属脾络胃，足阳明经属胃络脾，两者构成表里配合关系。脾胃同为气血生化之源、后天之本，在饮食物的受纳、消化及水谷精微的吸收、转输等生理过程中起主要作用。脾与胃的功能特性，通过纳和化、升和降、燥与湿三个方面来体现。高荣林在师承路志正、董德懋二老学术思想的基础上，临床中强调调理脾胃。其临证要点包括：①注重升降，调理气机；②注重纳化，补脾开胃；③津气兼顾，润燥适宜；④三因制宜，辨证调护。《素问·玉机真脏论篇》云"脾脉者土也，孤脏以灌四傍者也""五脏者，皆禀气于胃，胃者五脏之本也"。若脾胃健旺，气血旺盛、气化正常，则五脏六腑、四肢百骸皆得所养，脾胃健而五脏安；同样可以通过调其他脏腑来补脾胃不足，安五脏即所以调脾胃。晚期前列腺癌西医治疗目标，通过手术切除睾丸或药物去势，要求睾酮达到去势水平，这往往会引起中医肾阳虚症状。现代研究证实，外源性雄激素的补充对前列腺癌患者的病情进展会有明显促进作用，有些补肾阳中草药含有类似于雄激素样物质作用，如鹿茸、肉苁蓉等，故传统补肾方法可能会提升睾酮水平，不能贸然使用。基于此，中医治疗晚期前列腺癌应该慎用补肾。《慎斋遗书》说"诸病不愈，必寻到脾胃之中，方无一失，何以言之？脾胃一伤，四脏皆无生气，故疾病日久矣""补肾不若补脾，此之谓也。治病不愈，寻到脾胃而愈者颇多"。故提出治疗难治性前列腺癌"补脾可以代替补肾""扶正即是祛邪"的理论。高荣林强调胃主受纳，脾主运化，饮食、药物要被吸收发挥营养或治疗作用，首先要通过胃的正常受纳，故应用药物补脾治疗首先保证胃气不能闭塞。针对胃气可能闭塞的原因，或用芳香开胃药物，选用陈皮、砂仁、豆蔻、藿香、鸡内金、谷芽、麦芽等，或用补益胃阴的药物如沙参、石斛、麦冬、白芍等，以维护食欲正常，胃纳正常，使药物可以更好地吸收而发挥作用。清代吴达《医学求是》曰："脾燥则升。"若脾气虚衰，运化水液的功能障碍，痰饮水湿内生，即所谓"脾生湿";水湿产生之后，又反过来困遏脾气，致使脾气不升，脾阳不振，称为"湿困脾"。外在湿邪侵入人体，困遏脾气，致脾气不得上升，也称为"湿困脾"。由于内湿、外湿皆易困遏脾气，致使脾气不升，影响正常功能的发挥，故脾喜燥而恶湿。临床上，对脾生湿、湿困脾的病证，一般是健脾与利湿同治，所谓"治湿不治脾，非其治也"。可选用太子参、山药、茯苓、白扁豆、苍术、白术、藿香、薏苡仁、蔻仁等品。在临证调理脾胃时，治法应取仲景、东垣、叶桂诸家之长，重在升降，顾其润燥。常常以羌活、防风、升麻、柴胡、荷叶、荷梗、葛根合健脾益气之品以升脾阳，而用杏仁、枇杷叶、紫苏子、紫苏梗合清养胃阴之味以降胃气。藿香有芳香化湿、悦脾和胃、升清降浊之功，亦常选用之；并酌加少量大黄，腑气一通，胃气自降。若脾阳不足，又兼胃阴亦虚，则既不可过于温燥，复劫胃液，亦不可过于凉润，重伤脾阳。

第二节　核心处方

☞贾英杰创新方，调理少阳枢机，清利湿热

贾英杰基于对前列腺癌的独特见解，拟定前列腺癌基本方：黄芪30 g，川芎15 g，郁金、姜黄各10 g，猫爪草15 g，蛇六谷或白花蛇舌草15 g，车前草15 g，黄柏15 g，生大黄5~20 g，王不留行15 g等。尿等待、排尿不畅者，加石韦、萹蓄；下焦气化不利者，在加此二药基础上稍加柴胡为引经药，或以柴胡易黄芪。《神农本草经》载柴胡"主心腹肠胃中结气、饮食积聚、寒热邪气，推陈致新"。贾英杰认为柴胡疏利少阳有利于下焦气化，且柴胡可推陈致新，故清利下焦湿热时可稍佐柴胡。此外，柴胡疏肝解郁有利于治疗肿瘤患者的抑郁情绪。排便无力者加枳壳、厚朴、炒莱菔子。若大便黏滞解不尽，是体内痰湿偏甚，酌加半夏、大贝母、苍术等。随着疾病的发展变化，虚、毒、瘀、湿主次矛盾发生变化，用药亦当随证加减：前列腺增大、伴结节者，予莪术、夏枯草、生牡蛎。若病情进展、标志物升高，可酌加具有抗癌活性的中药，如半枝莲、预知子、铁包金、石见穿、山慈菇等，以清热解毒、软坚散结。对于接受化疗，出现恶心呕吐者，予竹茹、旋覆花、代代花；食欲缺乏，苔滑齿痕者，予豆蔻、砂仁、檀香以芳香醒脾化湿。食积不化、胃脘饱胀者，予鸡内金、焦三仙。接受内分泌治疗，出现疲乏、自汗、盗汗者，予黄芪、防风、浮小麦、糯稻根、五味子。骨蒸劳热或持续低热者，予银柴胡、地骨皮、牡丹皮。瘀象明显者酌加红花、丹参、鸡血藤等。腰酸痛，属肝肾虚者，予熟地黄、山茱萸、杜仲、桑寄生、川续断。骨转移疼痛者，予全蝎、透骨草、络石藤、骨碎补等。

☞ 陈志强基于辨证论治创扶正抑瘤方

陈志强认为本虚标实、虚实夹杂、以虚为主是晚期前列腺癌总的病因病机，本虚以阴阳失调、脾肾两虚为主，邪实以兼夹湿、痰、瘀、毒等为多见。在辨证分型的基础上，陈志强制定了扶正抑瘤法治疗前列腺癌的基本方。方中主要包括：黄芪 30 g，太子参 20 g，龟甲 15 g，女贞子 15 g，半枝莲 15 g，白术 15 g，茯苓 15 g，桑寄生 15 g，全蝎 10 g，泽兰 10 g，枸杞子 10 g，甘草 3 g。加减：脾（气）虚者加山药、黄精、甘草以健脾益气；肾虚者加菟丝子、巴戟天、牛膝以温阳固肾；阴虚者去白术、黄芪、茯苓，加枸杞子、女贞子、鳖甲、山茱萸以滋阴潜阳；湿阻者加蝼蛄、车前草以利水渗湿；热毒盛者加白花蛇舌草、黄芩以清热解毒；血瘀者加土鳖虫、水蛭、王不留行以破血通络；气滞者加姜黄、延胡索以行气止痛；痰浊者去黄芪、白术，加浙贝母、天花粉以清络化痰；骨转移疼痛者加蜈蚣、僵蚕、骨碎补。

☞ 魏睦新以知柏地黄丸为早期前列腺癌基本方

魏睦新认为，早期前列腺癌以肝肾阴虚型最为多见，故治以知柏地黄丸为基本方。该方的功用为滋阴降火、滋补肝肾。前列腺癌主要发生在老年男性，这类患者多表现为肝肾不足，故选用六味地黄丸进行滋补肝肾；又因前列腺癌处在少腹，是肝经所过之处，且这部分患者的舌质偏红，属下焦热象，故选用知母与黄柏。因知母有清热和滋阴作用，黄柏清下焦热。另外，他还常选择性地加夏枯草10g、白花蛇舌草10g、半枝莲10g、仙鹤草10g等药性平和又有一定程度抗肿瘤作用的中药，能取得很好的疗效。其中夏枯草通肝经且能消肿散结，白花蛇舌草清热解毒、消痈利湿，半枝莲通肝肾经且散瘀消肿、清热解毒，仙鹤草有补虚作用。若舌质淡、边有齿印、苔薄白而润、根腻，去知母、黄柏，加温性药，如附子3g，桂枝3g，乌药10g，益智仁10g；若有尿血或镜下血尿，也可加蒲黄10g和二至丸。治疗上针对魏睦新提出的病因病机，分为三种证型。湿热下注型，方用萆薢分清饮加减：萆薢15g，朱茯苓15g，车前子15g，生薏苡仁12g，白术10g，龙葵30g，半枝莲20g，白英20g，土茯苓30g，黄柏10g，赤小豆10g，甘草3g。肝肾阴虚型，方用知柏地黄汤加减：知母10g，黄柏10g，女贞子15g，墨旱莲15g，山药12g，枸杞子10g，山茱萸12g，熟地黄20g，茯苓10g，黄芪15g，当归10g，山豆根15g，土茯苓20g，海藻10g，昆布10g，白花蛇舌草20g，仙鹤草15g。气血两虚型，方用十全大补汤加减：生黄芪15g，党参12g，茯苓10g，白术10g，生地黄10g，当归10g，淫羊藿12g，肉苁蓉6g，枸杞子12g，制何首乌12g，川芎10g，赤芍10g，仙鹤草15g，白花蛇舌草10g，肉桂2g，重楼12g，穿山甲15g。

☞ 高荣林以六君子汤为基础，调理脾胃

高荣林调理脾胃法治疗晚期前列腺癌，以六君子汤为基本方化裁治疗。脾为气血生化之源、五脏之本，四君子汤方作为扶正培本的基本方，通过益气可以生血、生精，也可固脱。所谓"正气存内，邪不可干"，对于晚期前列腺癌患者正气虚弱明显者，益气扶正培本即是祛邪。但晚期前列腺癌患者病因复杂，多痰多湿。晚期前列腺癌患者脾肾两虚，脾虚则运化失职，不能为胃行其津液，导致水湿不化，聚而成湿，停而为痰。肾主水，肾虚则蒸腾气化不利，开合失调，水液不布，水液停滞则生痰、湿。湿性重浊，易于趋下，

移于下焦。前列腺位居下焦，为水湿代谢必经之路，湿痰之邪黏于滞留此处，而致癃闭；癃闭导致小便不利，大便不爽，水液排泄不畅，水湿停滞更甚，湿痰胶着，久而成积聚。因此考虑晚期前列腺癌患者多痰多湿的特点，在经典补气方四君子汤的基础上，加用陈皮、半夏以健脾燥湿，降气化痰，取六君子汤义。结合患者的体质耐受情况，酌加清热解毒药物如夏枯草、白花蛇舌草。这些药物联合应用除了符合中医组方原则，现代药理研究也证实它们均有抗肿瘤作用。六君子汤加夏枯草、白花蛇舌草组方方义：方中人参为君，甘温益气，健脾养胃；臣以苦温之白术，健脾燥湿，加强益气助运之力；佐以甘淡之茯苓，健脾渗湿，茯苓、白术相配，则健脾祛湿之功益著，陈皮芳香醒脾，半夏燥湿运脾；使以炙甘草，益气和中，调和诸药。诸药配伍，共奏益气健脾、燥湿化痰之功。辅以夏枯草清热解毒、软坚散结，白花蛇舌草清热解毒、消肿止痛。诸药合用，可健脾补气，和中化痰，清热解毒，升清降浊，通调三焦。

症状辨治篇

第14章　恶性胸腔积液

第一节　病机治法

☞林洪生据气虚饮停治疗肺癌胸腔积液

中医学对水液在体内的运行输布认识得很清楚，与肺、脾、肾、肝四脏关系密切。《素问·经脉别论篇》曰："饮入于胃，游溢精气，……水精四布，五经并行。"而林洪生认为肺癌胸腔积液发病原因归于正气虚损、阴阳失调，邪毒乘虚而入，导致脏腑功能失调，致邪毒停于胸胁而发为胸腔积液。因此林洪生认为本病总属阳虚阴盛、输化失调、水液内停所致。中阳素虚，正气不足，是发病的内在病理基础。其病机属于本虚标实、气虚饮停之证。

林洪生非常重视正虚在肿瘤发病发展中的主导作用，"治病必求于本"，在整个治疗过程中必须衡量全身功能情况，包括精神状态、体质强弱及各脏腑功能状态。他一贯主张扶正培本法以调补全身，尤其是注重脾和肾，从脾肾入手进行扶正培本是重要的思路。同时林洪生通过大量的试验反复验证，运用扶正培本的中药能消除免疫复合物对T细胞免疫功能的抑制，能抑制肿瘤生长、稳定病灶。肺癌胸腔积液患者通常已经处于肺癌晚期，因此除了泻肺逐饮，尤重视调理脾胃而慎用攻伐之品，从而使患者体力增强，延长生存时间。

如治一患者，女，79岁，右肺上叶低分化腺癌合并胸腔积液，注射用培美曲塞二纳化疗5周期后于2011年8月15日来诊，CT示右上肺肿物3.1 cm×2.1 cm，症见胸闷、憋气、右肋部疼痛、咳嗽、乏力，舌淡红苔白，脉沉细。实验室检查：白细胞计数2.0×10⁹/L。辨证分型：饮停胸胁。治法：泻肺逐饮，益气健脾。处方：党参12 g，炒白术10 g，防风12 g，鸡血藤20 g，猪苓10 g，茯苓10 g，泽泻20 g，红景天12 g，佛手10 g。配合口服生血丸。2011年11月28日复诊，注射用培美曲塞二纳化疗8周期后结束化疗。胸腔积液减少，肿物缩小至2.9 cm×1.5 cm，胸闷、憋气症状明显改善，右肋部疼痛消失，纳可，二便调，舌红苔白，脉沉细。辨证分型：气阴两虚。治法：益气养阴，活血解毒。处方：生黄芪20 g，焦白术10 g，防风12 g，党参10 g，天冬12 g，麦冬12 g，桑白皮12 g，桔梗10 g，猪苓20 g，茯苓20 g，车前子10 g，鸡血藤20 g，八月札15 g，白英15 g，龙葵15 g。配合口服健脾益肾颗粒。4个月后复查胸CT示胸腔积液少量，之后一直口服汤药维持治疗，未行放化疗。

按语：患者为老年女性，发现时已到肺癌晚期，林洪生按分阶段及扶正培本的基本原则，根据患者的临床症状，化疗后出现骨髓抑制、血象低下，进行处方。方中除了泻肺逐饮外尤重视调理脾胃，慎用攻伐之品，并配合养血解毒法减少患者胸腔积液量，改善体质，增强免疫力，延长患者生存期。

☞花宝金据本虚标实治疗胸腔积液

花宝金认为水饮是水液代谢失常所形成的病理产物，他根据"治病必求于本"的原则，认为治疗上除利水逐饮之外，应当从根本的病因即肺癌出发。肺癌胸腔积液病机特点是本虚标实，本虚即为肺、脾、肾三脏虚弱、气化失司，标实为水饮内停。治疗当急则治其标，缓则治其本。花宝金根据辨证，以四君子汤、沙参麦冬汤益气养阴，以防己黄芪汤、己椒苈黄丸、葶苈大枣泻肺汤等经方为主祛除胸腔积液，并灵活加减，以期缓解患者症状，延长生存期。

如治一患者，男，69岁，2008年7月诊断为肺腺癌，因距离主动脉较近未行手术，2008年11月行吉西他滨＋卡铂化疗1个周期，因心肺功能较差停用，此后未再行放化疗等。当年12月胸部CT示：右侧大量胸腔积液，纵隔淋巴结转移，心包积液。经胸腔穿刺引流600 ml后，在患者胸腔积液内找到腺癌细胞。2008年12月27日初诊，症见右胁部及后背疼痛，胸闷，纳眠可，二便调，舌质淡，苔薄白，脉弦滑。处方：瓜蒌仁15 g，薤白12 g，桂枝9 g，猪苓20 g，茯苓20 g，葶苈子15 g，椒目9 g，炙附子（先煎）12 g，细辛3 g，泽泻15 g，泽兰12 g，金荞麦20 g，仙鹤草30 g，猫爪草30 g，天南星15 g，生姜5片，大枣5枚。2009年2月复诊，患者胸痛减轻，仍有气短，停用葶苈大枣泻肺汤，改用防己黄芪汤祛除水邪，黄芪用量至80 g。2009年4月复查胸CT示胸腔积液消失，6月查心脏彩超示心包积液消失。之后一直于花宝金门诊口服汤药治疗，因患者阴虚表现明显，故以沙参麦冬汤组方加减。2010年2月随访，患者症状为偶有胸闷气短，查胸部CT示双肺病灶与前相仿，未发现胸腔积液。

按语：患者年老体弱，气血阴阳俱虚，经开胸探查术及化疗，损伤阳气，胸中阴霾不能疏散，兼有瘀毒，故胸背疼痛。阳气不能运化水液，饮停胸胁，故胸闷。观其舌脉均为阳虚不振、饮邪内停之象，辨证为阳虚水停。瓜蒌、薤白、桂枝合用，共奏开胸散结、温阳化气之功，附子、细辛温补脾肾，葶苈子、椒目、猪苓、茯苓、泽泻、泽兰利水逐饮，猫爪草、天南星、金荞麦解毒散结，仙鹤草解毒补虚，生姜、大枣调和营卫。后用大剂量黄芪与防己配伍补气利水，待标证消失后再着重从根本论治。该患者口服汤药使胸腔积液与心包积液完全消失，肿瘤无明显进展，可见中医药在控制和消除恶性胸腔积液方面可起到重要作用。

☞刘嘉湘据正虚邪实、虚实夹杂治疗肺癌胸腔积液

刘嘉湘认为，肺癌胸腔积液的治疗首当辨证。目前关于本病的治疗，一般多遵仲景"病痰饮者，当以温药和之"的理论，重用温阳药以化饮，或峻

下逐水。然"肺为娇脏，喜润而恶燥"，肺脏有病，多耗气伤阴，肺癌之虚以阴虚、气阴两虚为多见，过用温燥之品虽或有一时之效，但难免进一步耗气伤阴。因此，刘嘉湘认为肺癌胸腔积液的治疗首当辨证论治，其辨治亦须遵循肺癌的基本病机。肺癌的发生多由正气虚损、阴阳失调、六淫之邪气乘虚袭肺；邪滞胸中，肺气膹郁，宣降失司，气机不利，血行受阻，津液失于输布，聚而为痰；痰凝气滞，瘀阻络脉，痰气瘀毒胶结，久而形成肺部肿块。总之，肺癌是因虚而发，因虚而致实，是一种全身属虚、局部属实的疾病。随着病情的进展，正气虚衰尤为明显，病邪由浅入深，其虚证由气虚向气阴两虚、阴虚、阴阳两虚发展；至晚期肺癌出现胸腔积液时，临床表现则以标实为多。正气内虚，痰阻气机，肺失清肃，痰饮内停。刘嘉湘临证一般将肺癌辨证为阴虚内热、气阴两虚、脾虚痰湿、阴阳两虚等四个基本证型论治，清热滋阴、补脾化湿、温阳化饮等为其基本治法。

如治一肺癌胸腔积液患者方某，男，77 岁。初诊日期：2001 年 11 月 7 日。诊断如下。①支气管肺癌，原发性，周围型，左上肺腺癌，骨转移，分期：$T_4N_0M_1$，Ⅵ期。②冠心病，心功能不全。因患者年高体弱，无法耐受化疗，遂求治于中医。刻下：咳嗽少痰，左侧胸痛；大便每日 3~4 次，尚实；小腿肿；舌淡、苔薄腻，脉弦。左锁骨可触及 0.3 cm×0.3 cm 质硬结节一个；双下肢浮肿（＋）。辨证：肺脾两虚，湿毒内蓄。治法：益气健脾，温阳利水，肃肺解毒。处方：生黄芪 30 g，炒白术 12 g，茯苓 30 g，党参 12 g，生薏苡仁 30 g，杏仁 9 g，山海螺 30 g，猫人参 30 g，石上柏 30 g，石见穿 30 g，白花蛇舌草 30 g，葶苈子 30 g，八月札 15 g，淫羊藿 15 g，胡芦巴 15 g，炙鸡内金 12 g，车前草 30 g。每日 1 剂，水煎服，早晚分服。二诊（11 月 28 日）：左侧胸痛、双下肢浮肿减轻，咳嗽，痰中带血。B 超检查：左侧胸腔可探测到液性暗区（最大直径 57 mm）。上方加仙鹤草 30 g、茜草根 30 g、龙葵 30 g，以凉血止血、利水。三诊（12 月 12 日）：左侧胸痛不明显，午后双下肢稍浮肿，痰血已止。继服原方。四诊（2002 年 7 月 10 日）：患者以前方为基础加减，服药 7 个月后，偶有咳嗽，胸部不适偶作，劳累后下肢稍肿，纳可，二便调。复查胸部 X 线片：左肺主动脉弓旁可见一类圆形密度增高阴影（与前片相仿），两肺野未见扩散，右上陈旧性结核。B 超检查：左侧胸腔可探测到液性暗区（最大直径 10 mm），左侧胸腔少量积液。治宗原法，效不更方。此后患者坚持中药治疗，病灶稳定，胸腔积液得到控制；一年半后死于心脏病。

按语：本例患者年高体弱，肺脾两虚。脾气虚弱，运化乏权，则湿毒内蕴；肺气不足，清肃失司，气不布津，则停而为饮。根据患者咳嗽少痰、纳呆、小腿肿等症状，结合舌淡、苔薄腻、脉弦，中医辨证属肺脾两虚、湿毒内蓄，治以益气健脾、温阳利水、肃肺解毒。药用生黄芪补中益气托毒，兼可利水消肿；党参补中健脾，补脾益肺。党参、黄芪合用，培土生金。脾主运化水湿，喜燥恶湿。以炒白术健脾燥湿；茯苓健脾渗湿，化痰利水；薏苡仁健脾渗湿，利水。饮为阴邪，故在温中健脾的同时，选用淫羊藿、胡芦巴温补肾阳。脾为后天之本，肾为先天之本，温肾药与健脾药相伍，以扶正固本。山海螺、石上柏、石见穿、白花蛇舌草等清热解毒，化痰散结，抗肿瘤。杏仁苦泄降气，止咳通便；葶苈子辛苦而寒，泄肺而下气，行水而消痰；车前草、猫人参清热解毒，利水。四药合用，泄肺利水。全方用药，扶正祛邪，标本兼治，甘温健脾温肾以化饮，辛开苦降泄肺以利水。药证相合，故患者服药后胸腔积液得到控制。

徐振晔据祛邪补虚治疗肺癌恶性胸腔积液

徐振晔认为人体水液之运行与肺、脾、肾、肝四脏密切相关。肺居上焦，有通调水道的作用；脾居中焦，有运输水谷精微的功能；肾处下焦，有蒸化水液、分清泌浊的职责；肝主疏泄，调畅气机。诸脏协调作用，则水液代谢正常。本病发病之因，多由于吸入污秽之气或久吸烟毒，秽毒滞于体内，损伤脏腑，或正气虚弱，脏腑功能失调，致气、血、水运行不利；或情志所伤，气机不利，气血痰浊壅滞，导致痰浊瘀毒聚结，邪毒流于胸胁，阻滞三焦，水液停积，留于胁下而发为胸腔积液。两胁为肝经所主，水流胁下，阻遏气机，影响肝之疏泄，三焦水道不利，饮积加重，故病亦涉肝。本病总属阳衰阴盛，本虚标实，因虚致实，临床表现以实证为主。徐振晔认为本病治疗时重在从祛邪、补虚培元、调肝行气、顾护脾胃等方面入手，并取得了较好的临床疗效。

如治一患者钱某，女，73岁，发现右下肺癌3个月余，2010年5月就诊。患者因咳嗽气促1个月于2010年2月14日在上海胸科医院行胸部CT检查，结果显示右下肺癌，中央型，伴右肺下叶阻塞性炎症，纵隔淋巴结转移，右胸膜转移，右侧胸腔积液。2月16日纤支镜病理示：找到鳞癌细胞。予TP方案化疗1次。化疗结束后，症状有所缓解，由于患者不能耐受而拒绝再次化疗。1周前无明显诱因出现胸闷，气急气喘，不能平卧，胸部CT示：右侧胸腔积液较前增加。胸腔积液B超示：第7~10肋间无回声区最大直径131 mm。刻下症：咳嗽、咳痰，痰少而黏，胸闷、气急气喘，口干，神疲乏力，腰膝酸软，纳尚可，夜眠欠佳，二便调，舌质红、苔薄、体胖、边有齿痕，脉细软。辨证：气阴两虚，邪毒内结。治法：益气养阴，解毒利水。方药：生黄芪30 g，太子参15 g，生白术30 g，茯苓15 g，杏仁9 g，枇杷叶12 g，天冬12 g，麦冬12 g，石上柏30 g，石见穿30 g，猫人参30 g，龙葵30 g，葶苈子30 g，桂枝9 g，花椒目15 g，八月札15 g，淫羊藿15 g，鸡内金12 g，炒谷芽30 g，炒麦芽30 g，大枣5枚。10剂，水煎服，早晚分服。二诊：服上药后，胸闷、气急、气喘较前明显缓解，可平卧，阵咳、痰多，口干好转，精神转佳，胃纳增，脉细，苔薄，舌质偏红、边有齿痕。治拟益气养阴，清热解毒，化痰利水。上方去花椒目，葶苈子改为15 g，加鱼腥草30 g。14剂，水煎服。二诊后复查胸腔积液B超示：第7~10肋间无回声区最大直径47 mm。此后以上方为基础，随证加减。随访3个月，病情稳定，胸腔积液逐渐减少。

☞ 殷东风调肝化气行水治悬饮

殷东风为辽宁中医药大学附属医院主任医师，博士研究生导师。他认为古代虽无肺癌胸腔积液的病名记载，但就其临床症状以及病位来看，肺癌胸腔积液当属中医学的"肺积""悬饮"范畴。虽然肺癌胸腔积液的临床症状及病位符合悬饮，但与普通外邪入侵，阻于三焦所致饮停胸胁的悬饮有所不同，故可称为"恶性悬饮"。目前大多数学者认为肺癌胸腔积液发病机制多为人体正气亏虚，邪毒与瘀血共积于肺，发为肺积，日久累及脾、肾及三焦，脾失健运，肾失开阖，三焦气化不利，水饮停聚于胸胁，从而出现胸闷胸痛、呼吸困难等症状。本病属本虚标实，与肺、脾、肾、三焦相关。今人对肺癌合并胸腔积液患者的治疗，多提出益气健脾渗湿、温阳化水的治则。殷东风经过辨证施治，在益气健脾利水治疗的基础上，提出调肝化气行水的治则。临床悬饮轻症患者表现的胸闷症状是由肺气郁滞、气机升降不利所致，而气机运动多与肝主疏泄的生理功能相关，故对于悬饮轻症伴有胸闷患者常从肝论治，运用调畅气机法治疗。悬饮重症患者表现的咳唾引痛症状，为病变部位累及两胁，而两胁为肝经走行，故对于悬饮重症伴有胸痛症状患者，调畅气机法的应用也常贯彻于其治疗的始终。

如治疗患者隋某，女，63岁，2006年4月27日初诊。右乳腺癌放疗、化疗后，右颈部、左腋下淋巴结转移。诊见：左胸部剧烈疼痛2周，深呼吸及变换体位时加重，畏寒，盗汗，无发热。查体：左肺底呼吸音减弱，舌红、苔薄白，脉弦。肺CT示：左胸腔积液。心电图示：偶发室性期前收缩。证属饮停胸胁，气机不畅。治以逐饮利湿、理气止痛。处方：猪苓、茯苓、白术、泽泻、桂枝、桑白皮、地骨皮、葶苈子、郁金、瓜蒌、半夏、五灵脂、蒲黄、延胡索各15 g。每日1剂，水煎服。4月30日二诊：原症状减轻，乏力，舌红、苔薄白，脉沉。上方加黄芪30 g、龙葵10 g。每日1剂，水煎服。5月8日三诊：原症状消失，继服上方7剂。5月18日复查彩超示：胸腔积液消失，心电图正常。1个月后未再出现胸腔积液。

☞侯平玺以健脾补肺法治恶性胸腔积液

侯平玺是四川省首届名中医，成都中医药大学兼职教授，肺病科学科带头人，近二十年潜心研究中西医结合治疗肿瘤。侯平玺认为，在中医学中，癌性胸腔积液属于"悬饮"范畴，其发生与肺脾之气亏虚密不可分，因为作为恶性肿瘤的并发症，癌性胸腔积液发生的根本原因与恶性肿瘤发生的根本原因是一致的，正气亏虚、邪气积聚，是恶性肿瘤发生的根本原因，而正气亏虚最为根本，脾肺是后天正气生发的关键脏器，因此健脾补肺则是基本治法。

如一患者贺某，男性，于2013年3月12日就诊。诊断为右侧胸腔积液，右肺鳞癌切除术后伴胸膜腔转移。血常规示：白细胞计数 $4.12×10^9$/L，血红蛋白浓度 99 g/L。院外胸腔积液脱落细胞检查示：见恶性肿瘤细胞。中医诊断：悬饮（脾肺亏虚，水道不通，留积于胸）。治法：补脾益肺，利水化积。处方：茯苓 15 g，白术 15 g，黄芪 30 g，厚朴 12 g，陈皮 12 g，粉防己12 g，桑白皮 12 g，干姜 10 g，木通 6 g，桔梗 10 g，炙甘草 4 g。大火烧开，温火熬30分钟，煎2次，混匀分3~4次饭前服。每日1剂，7剂。3月20日复诊，患者诉，心累较前好转，可高枕位休息，但仍动则心累，气短，无双下肢水肿，小便量较用药前似乎有所增加，未明确记录尿量，纳可，食量较前稍有所增加。复查胸腔B超示：胸腔积液较前吸收，最大深度6 cm。余同前。考虑治疗有效，续原方10剂（煎煮同前）。后多次就诊并随访，患者症状改善。

按语：患者初诊时为肺癌术后，面色萎黄，呼吸困难，咳嗽，便溏，为典型的脾肺气虚，痰饮内停，治以温化痰饮、健脾补肺，方以六君子汤加减，虽然后患者因不喜中药之味而停药，但临床症状得到改善。

☞解建国据三焦不利治疗悬饮

解建国为大连医科大学附属中心医院中医科主任，主任医师，教授，博士研究生导师，辽宁省名中医，从事中医临床及科研工作40余年，近二十年来以带瘤生存理念指导临床肿瘤治疗，在治疗晚期肺癌及肺癌所致胸腔积液方面疗效良好。解建国根据肺癌胸腔积液生长迅速，患者身体消瘦，后期出现恶病质的特点，认为此病应辨为"恶性悬饮"。解建国指出，病邪既成，癌毒内耗，正气大伤，肺、脾、肾三脏亏虚，致肺失通调水道、脾失运化、肾失气化，水津不布，故恶性悬饮病机为肺癌晚期日久失治，正气大耗，肺、脾、肾三脏亏虚，肝失疏泄及肺癌积块导致气机不畅，三焦不利，水道闭塞，饮停胸胁。通畅三焦、调达气机、补肺益肾、健脾化湿为其主要治法。

如治一患者牟某，男，72岁，2009年9月26日初诊。患者诊断为周围型肺癌伴大量胸腔积液，症见咳嗽剧烈，咳痰不利，痰质黏稠，痰黄白相兼，胸闷气短，呼吸急促，不能平卧，兼见面色㿠白，神疲乏力，自汗，口唇紫暗，纳差，大便困难，借助果导片方能3~4日一行，舌质瘀暗，苔黄厚腻，脉弦滑。中医辨证属正气虚损、毒郁肺脉之恶性悬饮。治以益肺扶正、排毒抗癌。处方：炙黄芪80g，炒党参、炙款冬花、紫苏叶、木香各15g，炒白术、焦麦芽、焦神曲、瓜蒌仁、茯苓、浮海石各30g，白芥子、紫苏子、陈皮、炒鸡内金、丝瓜络各10g，芒硝3g，槟榔20g。14剂。10月10日复诊：乏力较前改善，咳嗽稍减，但仍时有咳痰不畅，食欲未见明显改善，大便仍排出困难，原方去紫苏叶，将炙款冬花增至50g，芒硝5g，槟榔30g，丝瓜络15g，加炙麻黄10g、枳壳15g，继服7剂。数次诊疗之后于11月22日复查CT提示：右肺上叶周围型肺癌，并右肺中下叶局限膨胀不全、左肺上叶尖后段纤维硬结灶等缩小，与8月11日CT比较，积液消失。继续健脾和胃，利水消积，巩固治疗。

按语：痰结于肺是肺部肿瘤的病理基础。痰结而致胸中有形结块，无论是正气内虚、脏腑失调，还是外邪侵肺、寒热太过，均经过肺气膹郁、积聚成痰的病理过程。无痰，则无以生肺积，脾为生痰之源，肺为贮痰之器，肺脾气虚，阴阳失和，受于风寒或风热之邪，初未能成积聚，正虚祛邪不力，日久留滞成痰，痰气胶结，乃成肺积。痰瘀化热，灼伤血脉，则咳唾痰血，故肺肿瘤的脏腑病机与肺、脾二脏密切相关，痰结贯穿于肺癌由原发到转移的整个病程。解建国认为，该患者年过七旬，年老体弱，正气不足，不易抗衡外邪，遂治疗应以扶正为主，佐以健脾化痰之药，脾健则气血生化有源，痰湿之邪得以祛化，病情得以好转，患者生存质量改善。半年后随访，患者生活自理，体重增加4kg，每天徒步3~4千米，2013年随访仍健在。

第二节 核心处方

☞林洪生辨证分型常用处方

林洪生根据临床的不同症状，辨证论治，分为以下三型，选用方药如下。

1. 饮停胸胁型处方 症见咳唾引痛，呼吸困难，咳逆气喘息促不能平卧，可见偏侧胸廓隆起，乏力、纳差、寐差，舌苔薄白、腻，脉沉弦或弦滑。一般选用葶苈大枣泻肺汤合椒目瓜蒌汤，方中葶苈子30 g、川椒目15 g、全瓜蒌15 g，随证加减起到泻肺行水、下气平喘之效。葶苈子苦寒，能开泄肺气，具有泻水逐痰之功，治实证有较好效果。川椒目利水逐饮、畅通水道。全瓜蒌宽胸散结。

2. 气阴两虚型处方 症见胸腔积液伴呛咳时作，咳吐少量黏痰，口干咽燥伴胸胁闷痛乏力，气短神疲，舌质偏红，苔少，脉细。以益气养阴为大法，在滋阴清热同时加益气健脾之药，以求阴中求阳、阳中求阴。一般选用玉屏风散合沙参麦冬汤加减，方由黄芪30 g、防风15 g、沙参15 g、麦冬15 g、白术15 g、茯苓15 g、玄参15 g等组成。

3. 阴虚内热型处方 症见咳嗽频发，胸闷气短，口干咽燥，或午后潮热，颧红，心烦，手足心热，盗汗，乏力神疲，舌红少苔，脉细数。林洪生认为本证型常因癌疾日久化热或因放疗等因素致燥热内生，伴有癌性胸腔积液者，一般选用百合固金汤加减，方由生地黄15 g、熟地黄15 g、玄参12 g、浙贝母15 g、浮小麦9 g、青蒿15 g、地骨皮12 g等组成。

☞花宝金以防己黄芪汤辨治胸腔积液

花宝金对于肺癌的辨证和治疗推崇李中梓《医宗必读》"初者病邪初起，正气尚强，邪气尚浅，则任受攻；中者受病渐久，邪气较深，正气较弱，任受且攻且补；末者病魔经久，邪气侵凌，正气消残，则任受补"的论述，认为对于肺癌伴有胸腔积液的患者应急则治其标，缓则治其本。在疾病稳定期，可以扶正祛邪并用；而在胸腔积液量较大，患者症状明显时，当以祛邪为要，必要时配合胸腔穿刺引流及化疗药物胸腔灌注，以控制胸腔积液，为以后长期治疗做好铺垫。在遣方用药方面，花宝金善于运用经方而不泥于原文。对于病势较为缓和的肺癌恶性胸腔积液患者，根据其肺脾气虚、饮邪久踞等特点，多采用防己黄芪汤加减，合四君子汤、沙参麦冬汤等益气养阴。防己味辛，可宣散肺气，主"利大小便"，是一味通利作用较强的药物。黄芪与白术配伍，可起到三方面的功效：一是补益脾肺之气，以恢复正常的水液代谢；二是两者均有利水消肿的作用；三是益气固表，增强卫外功能，以免感染邪气而加重病情。其中黄芪用量少则30 g，多则120 g，根据患者正虚程度加减。花宝金认为"病痰饮者，当以温药和之"。中晚期肺癌伴恶性胸腔积液患者常有脾肾阳虚表现，尤以脉象沉伏不显者，加附子以振奋脾肾阳气，增强逐水力度，用量在12~20 g，以患者舌无麻感为度；辅以木香、砂仁、陈皮行气，茯苓、薏苡仁健脾利水，枸杞子补肾，谷芽、麦芽顾护胃气，增强食欲以扶正。花宝金注重兼夹症的治疗，如患者兼有瘀象，常加用泽泻、泽兰以逐瘀利水；如患者胸痛明显，则常用延胡索、徐长卿、白芍等活血止痛。其还重视西医学研究成果，擅于运用药理研究表明有抗癌作用的药物，如用龙葵、白英利水消肿，或用半枝莲、猫爪草解毒消肿散结。对于喘憋症状较重，胸腔积液量大的患者，则多采用己椒苈黄丸与葶苈大枣泻肺汤合方，以增强利水逐饮功效。

☞ 刘嘉湘基于重视扶正、慎用攻伐处方用药

刘嘉湘认为，根据肺癌胸腔积液病机特点为正虚邪实，应重视扶正，慎用攻伐，宜扶正祛邪相结合。刘嘉湘临证多采用益气、养阴、健脾、温阳为主以扶正，化痰、解毒、散结、抗癌以祛邪，同时针对性地选用泻肺行气利水之品治疗胸腔积液；强调扶正祛邪兼顾，扶正以祛邪，祛邪不伤正，多选用猫人参、龙葵、葶苈子、桑白皮、马鞭草、防己等，尤善用猫人参、龙葵、

葶苈子；一般不选用甘遂、大戟、芫花等峻下逐水药，以免徒伤正气。同时兼顾肺、脾、肾，宜温忌刚燥，对此，常选桑白皮、杏仁、葶苈子等泻肺，以利于恢复肺之宣发肃降功能。脾居中焦，为水液升降输布之枢纽；脾为生痰之源，若中气不足，运化无权，必酿生痰湿、水饮。《金匮要略·痰饮咳嗽篇》载："病痰饮者，当以温药和之。"痰、湿、饮总属阴邪，得阳则化。临证常以苓桂术甘汤、五苓散、防己黄芪汤为基础加减，若痰饮蕴久化热，可选己椒苈黄丸、疏凿饮子等化裁。肾为先天之本，内寄元阴元阳，"五脏之病，穷必及肾"；脾气虚弱，脾阳不足，日久必伤及肾阳。肾阳虚衰，不能化气行水，则发为痰饮。对此，临证多采用温肾阳、助脾阳之法，以助运化水湿、温化痰饮，药物可用桂枝、淫羊藿、肉苁蓉、胡芦巴等。饮为阴邪，得阳乃化。但肺癌以阴虚和气阴两虚者为多见，因此对于兼有阴虚者不宜过用附子、肉桂、细辛等辛温刚燥之品。若阴虚同时兼见畏寒、四肢怕冷、背寒等肾阳虚症状，中医辨证属阴阳两虚，多在滋补肺肾之阴的基础上，加用温补肾阳之品，有阴中求阳之意，同时滋阴药之凉性可佐制温阳药之温燥，以免伤阴之弊。另外，肺癌患者胸腔积液一旦形成，其内蓄之湿毒易阻遏气机，常因血行不畅而出现血瘀内阻之象。对此，刘嘉湘认为一般应慎用活血化瘀之品，更不主张用大剂量攻瘀破血之品，以防促进肿瘤转移。

☞ 徐振晔重祛邪，兼扶正创悬饮宁治恶性悬饮

徐振晔治疗恶性胸腔积液的临床经验可以总结为以下几点，处方用药如下。

1. 重在祛邪　徐振晔根据多年临床经验，认为肺癌恶性胸腔积液临床多表现为实证，所以治疗上重在祛邪。徐振晔善用祛邪为主的悬饮宁加减治疗肺癌恶性胸腔积液，该方由生白术、茯苓、桂枝、葶苈子、川椒目、猫人参、龙葵7味中药组成。《药性论》曰生白术"味甘辛，逐皮间风水结肿"，根据临床观察，生白术达到一定剂量时其排液作用明显增强。因此，本方重用生白术。葶苈子泻肺平喘利水，剂量最高可达50 g。两药攻补兼施为君药。猫

人参清热解毒且具有较强的扶正功用，为臣药。茯苓渗湿利水，川椒目行气利水，桂枝温阳化饮，龙葵清热解毒、利水，为佐药。悬饮宁具有健脾利水、泻肺行水、行气利水、温阳利水等功效，扶正不碍邪，祛邪不伤正。徐振晔在治疗中非常强调祛除邪毒的重要性，除了以上诸药外，还常选用石见穿、石上柏、重楼、半枝莲、蛇六谷、山慈菇等清热解毒抗癌，直接针对胸腔积液产生的根源；鱼腥草、水蛭、瓜蒌、半夏、大腹皮、桑白皮、车前子、泽泻等化痰祛瘀行气利水。诸药使邪毒去、癌毒清，水液输布恢复常态，胸腔积液吸收或减少，且又有邪去正安之妙。

2. 补虚培元　肺癌恶性胸腔积液虽以局部实证为主要临床表现，但它是因虚致实、整体为虚、局部是实、本虚标实之证。本证的形成，主要在于肺、脾、肾三脏的正气亏虚。徐振晔在临证时，常选用益气健脾、温阳益阴、补肾填精等中药，如黄芪、党参、山药、生白术、茯苓、薏苡仁、天冬、麦冬、沙参、山茱萸、黄精、淫羊藿、补骨脂等，以调补肺脾肾，补虚培元，如此则脏腑功能健旺，水液的输布、运行和排泄功能恢复正常，从而达到扶正消饮的目的。且正气旺盛，可提高机体的免疫功能及抗瘤能力，抑制邪毒，使正胜邪退。

3. 调肝行气　肺癌恶性胸腔积液的形成与肝也有紧密联系。肝主疏泄，调畅气机，血的运行和津液的输布代谢，有赖于气的升降出入运动。肝失疏泄，气机郁结，则津液输布代谢障碍，水饮痰湿停聚。肺癌患者往往伴有情志不舒，因此气机郁滞也是肺癌恶性胸腔积液的重要病理机制之一。徐振晔在临证时常应用调肝行气之法，常用八月札，认为该药理气不伤阴，且有抑制肿瘤生长的作用；也常选用郁金、绿萼梅、枳壳等行气消水中药。

4. 顾护脾胃　脾与胃相表里，是气血生化之源，为后天之本、气机升降之枢纽。机体生命活动的持续和气血津液的生化，都有赖于脾胃运化的水谷精微。肺癌患者多有恶心、纳呆、大便时溏时干等表现，如不及时纠正，人体得不到水谷充养致正气不能抗邪，邪气弥漫，病势加重；同时患者后天乏源，气少精亏，体质下降，症状明显，失去信心，加速病情恶化，即李东垣在《脾胃论·脾胃盛衰论》中所说的"百病皆由脾胃衰而生也"。因此徐振晔在治疗肺癌恶性胸腔积液时十分重视脾胃功能的调理，擅用参苓白术散、平胃散、藿香正气散，选用益气健脾和滋养胃阴的药物，如黄芩、白术、茯苓、山药、白蔻仁、陈皮、太子参、麦冬、沙参、生地黄、枸杞子，通常还使用炒谷芽、麦芽、神曲、焦山楂、炙鸡内金等药物助消化吸收，确保患者脾胃健运，纳食馨香。肺与大肠相表里，肺受邪毒，肃降失司，易出现大便秘结，影响脾胃的健运，徐振晔常用甘缓润下药物，如火麻仁、瓜蒌仁、当归、肉苁蓉、杏仁等，再加少量行气药，如川厚朴、枳实等；数天不大便者，加用少量制大黄，使腑气通畅，脾胃得以健运。

5. **分清标本缓急** 肺癌恶性胸腔积液属本虚标实、阳虚阴盛之证，在治疗过程中要注意遵循"急则治其标，缓则治其治本"的原则。当胸腔积液量大，压迫症状明显，影响心肺功能，病势急迫，危及生命，以局部标实证为主时，当治标为要。可采用胸腔穿刺放液术，减轻因胸腔积液所致的各种压迫症状，缓解病情。待标实之证有所控制，再根据辨证论治原则，从本论治或标本兼治。

☞ 侯平玺健脾补虚，六君子汤合用二妙丸

侯平玺结合中医基本理论与临床实践，经过多年的探索，总结出了健脾补肺法治疗癌性胸腔积液的临床经验，经过对组方长期的筛选，充分考虑肺脾两脏的生理特点，并按君臣佐使的组方原则，选用的主要药物有：党参、白术、山药、茯苓、黄芪、苍术、薏苡仁、麦冬、干姜、焦山楂、桑白皮、桔梗、甘草等，根据患者个体因素，临证加减。现代药理研究表明，这些补气健脾药具有增强免疫功能和机体抵抗力，以及利尿、抗氧化、抗炎的作用等。不难看出，侯平玺的上述用药经验，是在六君子汤、二妙丸等经典方剂的基础上加减而来，充分体现了健脾补肺的立法思想，也充分遵循了中药处方的原则。

☞ 解建国基于补虚培元、通调水道常用药

解建国在治疗肺癌胸腔积液时必以补虚培元、激发正气为第一要法，临床常用西洋参、炙黄芪、炒白术、炒山药、茯苓等补虚培元，激发正气，以人为本，调动一身正气抵御癌毒，使癌毒停于原位，并复肺、脾、肾三脏之通调水道、运化水液、蒸腾气化之职，从根本上杜绝胸腔积液的产生。

同时，解建国还认为肺癌恶性胸腔积液的形成不仅与肺、脾、肾关系密切，而且与肝的关系密不可分，气机不畅是肺癌胸腔积液形成的重要环节。故解建国常选用木香、陈皮、郁金等调理气机之品，对肝气不舒、胸腔积液停聚之胁痛，常用白芍、甘草、香橼、佛手、丝瓜络等治之。

解建国在治疗此症时采用利水渗湿、缓泻饮邪之法，常选用车前子、茯苓、猪苓、泽泻等淡渗利湿之品，并不急功近利，而图缓泻饮邪。究其原因，盖肺癌晚期，元气折损大半，若用甘遂、大戟、芫花等泻下逐水药，虽得快利，但仅存之正气亦随之泻下，即所谓"留一分正气，留一分生机"。止咳化痰、祛邪利肺也是必用之法，解建国常用炙麻黄、款冬花、紫菀、紫苏子、浙贝母、白芥子等宣肺化痰之品。

肺癌晚期胸腔积液患者多有纳差、食之无味、饮食不消之症，此乃脾胃气虚之候。因此，治疗本病不忘培补后天之本，在补益脾胃同时配伍消导之品，如炒麦芽、炒鸡内金、焦神曲、焦山楂、炒莱菔子、槟榔等，以助脾之运化。同时配合使用抗癌中药，狭义抗癌中药有石见穿、石上柏、重楼、半边莲、莪术、山慈菇、冰球子、天南星、猫人参、葶苈子、龙葵等，广义抗癌中药有西洋参、炙黄芪、生牡蛎、白芥子、浙贝母、玄参、炒鸡内金等。据现代药理研究，以上药物皆有一定的抗癌作用，但前者多为有毒之品。这类药多苦寒有毒，峻猛伤正，属"以毒攻毒"之品，肺癌晚期胸腔积液患者正气大亏，故此类药物均应慎重应用，避免戕害正气。后者，益气、涤痰、散结、消导发挥抗癌缩瘤作用，长期临床实践及动物试验均证明，效果可靠，临床疗效显著。总之，解建国治疗肺癌胸腔积液本着"以人为本，带瘤生存"

的治癌观，认为癌肿是一种全身性的慢性疾病，治疗上强调整体调整、阴阳平衡、增强正气、改善内环境，临床证实可有效遏制癌瘤的生长与转移，有效消除胸腔积液，改善患者生存质量，显著延长了患者的生存期。

☞ **殷东风以柴胡龙骨牡蛎汤调肝行水，四君子汤健脾利水**

《伤寒论》中将"寒热往来，胸胁苦满，默默不欲饮食，心烦喜呕"称为小柴胡汤"四大主证"，又有"有柴胡证，但见一证便是，不必悉具"。肺癌胸腔积液患者所表现的胸闷胸痛属于柴胡证中的"胸胁苦满"范畴，故在用药上，殷东风提出以柴胡龙骨牡蛎汤为主，根据胸腔积液量不同加减运用利水药。柴胡龙骨牡蛎汤是殷东风以张仲景《伤寒论》中的小柴胡汤为底方，根据患者临床表现，结合自身十数年从医经验以及对方药的试验研究化裁而成。方取柴胡、黄芩相须为用，使气机通达、枢机调和；半夏、生姜合用，辛开散结，宣畅气机；太子参、甘草合用以达到扶正祛邪之功；龙骨、牡蛎，平肝潜阳，重镇安神，兼有软坚散结以及抗肿瘤之功效。以柴胡龙骨牡蛎汤为底方配合利水药的应用治疗肺癌合并胸腔积液患者，通过改善气的升降运动，调气以行水，使患者气机顺畅，改善水液代谢，达到"气顺则一身之津液亦随气而顺"的目的。现代药理研究显示柴胡剂可抑制结缔组织纤维增生和炎症早期血管通性增强、渗出和水肿，增强糖皮质激素的抗炎作用。有研究显示，对肺癌合并胸腔积液患者的治疗，以柴胡剂为主方，能有效地改善患者的临床症状，起到预防肿瘤复发或转移，提高生存质量的作用。故临床上对于肺癌合并胸腔积液患者的治疗，不应局限于益气、健脾渗湿、温阳化水的治疗，还应注重调畅气机以化气行水在该病治疗中的应用。殷东风并不局限于调肝化气行水，认为对于肺癌胸腔积液患者 PS=60 分的以益气健脾利水为主，四君子汤为基本方，组成为太子参、白术、茯苓、炙甘草。根据患者的临床状态不同，基本方和祛邪中药在应用上有所不同。另外，根据患者胸腔积液量的不同，常加减应用利水药，其中悬饮重症者利水药应用较多，包括四苓散、葶苈子、龙葵。悬饮轻症者利水药应用较少，仅包括四苓散。

根据患者的临床症状不同加减用药：痰多选用半夏、陈皮等，喘促选用紫苏子、白芥子、莱菔子等，喘促严重选用赭石、沉香等，咳血选用三七粉、仙鹤草等，胸膈满闷选用枳壳、瓜蒌等，胸痛选用胆南星等，纳差选用焦三仙、鸡内金、砂仁等。常根据转移情况加减用药：伴脑转移选用石菖蒲、天麻、钩藤等，伴肝转移选用大黄、茵陈等。

第三节　常用药对

 花宝金常用药对

1. 黄芪 30 g，防己 15 g　防己味辛可宣散肺气，并可利大小便，是一味通利作用较强的药物，与黄芪配伍，两者均可利水消肿，且可补益脾肺之气，以恢复正常的水液代谢，兼能益气固表，增强卫外功能，以免感染邪气而加重病情。花宝金临证之时黄芪用量少则 30 g，多则 120 g，根据患者正虚程度加减；防己常用量为 15 g。

2. 椒目 9 g，葶苈子 15 g　临证时对于喘憋症状较重、胸腔积液量大的患者，多采用椒目配伍葶苈子，以增强利水逐饮的功效。这两味药的应用出自逐水之己椒苈黄汤及葶苈大枣泻肺汤。《唐本草》言椒目"主水、腹胀满，利小便"。葶苈子功能泻肺平喘，利水消肿，开启上焦，通利水道。二药合用则泻水逐饮之功甚著，对于病期以邪实为主的患者，法当急则治标，邪去则正安。椒目常用剂量为 9 g，葶苈子 15 g。

3. 泽泻 15 g，泽兰 12 g　花宝金临证时对于胸腔积液兼有瘀象者常以泽泻配伍泽兰逐瘀利水。《本草衍义》云："泽泻，其功尤长于行水。"泽兰味苦、辛，性微温，味苦则能泻，味辛则能行，功能为活血化瘀、行水消肿，兼能解毒消痈。二药配伍既能利水以消胸中停水，又能化瘀通滞以消积。常用剂量：泽泻 15 g，泽兰 12 g。

第 15 章 癌性腹水

第一节 病机治法

☞ **何任重责脾胃、除湿利水治疗肝癌腹水**

癌性腹水是恶性肿瘤晚期常见的并发症之一，主要是由于肿瘤转移种植损伤浆膜，引起浆膜毛细血管通透性增强，从而使含有较多的蛋白质渗出液溢入浆膜腔内，而肿瘤患者全身功能状态低下、严重的低蛋白血症又可损坏重吸收过程，从而加重腹水症状，它严重地影响了患者的生存质量，且目前对恶性腹水仍无行之有效的治疗方法。因此，积极探讨癌性腹水安全有效的治疗方法以提高患者的生存质量在晚期恶性肿瘤的综合治疗中有着重要的意义。临床上常用治疗方法为利尿、腹腔穿刺放液、腹腔静脉分流、腹腔置管持续引流、腹腔化疗，以及肿瘤本身常规治疗如外科手术、系统性化疗等，但疗效有限。而中医药治疗对于控制肝癌腹水症状方面有着独特的优势。

何任认为肝癌腹水属中医"臌胀"范围，其病因病机复杂。肝癌腹水的主要病变在于脾、肾、肝三脏，气滞血瘀水停，但以瘀血内结、水湿潴留为中心环节。兼有脾虚水湿证者，常见腹胀痞满，纳差，食后胃胀，大便溏、稀薄，日行数次，倦怠乏力，气少懒言，下肢水肿，小便涩少，舌苔薄白、舌质淡红、边有齿印，少苔，脉沉细无力；兼有脾肾阳虚证者，症见腹胀痞满，夜甚，小便短少，纳差，乏力，肢冷浮肿，大便稀溏而烂，腰酸头晕，面色萎黄或白，舌胖色淡，脉沉细无力；兼有肝肾阴虚证者，症见腹部胀满，夜甚，小便短少，形体消瘦，午后低热或见五心烦热，口干唇燥，腰酸乏力，头昏，舌红绛少津，少苔，脉细弦数；兼有气阴两虚证者，症见腹部胀满，小便短少，消瘦，潮热，汗出恶风，纳少，胃胀便溏，舌红少苔，脉无力等。

何老治疗肝癌腹水，在清理中焦湿热、疏解郁（瘀）毒积聚和调理肝脾、三焦的基础上，急则治其标，常常重责脾肾，佐以除湿利水之剂。同时视肝癌的病情轻重、分期的早晚和腹水的多少而遣方用药。

如其治一患者，男，68岁。2006年明确诊断为原发性肝癌。介入化疗栓塞右肝后第八天，卡氏评分60分。2006年5月18日初诊：肝癌（右肝9 cm，左肝5 cm）做介入治疗后，AFP 1200 ng/ml，脘腹胀滞，便烂多次，为片状，气促急，肢浮肿，溲不多，苔白厚，腹水明显，脉细沉迟。西医诊断：①原发性肝癌；②腹水。中医诊断为：肝积，脾肾阳虚型。宜理脾肾为先。处方：淡附片10 g，白术15 g，白芍15 g，太子参30 g，厚朴10 g，茯苓皮30 g，生姜皮10 g，焦三仙各10 g，黄芪20 g，楮实子30 g，大腹皮10 g，冬瓜皮30 g，白扁豆衣30 g，补骨脂10 g。5剂，水煎服，每日1剂。2006年5月22日二诊：气促急好转，药后腹水渐消，肢肿已退，腹胀滞，为片状烂便，苔白，脉沉迟。处方：生晒参6 g，黄芪30 g，女贞子15 g，淡附片10 g，白术15 g，茯苓皮30 g，生姜片3片，焦三仙各10 g，枳实20 g，大腹皮10 g，冬瓜皮30 g，白扁豆衣30 g，补骨脂15 g，大枣30 g。7剂，水煎服，每日1剂。三诊后腹水已消，肢肿已退。

按语：患者以阳虚为主，见骨瘦如柴、倦怠蜷卧、喜睡懒言、舌淡苔白、脉沉微欲绝等症，如不及时救治，则如残灯将灭。阴水泛滥，治当温阳利水，方选真武汤，该方主治脾肾阳虚、水气内停之证。附子为君，大辛大热，温肾助阳，"为北方行水"，又有回阳救脱之功。然制水在脾，故加白术、茯苓皮健脾渗湿，白芍滋阴敛阳、兼能利水。柯韵伯《名医方论》说："肾家水体失职是下焦有寒，不能制水故也，法当壮元阳以消阴翳，逐留垢以清水源……附子、芍药、茯苓、白术四味，皆真武所重。"补骨脂温而不燥，为燮理阴阳之佳品。

☞ 刘鲁明据湿热蕴结治疗癌性腹水

刘鲁明提出胰腺癌的核心病机是湿热蕴结，而腹水的产生亦与此病机有关。正如《张氏医通》所言："此得之湿热伤脾，胃虽受谷，脾不运输，故成痞胀。"刘鲁明确立了清热化湿、化瘀行水之法对胰腺癌腹水患者进行全程治疗。

如其治疗一患者，孙某，男，58 岁。2013 年 12 月初诊。2011 年 5 月 9 日行胰腺癌手术。术后病理确诊为胰头中分化腺癌，2013 年 5 月复发，肝转移，肝门胰头多发结节伴腹水。2013 年 9 月化疗 1 次，初诊时口服化疗药物。患者一般情况较差，出现腹水，便溏，消瘦，舌红苔黄腻，脉弦滑。根据患者病情，四诊合参，辨证湿热蕴结，立法以清热化湿、利水消肿。处方：清胰化积汤加减。药用：蛇六谷 60 g，半枝莲 15 g，白花蛇舌草 30 g，白豆蔻 24 g，绞股蓝 18 g，焦山楂 24 g，南方红豆杉 12 g，莪术 12 g，黄芪 30 g，皂角刺 10 g，山慈菇 12 g，白茅根 30 g，车前草 30 g，槟榔 18 g，茯苓 15 g，大腹皮 30 g，芦根 30 g，山药 30 g，芡实 30 g，炒白术 12 g，炒白芍 24 g，守宫 3 条。服用药物 1 个月后腹水有所好转，以此方药进退，加服利尿药，坚持治疗，患者一般情况良好。后患者腹水逐渐消退，基本情况平稳。除了中药汤剂的治疗，同时联用利尿药进行中西医结合治疗。

按语：刘鲁明根据胰腺癌患者的基本病机为湿热蕴结，使用清热化湿、利水消肿的清胰化积汤，使患者生存获益。需要引起我们重视的是：腹腔局部化疗、腹腔置管引流术、腹腔穿刺放腹水及过度抽取腹水都会有一定的引起肠粘连的风险。所以对于胰腺癌腹水患者来说，及时地防治肠粘连也是至关重要的。在此，黄芪联用皂角刺又起到了防治肠粘连的效果。

☞ 周维顺据肝、脾、肾三者失司治疗肝癌腹水

周维顺认为腹水作为晚期肝癌患者最为常见的并发症，在中医学中应属"臌胀""水臌"范畴。周维顺强调肝、脾、肾三脏在腹水发生、发展过程中起着极为重要的作用。肝为将军之官，主疏泄，调情志。肝虽然不直接参与水液在体内的运化输布，但在调畅气机方面的重要作用，决定了其对腹水产生的重要影响，盖因肝病变必然会影响肝主疏泄、调畅气机的功能，机体内

水液运化输布均依赖气机的推动，气机不畅，则水液运化输布失常，水液停滞，积于腹腔，发为腹水。脾为后天之本，肾为先天之本，脾肾为人体阴阳之根本，肾主水，对机体水液的代谢起着关键的作用，脾肾亏虚必然会导致五脏功能失调，机体阴阳失和，使得水液代谢失常，最终造成机体整体功能下降，加重腹水治疗的难度。故周维顺认为治疗肝癌腹水当从肝、脾、肾三脏入手，运用调肝、健脾、补肾、利水等治法，从整体上改善脏腑功能，以达到治疗肝癌腹水的目的。周维顺将恶性肿瘤总结归纳为虚热毒邪，治疗以清热解毒、扶正补虚为基本原则，在肝癌腹水治疗中则在此基础上早期重视健脾益气，晚期强调补益肾气。关于消腹水的治疗，他认为不能用汗法与强力攻逐法，利水宜利中寓补；临床上应中西合参，拓宽思路，才能获得较好的疗效。

☞孙尚见从肺、从络、从脾论治肝癌腹水

孙尚见认为，癌症的发生既有六淫七情劳伤之诱因，又有人体阴阳失调、气血逆乱之异常，更重要的是有癌毒存在，癌毒附着于瘀血、痰湿等有形之邪，逐渐蓄积，待力量大于抗癌力（正气）时，就发生癌症。而肝癌之初，多因湿热毒邪侵入肝胆，肝气乘脾，湿热郁滞脾胃，以致脾失健运，湿困热蒸，产生痰毒；痰毒入于肝经，阻于血络，形成瘀血，瘀血痰毒互结，日久变生癌毒；肝失疏泄，气血运行不畅，影响肺、脾、肾通调水道功能，则水液代谢失常。由于癌毒附于有形之邪上，其性胶着，病情缠绵不愈，久必伤肾。脾肾阴阳亏损，水液聚集，最终发展为臌胀。孙尚见提出从肺、从络、从脾论治腹水。

如一患者王某，男，30 岁，于 2007 年 9 月 16 日初诊。患者腹部胀大如鼓，身黄、目黄、尿黄，右胁肋不适，纳差，患者拒绝手术、放化疗及介入治疗，要求中医治疗。患者有乙肝病史 8 年。舌绛，苔黄腻，脉濡。实验室检查：总蛋白 58.6 g/L，白蛋白 28 g/L，球蛋白 30.6 g/L，A/G 0.69，总胆红素 86.0 μg/L，直接胆红素 61.2 μg/L，甲胎蛋白（AFP）>1000 μg/L（正常值

≤400 μg/L），CA199 为 41.63 KU/L。彩色多普勒示：肝占位病变，肝硬化，腹水（中量）。西医诊断：原发性肝癌并发肝硬化腹水，慢性乙型活动性肝炎。中医辨证：肝气郁结，气滞血瘀，结于胁下。处方：薏苡仁 10 g，茵陈 6 g，白花蛇舌草 60 g，赤芍 5 g，败酱草 45 g，制鳖甲 10 g，桑白皮 12 g，葶苈子 12 g，失笑散 10 g，白茅根 10 g，仙鹤草 15 g。二诊：皮肤、巩膜黄染消退，腹部胀满减轻，精神好转，饮食增进，体重增加。效不更方。以后以此方加减治疗，随诊患者一般情况好，纳可，二便调，无黄疸，腹部彩超示腹水消退，一直服药，病情稳定。

按语：肝气乘脾，脾失健运，湿困热蒸，产生痰毒；痰毒入于肝经，阻于血络，形成瘀血，痰血痰毒互结，日久变生癌毒；肝失疏泄，气血运行不畅，影响肺、脾、肾通调水道功能，则水液代谢失常，水液聚集而成臌胀。桑白皮、葶苈子宣降肺气，提壶揭盖；薏苡仁、茵陈、白花蛇舌草、败酱草、白茅根清热利湿，抗癌排毒；赤芍、制鳖甲、失笑散、仙鹤草软坚散结。

第二节　处方用药

☞何任基于理脾、责肾、理气常用药

总结何任治疗肝癌腹水用药频率最高者如下。理脾常用药物有白术、山药、党参、太子参、生晒参、陈皮、焦三仙、白扁豆衣等；补肾常用药物有附子、桂枝、山药、补骨脂、女贞子等；除湿常用药物有茯苓、薏苡仁、玉米须等；利水常用药物有生黄芪、枳实、白芍、车前子、猪苓、茯苓皮、生姜皮、冬瓜皮等；理气常用药物有大腹皮、佛手、八月札、厚朴等；其他药物则随证出入。

☞刘鲁明据湿热蕴结，用清胰化积方

刘鲁明以清胰化积方为治疗基本方，其中蛇六谷化瘀散结为君，白花蛇

舌草、半枝莲清热化湿为臣，绞股蓝扶助正气为佐，白豆蔻化湿和胃、行气宽中为使，辅以白茅根、大腹皮、茯苓、芦根、车前草利水消肿。全方共奏清热化湿、化瘀行水之功。常用剂量为蛇六谷 15 g，白花蛇舌草 30 g，半枝莲 30 g，绞股蓝 15 g，白豆蔻 6 g。

☞ 周维顺基于清热解毒、调肝利水、健脾补肾常用药

在对肝癌的治疗中，周维顺常选用白花蛇舌草、猫人参、猫爪草、三叶青、蛇六谷等具有清热解毒功效的中药，而现代药理学研究亦表明上述药物对肝癌细胞有着抑制和诱导凋亡的作用。因此，在肝癌的初期及中期，周维顺特别强调清热解毒抗癌药物的应用，且用量较常规用量偏大，充分体现了癌症早中期以攻邪为主的治疗思想，同时佐以柴胡、白芍、郁金、梅花等疏肝理气药物，这些药既为引经药，又能调达肝气，有利于肝功能的恢复。但腹水的生成意味着肝癌已发展至中晚期，患者体虚不能耐受大剂量的清热解毒药攻伐，故周维顺此时用药着重于调肝，而非攻邪，清热解毒用药较少，而多以柴胡、白芍、佛手、枳壳、香附等调肝理气药为主，并贯穿于肝癌腹水的治疗过程中。

周维顺对晚期肝癌患者重补益肾气，健脾益气，强调"存得一分胃气，便得一分生机"的治疗理念，用药善于顾护胃气，健运脾胃。临证常用茯苓、猪苓、白术、苍术、焦山楂、鸡内金、炒谷芽、炒麦芽、炒薏苡仁、生薏苡仁等健脾益气兼利湿。肝癌腹水发展至晚期，患者往往会出现腹部膨隆，皮色苍黄，青筋显露，甚至动则气急、心悸、胸闷等肝肾亏虚、水气凌心的证候表现。此时，周维顺治疗多从补肾入手，注重补益肾气，临床善用杜仲、怀牛膝、补骨脂、菟丝子、狗脊等补益肾阳，酌加石斛、女贞子、墨旱莲、鳖甲等滋阴药物，寓意阴中求阳、阴阳互补，以达到补益肾气、改善整体脏腑功能的目的。

周维顺认为《黄帝内经》对水肿提出"开鬼门，洁净腑，去菀陈莝"的治疗原则，并非都适用于治疗肝癌腹水。攻逐水饮的治法，周维顺认为对于

早期肝癌腹水患者尚可用之，但需根据患者体质状况及时调整用药及药量，而对于晚期肝癌腹水患者，则强调不应运用攻逐水饮的治法，一则患者体虚不能耐受攻伐，二则攻逐水饮用药多具毒性，用药不慎易对肝产生影响，导致病情加剧。故周维顺主张利水宜利中寓补，在临床上极少运用攻逐水饮的治法，多运用利水治法，多选用黄芪、茯苓、猪苓、薏苡仁、泽泻、车前子、冬瓜皮等利中有补、药性缓和的药物，亦酌情加用养阴、活血药物如女贞子、生地黄、石斛、天冬、麦冬、丹参、泽兰、牛膝、赤芍等。周维顺指出水液与机体阴液相互化生，利水的同时，阴液亦容易受损，故运用养阴药意在防止利水太过而耗伤阴液，取利水不伤阴之意。

西医病理认为肝癌腹水多因白蛋白低，血浆渗透压改变而引起。周维顺临床用药在符合中医辨证的同时还结合现代药理学研究，如治疗早期和中期肝癌腹水时中医辨证从调肝健脾入手，用药黄芪、白芍、山茱萸、枸杞子、白术等既能健脾益气、养阴柔肝，又具有提高血浆白蛋白含量、改善血浆胶体渗透压的作用。而在利水的同时加用活血药丹参、赤芍、牛膝等，不仅能增强利水的效果，还能发挥减轻门静脉高压和抑制肝纤维化的作用。

☞孙尚见基于从肺、从络、从脾论治常用药

孙尚见认为肝癌之初的基本病机，多由于癌毒入肝，阻于血络，形成瘀血；瘀血癌毒互结，肝失疏泄，气血运行不畅，影响肺、脾、肾通调水道功能，则水液代谢失常，久必伤肾；脾肾阴阳亏损，水液聚集。因此肝性腹水责之肺气不宣，血络瘀阻，脾失健运，治疗当从肺、从络、从脾论治。

1. 湿热型　从肺论治。临床症状：腹胀满，右胁胀痛，肝脾大，黄疸，身热不扬，小便短黄，舌红或绛，苔黄或黄腻，脉滑数或濡。治法：宣肺利湿，软坚排毒。基本药：桑白皮、葶苈子、薏苡仁、茵陈、白花蛇舌草、败酱草、鳖甲。随证加减：失笑散、白茅根、仙鹤草、垂盆草。

2. 瘀毒型　从络论治。临床症状：青筋暴露，舌质紫暗，脉涩。治法：通络化瘀，利水散结，化痰祛湿，扶正抗癌。基本药：蝼蛄、龙葵、川贝母、

三七、野灵芝。随证加减：仙鹤草、小赤豆、薏苡仁、白花蛇舌草。

3.阳虚型　从脾论治。临床症状：腹胀满喜温，形寒肢冷，面色苍白，腹泻，脉缓，舌淡苔白。治法：温阳利水，健脾祛湿。基本药：桂枝、茯苓、吴茱萸、姜半夏、大腹皮、熟附片、龙葵、野灵芝。随证加减：薏苡仁、党参。

第三节　常用药对

☞ 何任常用药对

大腹皮10g，楮实子30g　大腹皮加楮实子为何任习用逐水药对之一，"大腹皮质体轻浮，辛温行散，专行无形之滞气而行气宽中、利水消肿；楮实子体沉重，辛苦降下，善行有形之积滞，以消积、行水。二药伍用，相互促进，行气消肿之力倍增"。全方共奏温阳健脾、利水消胀之功，而无伤阴耗气之虞。

☞ 刘鲁明常用药对

白茅根15g，大腹皮15g　白茅根、茯苓、芦根、车前草（或车前子）都有利水化湿的功效，其治疗腹水的作用原理与利尿药相同，通过人体水分的大量流失导致血浆渗透压升高，促进腹水回流，其与利尿药联用可减小利尿药的剂量，提高利尿的效果，避免利尿药的不良反应。大腹皮为棕榈科槟榔的干燥果皮，又名槟榔衣、腹皮，原产于东南亚及我国广东、云南等省。冬季至次春采收其未成熟的果实，煮后干燥，纵剖2瓣，剥取果皮，习称"大腹皮"。大腹皮味辛，性微温，归脾、胃、大肠、小肠经，具有下气宽中、利水消肿之功效，还具有兴奋胃肠道平滑肌、促胃肠动力、促进纤维蛋白溶解等作用。因此，其兴奋胃肠道平滑肌，促胃肠动力的同时促进了肠壁对腹腔内液体和蛋白质的吸收，同时也避免了肠道长期浸润在腹水中导致的蠕动能力减弱。两者合用加强腹水的排出。

第16章 癌性疼痛

第一节 病机治法

☞ 施志明以辨证论治为基础，从心肝论治癌痛

施志明认为，辨证论治是中医诊治癌痛的基本原则，根据肿瘤侵袭部位及所属脏腑的生理病理特点、癌痛性质，病机各有侧重。《素问·至真要大论篇》云："诸痛痒疮，皆属于心。"唐代王冰认为："心寂则痛微，心躁则痛甚，百端之起皆由心生。"指出了疼痛由心生。癌痛为诸痛之一，故在辨证治疗基础上，选加宁心安神药每收良效。即使癌症患者无明显情志表现，也可收到一定效果。肝为"将军之官"，其性喜条达恶抑郁，主疏泄，畅情志，能调节全身气机，调畅情志活动。气机不利是导致癌痛主要原因之一，且癌痛患者常伴情志不舒，悲观失望，痛阈值下降。在辨证处方中加用疏肝解郁之品，如青皮、陈皮、柴胡、佛手、郁金等，可使患者气机畅达、精神愉快、心情开朗，增强战胜癌症的信心，达到止痛效果。

☞ 庞德湘抓主证，以急则治其标为原则治疗癌痛

庞德湘为浙江中医药大学附属第二医院主任医师，浙江省名中医，从事中医及中西医结合治疗肿瘤的专业研究多年，对癌性疼痛的诊疗积累了丰富经验，应用中医药有较好疗效，在广大患者中享有很好的声誉。庞德湘在临床上将癌痛大致分为虚、实、寒、热及抑郁痛五型。虚痛多为久病后脾胃虚寒，肾阳衰微，不荣则痛；实痛多为气机阻滞，痰、湿、瘀阻塞脉络，不通则痛；寒痛多为寒邪凝滞而气滞血瘀所致，属虚实夹杂；热痛多为久则病邪化热，与痰、湿、瘀血互结，亦属虚实夹杂；抑郁痛是患者久病之后神志不畅而引起的

疼痛症状，亦多为虚实夹杂。临床上患者的证型不是孤立的，只有抓住不同的病机所在，分清主次，方可治之有效。

根据庞德湘多年的临床经验，其辨证治疗特点可总结为以下几方面。

1. 辨证与辨病相结合，重视原发病治疗　癌痛由恶性肿瘤所致，是肿瘤晚期的常见症状之一。庞德湘采用辨证与辨病相结合、标本兼治的治疗方法，有利于提高对病情的精确认知，同时提高疗效的可靠性。在临床治疗中，应该根据肿瘤侵袭部位及所属脏腑的不同，合理运用中药抗癌药物，如三颗针、半枝莲、重楼、白花蛇舌草、红豆杉等，同时结合西医及现代药理学而采取不同的遣方用药手段。

2. 注重调理脾胃，温阳散寒　脾胃为水谷之海、气血生化之源，庞德湘认为脾胃虚弱，水谷精微不足，机体失却濡养，则正气益虚，癌毒内侵，导致疼痛加重。在治疗脾胃虚寒引起的疼痛时，往往以抗肿瘤药物加小建中汤加减治疗；在治疗阳虚寒凝型癌性疼痛时，尤擅用乌头汤、阳和汤加减治疗。庞德湘在治疗癌性疼痛时，无论患者为何证型，脾胃盛衰情况如何，概投以适量的健脾益气中药，如焦三仙、木香、砂仁、薏苡仁、白术等，均取得令人满意的临床效果。

3. 六腑以通为用，注重通调肠腑　六腑"以通为用，以降为顺"，癌症患者正气亏虚，再加多数患者长期卧床，导致肠道功能退化或气机阻滞，肠蠕动减弱，常常便结不通，不通而痛。此类患者"急则治其标"，以通利肠腑为先，常选加黄龙汤、槟榔丸、木香顺气丸加减。疼痛缓解后则以健脾益气为主，佐以通润肠腑之中药，如枳实、厚朴、紫苏梗、柏子仁、郁李仁、赤芍等。肠道功能失调见于大多数肿瘤中晚期的患者，因此庞德湘在临床中强调对于此类患者一定要注意保持肠道的通畅，注意通润肠道，保持肠道功能。

4. 标本缓急，杂合以治　庞德湘根据病情辨证施治，注重标本缓急，先以芍药甘草汤、玄胡散等止痛，必要时配合西药三阶梯止痛，以缓病之急。庞德湘临床治疗癌痛常配合膏剂外贴、散剂外涂、针灸、按摩以及心理疗法等取得较好的临床效果。

☞章永红消癌毒，兼以扶正补虚治疗乳腺癌疼痛

章永红指出乳头属肝，乳房属胃，肾主骨生髓，穷必及肾，乳腺癌疼痛病位以肝、胃、肾为主，旁及五脏。其中主要涉及正虚、毒聚两个方面，多是因虚而得病，因实而致痛，总属本虚标实。章永红认为，在多种因素长期、综合的作用下，使得脏腑失调，经络阻滞，气血阴阳失和，痰浊、瘀血内生，客邪留滞，积聚日久，产生质的改变——变生癌毒。癌毒又与痰、瘀互生，相互搏结，从而引发癌肿。癌肿为有形之邪，滞气、碍血，或直接侵犯经络，不通则痛，导致剧烈、持久之疼痛。治疗癌痛首先要抗癌解毒，阻止癌毒为患。

在癌痛的发生过程中，首先是正气的亏虚、脏腑功能的紊乱、阴阳气血的失调，然后在此基础上，各种外因，如环境、饮食、生物等致病因素乘虚而入，导致痰、瘀互结，癌毒内生，癌毒留滞，与痰、瘀互为滋生搏结，逐渐形成一有形之肿块。一方面，肿块一旦形成，阻滞经络，不通则痛，导致癌痛发作，内因通过外因而起作用；另一方面，癌毒形成后，又狂夺人体水谷精微以自养，大量耗伤人体气血津液，导致正气愈加亏虚。

☞郑卫琴基于气血不通、久之成瘀病机标本同治癌性疼痛

郑卫琴为重庆市老中医药专家学术经验继承工作指导老师，贵阳中医药大学硕士生导师。郑卫琴长期从事中医、中西医结合防治肿瘤工作，采用中药外治和内服相结合的方式，控制癌性疼痛取得较好疗效。郑卫琴指出，中医学认为气血不畅，郁而成瘀，是疼痛产生的基本机制；一般癌症患者的疼痛是"气血不通，久之成瘀"所致，不过多虚中夹实，本虚为主，应按气、血、阴、阳虚的程度，以气滞、血瘀、寒、湿、痰的属性遣方用药。郑卫琴近年来诊治癌性疼痛，结合其疼痛多兼夹气滞、血瘀、寒、湿、痰的特点，在临床用药中，主张以温通为主，不宜采用寒凉之剂，也是因为癌症患者多为晚期，多程治疗后体质差，脾胃功能差。郑卫琴强调综合治疗，外治与内服同步，体现活血化瘀、温通、温化及健运脾胃的宗旨。

如治一患者傅某，女，68岁，因左乳腺癌术后放疗、化疗后肝转移1年，肝区疼痛加重1个月，门诊以乳腺癌术后肝转移于2009年10月25收入院治疗。入院症见身软乏力，右胁肋疼痛（院外服用缓释吗啡片60 mg，每日3次，癌痛评分8分），腹胀、纳食差、厌油腻，双下肢轻微肿胀，睡眠欠佳，小便色黄，大便每日1次。入院后急查血常规基本正常，舌质淡，苔白，脉细。郑卫琴辨为肝木乘土、脾肾气虚夹瘀，给予小建中汤合四逆散加减口服、癌痛安膏剂外敷肝区。3天后上述症状明显缓解，继续治疗；10天后疼痛显著减轻、饮食明显增加；之后全面复查PET-CT，提示仅肝右叶见最大直径5 cm大小肿块，未见其他转移，局部给予粒子置入治疗。门诊随访未见上症复发。

第二节　核心处方

☞ 张士舜以芍药甘草汤为基础，缓急止痛

张士舜针对癌痛，常用大剂量芍药甘草汤加减治疗，效果显著。白芍50~100 g，甘草10~30 g，乌药、延胡索、罂粟壳各30 g，炙乳香、炙没药、徐长卿各20 g，全蝎、蜈蚣各10条，肿节风100 g。白芍性寒、味酸，甘草性平、味甘，二药合用，酸甘养阴，缓急止痛；炙乳香、炙没药活血止痛；全蝎消肿散结，活络通痹；蜈蚣祛风通络，攻毒散结；乌药祛风湿，散寒止痛；肿节风清热解毒抗癌；延胡索行气活血止痛；罂粟壳止痛；徐长卿祛风行气止痛。全方共用，可收通经活络、祛瘀止痛之效。

各种类型的癌症疼痛不同，在治疗方面，张士舜常在前述基本方药的基础上加减。鳞癌加紫草、冬凌草、白屈菜、白花蛇舌草、半枝莲等，腺癌加重楼、射干、山慈菇等，肝气不舒加柴胡、郁金等，瘀毒内阻胃痛加三棱、莪术、蒲黄、五灵脂等，便干加胡麻仁、郁李仁等，呕血、便血加仙鹤草、血余炭等，便溏加白术、薏苡仁，脾胃虚寒加高良姜、荜茇等，失眠加合欢皮、炒枣仁、琥珀、朱砂等，气血亏虚加人参、白术、黄芪、熟地黄、阿胶，

瘀血内结加皂角刺、炙山甲等，头痛加守宫、川芎、全蝎等，胸部疼痛加桔梗、瓜蒌、薤白等，骨转移疼痛加透骨消、水田七、补骨脂、川续断等。

☞ 施志明擅用虫类药，合以宁心安神、疏肝行气之品

施志明擅用虫类药，如肝癌选加蝼蛄、斑蝥、蜂房、九香虫、红娘子等，胃癌或食管癌选加蟾酥、守宫、水蛭等，乳腺癌选加全蝎、蜈蚣、蜂房、守宫、僵蚕等，骨肉瘤或肺癌骨转移选加土鳖虫、白花蛇、乌梢蛇、蜈蚣、全蝎等。但虫类药大多辛温燥烈，易耗阴血，应用时注意配用养阴润燥类药，如生地黄、沙参、石斛、西洋参等，以制其燥伤营血之性。且其药性多峻猛，每味虫药可据病情酌量使用，一般选用2~3种虫药共碾极细末，用中药煎汤送服或装胶囊吞服，每次服0.5~0.8 g，每天服3~6次。施志明从心肝论治，以宁心安神、疏肝行气为法，临床常用宁心安神、理气解郁之合欢花、合欢皮，宁心定惊、清热解毒之朱砂、磁石，镇心安神、清热养阴之珍珠母、柏子仁，养心安神、益气补血之灵芝、酸枣仁，清心安神之茯神、琥珀、远志等，活血养心安神、通络化瘀之首乌藤等。

☞ 章永红创补虚化毒方，辨病与辨证相结合

章永红从鳖甲煎丸、大黄蛰虫丸、薯蓣丸等名方之立意中汲取灵感，认为对于肿瘤这类复杂性疾病，以常法、小方难免顾此失彼或病重药轻，难以逆转病势。宗《黄帝内经》"奇之不去则偶之"的原则，治疗常多法并用，期望各个突破，使多个力量汇成一个合力，以达到治疗的目的。在其组方中常将清热解毒、活血化瘀、化痰软坚、虫类搜剔药合为一方，另配合扶正固本、养正祛邪之药。

章永红临床常以补虚化毒方（组成：全蝎、九香虫、绞股蓝、炒白芍、生甘草、透骨草、灵芝、冬虫夏草）为主方。其中全蝎具有镇痉息风、攻毒散结、通络止痛之功，九香虫理气止痛、温中助阳，绞股蓝清热解毒、扶正养阴、渗湿抗癌。三药温清并用，共奏攻毒抗癌、散结止痛之效。芍药、甘

草缓急止痛；透骨草活血通络；冬虫夏草尤善填精，灵芝尤善补气，两者增强了补益精气之功效，以奏增强免疫、补虚抗癌之效。全方合用，攻补兼施，攻邪而不伤正，止痛而不留瘀，扶正而不恋邪。口渴、便秘、舌红绛、脉数等热毒内蕴之证，配伍清热解毒药如白花蛇舌草、漏芦、紫花地丁、半枝莲、龙葵、蒲公英等；如见胁下刺痛或胀痛，嗳气呕逆，舌质暗，或舌边有瘀斑，脉弦细等，则加用醋柴胡、土鳖虫、失笑散、桃仁、三棱、莪术、八月札等；如后期气虚乏力，面色萎黄，腹胀便溏，配伍黄芪、太子参、白术、茯苓、薏苡仁健脾益气；出血、咳嗽、舌红苔少等阴虚火热证候，则加用南沙参、北沙参、川楝子、麦冬、生地黄、西洋参等。

☞ **郑卫琴以内服汤剂调脾胃，外用膏剂散寒止痛、通经化瘀血**

郑卫琴依气滞、血瘀、寒、湿、痰的属性遣方用药，设计了癌痛安膏剂，在临床推广使用；中医内服当以健运脾胃为主，辅之以活血化瘀之剂，小建中汤可为首选。小建中汤主治中焦虚寒引起的虚劳里急、虚劳发热、虚劳心悸，方中饴糖温中补虚、缓急止痛，桂枝温阳散寒，白芍益阴养血，生姜、大枣、甘草合用以温中散寒、益脾养血、补益脾胃。诸药相合，温而不燥，缓而不滞，可使中气复健，五脏得养。癌痛安膏剂（生半夏20 g，生川乌20 g，生草乌20 g，三棱20 g，莪术20 g，血竭20 g，阿魏40 g，青黛10 g，细辛20 g，蜈蚣40 g，马钱子20 g，丁香10 g，蓖麻子20 g）化坚消痞、活血镇痛，主治各种癌症的包块和疼痛。方中阿魏、川乌、草乌温通经脉，散寒止痛；血竭、三棱、莪术破血行气止痛；蓖麻子活络通瘀。诸药合用，共达消痞镇痛之效。

西医治疗期间中医药防护辨治篇

第17章　调理围手术期术后症状

第一节　病机治法

☞李杰基于大气下陷理论辨治胸部恶性肿瘤术后症状

胸部恶性肿瘤包括肺癌、食管癌、贲门癌，其术后常见症状为气短、乏力、自汗、泄泻等，李杰认为这些症状与手术创伤造成的大气下陷相关，可归属于大气下陷理论中的宗气下陷证和中气下陷证，治疗这些症状非单纯补气可奏效。大气是人体一身之气的概括，所居之位虽与宗气相近，但含义更广，张锡纯云大气能撑持全身，为诸气之纲领。大气下陷则是全身气虚下陷，其中宗气下陷以心肺见症为主，中气下陷以脾胃见症为主。临证中基于大气下陷理论，治则上以调理气机为原则，治法上以益气升阳举陷为主，临床应用治疗肺癌术后气短、自汗，食管癌、贲门癌的泄泻常取得良好疗效。

1.基于宗气虚衰、宗气下陷辨治肺癌术后气短、汗出　人之宗气居于胸中，肺癌术后肺的正常结构受损，随着肺叶损伤，宗气失其居所，多处于陷而不升、围而不举、困而不运的状态，因此气短、自汗、神疲、倦怠乏力等症状会在术后更加明显。术后首先表现为宗气不足，气虚不固表，故自汗、乏力，严重者宗气下陷，不能包举肺外，故呼吸不利，气短不足以息。另外，宗气下陷者还可见心悸，神昏健忘，小腹下坠，小便不利，或四肢麻木皆凉。肺癌术后气短、汗出、胸闷主要为手术使胸中宗气下陷所致，故升补宗气是肺癌术后相关症状的重要治则。

如治疗一右肺中分化腺癌术后2个月余，术后未行放化疗患者。2013年1月10日初诊，就诊时症见乏力，气短，胸闷，自汗，偶有咳嗽，痰少，纳差，眠可，大便略溏，每日1~2次，舌淡、苔白腻，脉细弱。辨证属大气下陷，肺脾气虚证。治法升补宗气，佐以健脾补肺，投以升陷汤加减治疗，处方如下：生黄芪30g，知母9g，升麻6g，桔梗9g，醋柴胡9g，黄芩片10g，仙鹤草15g，紫苏梗12g，炒枳壳9g，防风15g，山药15g，枇杷叶15g，薏苡仁30g，生麦芽30g，鸡内金15g，白英12g，僵蚕15g，白花蛇舌草15g，甘草6g。14剂，每日1剂，每剂煎2次，300ml，分早、晚2次服。中药调治1个月后二诊：主诉药后纳差、气短明显改善，活动后汗出仍较多，眠欠佳，二便基本正常，舌淡红、苔白，脉弦细。原方加山茱萸15g、合欢皮15g、首乌藤15g，继续服药1个月。药后诸症均愈，一直辨证服用中药，随访至2014年4月，未见病情反复。

按语：患者肺癌术后，手术创伤，宗气不足而胸闷、气短；宗气虚极下陷，不能鼓动肺以行其呼吸，故而气短不足以息；术后脾气亏虚，脾失健运，胃失和降则纳差；水谷精微生化乏源，则乏力；大气下陷，胸、胃脘无大气斡旋，则痰湿内停，故而大便溏，舌淡、苔白腻。此时症状与体征不是单纯的肺气亏虚，而是手术创伤所致大气失其居所、陷而不升的缘故。治疗采用升陷汤升举下陷之大气，生黄芪为君药，补气、升气，知母凉润缓其热性，柴胡、升麻升举下陷之大气，桔梗载诸药之力上达胸中，大气来复，运转痰涎外出，使呼吸调畅。此外，方中加黄芩、薏苡仁清热化痰，健脾利湿；复加山茱萸以防气之涣散；仙鹤草、山药健脾益气，培土生金。宗气充沛，心、肺、脾气旺，大气升举如常。肿瘤术后患者气血不能调和，瘀毒、痰湿将会再次瘀阻脉络，在临床可见血栓形成和栓塞等并发症及肿瘤的复发转移，因此处方中加白英、僵蚕、白花蛇舌草清热化痰，解毒抗癌。

2.基于中气虚衰、大气下陷辨治食管癌、贲门癌术后腹泻 食管癌、贲门癌手术导致脾胃经伤络损，中气不足，脾胃亏虚，不能受纳水谷及运化精微，传导失常，水谷停滞，滞浊不分，混杂而下，遂生腹泻。《金匮要略》谓"大气一转，其气乃散"。李杰认为中气不足、大气下陷应为术后泄泻的基本病机，治疗应以健脾举陷为基本治则，临证中多采用升陷汤合参苓白术散加减，以黄芪、白术、山药、仙鹤草补中健脾，茯苓、薏苡仁健脾利湿，升麻、煨葛根升清以降浊，煨葛根升发脾胃清阳之气而治下利，芡实涩肠止泻，八月札疏肝健脾防土虚木乘，桔梗载药上行、用为向导。诸药配伍，共奏补脾益气止泻之功。

☞ 李杰基于气机升降理论以调气法辨治肠癌术后肠道功能紊乱

肠癌术后手术切口端吻合口及术中肠道受到机械刺激等原因，术后患者多会出现肠道功能紊乱的症状，如腹痛、腹泻、便秘、里急后重或腹泻与便秘交替等，李杰基于中医气机升降理论，认为这些症状与气机升降失常有关，盖因手术破坏了人体气机正常的升降出入形式，术后大肠传导之功未复，气机升降失常，清阳不升，浊阴不降，则引起肠道功能的紊乱。李杰在治疗中根据气机升降出入的变化特点，以调气为主治疗肠癌术后肠道功能紊乱，同时结合每一脏腑的生理特性，调气法也有侧重。

1.升降出入，调气为先 肠癌患者癌毒盘踞肠道，而术后由于局部黏膜充血水肿及粘连，均可引起肠道气机逆乱，导致清气不升，浊气不降，腑气不通。"清气在下，则生飧泻"，故术后常见腹痛、肠鸣、腹泻、大便次数多、不成形甚至脓血便。"浊气在上，则生䐜胀"，临床上常表现为腹胀、便秘、大便量少。肠腑气机不利甚者出现便秘与腹泻交替之症。针对肠腑气机逆乱、升降失司的病机特点，李杰认为，治疗肠癌术后肠道功能紊乱应该以调气为先，如术后腹胀、便秘者，临床常以厚朴、木香、槟榔等理气行滞，通腑化浊。由于全身的气机升降出入涉及多个脏腑，肝肺为气机升降之关键，而脾胃居于中焦，为全身气机升降之枢纽，中焦运则全身气机畅达，故调气治法各有不同。

2. 理肺气以助大肠之传导　肺主气，肺与大肠相表里，肺气的宣发肃降有助于大肠传化功能的发挥。若肺失宣降，则必然引起大肠腑气的承顺失常。肠癌术后患者，由于手术耗伤气血，肺气亦多亏虚。若肺气壅滞，则腑气不降，大便不出；若肺气虚推动无力，则大便艰涩而不行；若肺气虚不能固摄，则清浊混杂而下，大便反又溏泻。故调理肺气对肠癌术后大便异常具有重要意义。临床上若由于肺气肃降不及，影响肠腑的通顺和降，致腑气壅滞，引起术后患者大便秘结，常予以开肺理气之药物如杏仁、桔梗、枳壳、枇杷叶、浙贝母，常常能收到良好效果。

3. 调脾胃之气以复中焦之斡旋　若手术后耗伤气血，以致脾失升清、中气下陷、湿热滞留中焦、升清降浊失度，常见泄泻频多、黏而不爽，黏液血便，怠惰嗜卧，或有身热不扬，脘腹胀闷，口苦泛恶，口渴少饮，可宗李东垣升阳益胃之法，方用补中益气汤或升阳益胃汤为主加减；若肠癌术后脾胃虚弱，气血亏虚，肠腑之气通降乏力，症见排便无力、量少，腹胀满，精神倦怠，言语无力，气短，自汗，舌淡脉弱者，又当益气润肠通腑，方用四君子汤或补中益气汤加减，意在中焦得益，气力大增，升降得复，而排便自如。

4. 疏肝气以解土壅之郁滞　肝主疏泄与藏血，是阳气生发最旺盛的脏腑，其能疏通畅达全身气机，促进精血津液的运行输布、脾胃之气的升降、情志的舒畅及血量的调节等，是机体气机升降的关键。李梴《医学入门》中言："肝与大肠相通，肝病宜疏通大肠，大肠病宜平肝。"陈英杰亦提出"肝寄腑于大肠，借道大肠而降泄浊气，通过大肠的降浊而使肝之生理功能正常"。肠癌术后患者忧思烦恼、恐惧焦虑、情志不畅引起肝气郁滞，木失条达，气机紊乱，可导致大肠气机不畅，大便传送受阻，出现大便秘结、欲出不能的病机变化，此类患者大便欲解不得解，多面带愁容，腹部胀满，两胁胀闷不适，善太息，治疗宜以疏肝调气为主，方用逍遥散或柴胡疏肝散加减，若兼脾胃气血虚弱，则以痛泻要方抑木扶土、疏肝健脾为主。

☞ 邵文虎以脾胃升降失调为核心病机辨治腹部肿瘤术后胃瘫

邵文虎是天津中医药大学第一附属医院主任医师，擅长诊治肺癌、鼻咽癌、甲状腺癌、乳癌等手术后及放化疗后并发症等。

胃瘫主要指功能性胃排空障碍，为腹部肿瘤术后常见的并发症，主要与手术创伤密切相关：术中切断迷走神经、激活交感神经导致胃肠活动受到抑制，同时手术损伤胃的完整性，导致排空紊乱，以及手术使肠道激素的分泌和调节紊乱。胃瘫对应中医"胃痛""腹痛""痞满""呕吐""呃逆"等，临床主要表现为进食后上腹饱胀不适、恶心、呕吐、泛酸、胃灼热等。邵文虎认为这些症状与脾胃虚弱、湿浊内生、中焦气机升降失调有关。盖因腹部手术创伤，损伤中焦脾胃脉络，脾胃之气受损，脾失健运，胃失和降，传导失司，中焦气机升降失调，饮食、水湿停聚。在生理状态下，脾主升清，胃主降浊，脾以升为健，胃以通降为顺。在病理状态下，脾不升清阳、胃不降浊阴。胃气上逆，则打呃、呕吐；脾不升清，健运失司则痞满；脾胃不和则腹痛、胃痛。治法上邵文虎紧扣病因病机，确立了益气和胃、升清降浊、清利湿热的治疗大法。

如治疗一胃间质瘤术后6个月余患者，术后胃潴留，幽门梗阻，行营养管和胃肠减压管治疗，就诊时症见其家属搀扶，面色萎黄，形体消瘦，语声低微，腹胀，呃逆频发，乏力，舌质微红、苔薄白腻，脉弦滑少力。西医诊断为术后胃瘫，中医诊断为呃逆。辨属脾胃虚弱，胃气上逆，痰浊内阻证。治法为益气和胃，化湿降逆。处方如下：生黄芪60 g，炒白术15 g，茯苓15 g，陈皮15 g，半夏30 g，木香10 g，降香10 g，红藤30 g，赭石20 g，旋覆花（包煎）10 g，黄连6 g，吴茱萸3 g，浙贝母20 g，白梅花10 g，玫瑰花10 g，酒大黄6 g，鲜生姜3片。上方加减服用2周后呃逆明显减少，舌脉同前；又加减服用 9 剂后，拔除胃肠管；此后继续以该方加减服用，患者饥饿感、肠鸣音出现，恶心、呃逆停止发作，营养管也拔除。

按语：方中重用黄芪，黄芪味甘性温，为补气诸药之最；白术味苦而甘，既能燥湿实脾，又能缓脾生津，其性最温，健食消谷，为补脾气第一要药。二药配合共为君药，补益脾胃之气，使得生化有源。半夏、陈皮、茯苓、生姜为二陈汤之义，健脾和胃，化痰祛湿；旋覆花、赭石相配取旋覆代赭汤之义，和胃气止虚逆；白梅花疏肝和胃化痰；黄连、吴茱萸同用取左金丸之方义，治胃同时兼治肝；生姜和胃，同时和半夏相配，有小半夏汤之义；红藤活血解毒，浙贝母软坚散结化痰湿，酒大黄降胃肠之腑气，既针对患者病情，又三味药性属寒凉，寒温并调，药性平和，切合病机；玫瑰花疏肝解郁和血，使郁者达之，从精神上缓解患者的病情。全方共奏益气和胃、升清降浊、清利湿热之功。

楼丽华从瘀虚论治乳癌术后上肢水肿

楼丽华是浙江省中医院主任医师，擅长乳房常见病、多发病、疑难病的中西医结合治疗，在中药治疗乳腺病方面有独到之处。

上肢水肿是乳癌术后常见并发症，与腋下淋巴结的清扫及放疗有关，属于中医"水肿"范畴，兼有条索状硬物，疼痛者，则归属于"脉痹"范畴。楼丽华充分发挥中医药优势，从瘀虚论治乳癌术后上肢水肿，临床实践证明疗效显著，提高了患者的生活质量。现将其综合治疗上肢水肿之经验总结如下。

1. 气虚血瘀湿滞为主　乳癌术后气血两虚加上手术必损伤脉络，更致耗血伤气，瘀血内停；气虚无力推动血行，血行不畅，脉络瘀阻加重，血行不利则为水，并且气虚致水液不能气化而停滞，溢于肌肤而生水肿。《医林改错》亦云："元气正虚，必不能达于血管；血管无气，必停留而瘀。"患者常面色萎黄或淡白，神疲乏力，纳呆，大便溏薄或排便无力，患肢肿胀，皮色苍白无光泽、按之软可有凹陷，局部皮温不高，舌质淡胖，舌苔薄白，脉沉细等。本病为本虚标实之证，气虚为本，虚瘀湿滞为标，治疗上标本兼治以益气活血化瘀、通络利水消肿为主。楼丽华运用乳腺Ⅴ号方（生黄芪30 g，太子参12 g，茯苓12 g，白术12 g，白芍12 g，怀山药12 g），薏苡仁30 g，甘草6 g，加桑枝12 g、白花蛇舌草30 g、丝瓜络12 g，在健脾益气、利水渗湿基础上用白花蛇舌草清热解毒抗肿瘤，桑枝引药直达病所活络利水，丝瓜络通络利水消肿。

2. 热毒阴虚并存　乳癌术后放疗最易损气灼阴耗伤津液，而见阴虚内热表现，辨证以气阴亏虚为主。气阴两虚则气血运行不畅，许多患者合并手臂红肿热痛，常常伴有潮热、盗汗、五心烦热、口渴、失眠多梦，患肢肿胀、质软、色紫暗，舌红无苔，脉细数等阴虚火热症状。故患者常存在热毒、瘀血、络脉损伤等病理因素，治当清热解毒、活血通络。楼丽华以益气滋阴法治疗，运用乳腺Ⅷ号方（生黄芪30 g，丹参12 g，知母12 g，远志9 g，生地黄12 g，天冬9 g，麦冬9 g，五味子9 g，茯苓12 g，鳖甲9 g）的基础上加桑枝12 g、猫爪草30 g、车前草30 g等，在补气滋阴的同时，猫爪草抗肿瘤，桑枝、车前草等清热利水消肿。

3. 疏肝调脾　乳癌术后患者易出现情志不畅、肝气郁结，从而致使肝脾不和，肝郁脾虚；术后气血虚弱，脾胃受损也是重要因素，脾虚不能运化水湿，水湿留于肌肤之间出现肿胀。"诸湿肿满皆属于脾""脾乃气血生化之源"，脾虚不能运化水湿，水湿停留肌肤之间，引起肿胀。故治疗上除益气活血外，当重视健脾和胃，以助水湿运化，同时调肝和脾。楼丽华运用乳腺Ⅰ号方（柴胡12 g，郁金12 g，陈皮9 g，青皮9 g，白术12 g，茯苓12 g等）疏肝健脾以利水湿运化，同时加以局部用药之桑枝12 g、玉米须30 g等。桑枝为引经药物，玉米须利水消肿。

☞ 徐经世重视平衡疗法，以扶正安中之法辨治肿瘤术后诸症

徐经世是安徽中医药大学第一附属医院主任医师，国医大师，行医60余

载，擅长治内科疑难杂症，对各种肿瘤术后调治多有独到之处，疗效颇佳。

肿瘤的发生、发展与正气的强弱密不可分，手术之后更加重正气虚衰。徐经世认为手术、肿瘤毒邪等因素可以导致气阴两伤，脾胃受损，心神受扰，致使中州不和，而呈现出正衰或邪盛之势，故术后不宜用猛峻之剂攻伐，而宜用扶正安中的方法，以助患者脏腑调和、阴阳平衡，从而达到"正气存内，邪不可干"的状态。徐经世认为，人身之十二经气机升降变化，皆以中气为轴心。中气可以反映脾胃功能的强弱与协调，以和为安，因此临证识辨当注重"中"，使升降平衡，可谓安中是为祛邪，邪去则正安。脾为后天之本、生化之源、灌四旁，主运津液与输布水谷精微，充足先天，供养机体。扶正安中，首当顾护脾胃；培护脾胃，首要为安中气。

第二节　核心处方

☞李杰以升陷汤为核心处方辨治胸部恶性肿瘤术后症状

胸部是宗气所居之处，胸部恶性肿瘤患者术后主要表现为气短、胸闷、汗出、泄泻，其发生的主要原因为术后胸中大气下陷所致，故升补宗气是肺癌术后相关症状的重要治则，升补中气、健脾举陷是食管癌、贲门癌术后腹泻的重要治则。李杰认为升陷汤加减是治疗胸部恶性肿瘤患者术后常见症状的重要方药。升陷汤组成如下：生黄芪、知母、柴胡、桔梗、升麻。主治胸中大气下陷，气短不足以息，或努力呼吸仍感气喘者。

方中生黄芪为主药，善补气，又善升气，但性稍热，故以知母滋阴润燥。柴胡为少阳引经药，可引大气下陷者自左上升；升麻为阳明之药，引大气下陷者自右上升；桔梗为药中之舟楫，能载诸药之力上达胸中，故用之为向导也。大气下陷其根在大气不足，故补气为升阳之根。临床常重用补气药，如生黄芪用量一般为30~60 g；桔梗为药中之向导也，此类药在方中的用量宜轻，量少力宏，轻而取胜，一般用量在6~9 g。此外，针对不同恶性肿瘤，李杰会进行辨病治疗，如肺癌术后多加白英、僵蚕、白花蛇舌草清热化痰，解毒抗癌；食管癌术后加莪术、石见穿、威灵仙等活血通络，防治肿瘤复发转移。以上治疗方法临床上可取得满意的效果。现代研究表明，升陷汤具有抑制肺癌 A549 细胞增殖和侵袭转移的作用，其机制与影响 ERK 通路的活性相关，是肿瘤术后抗复发转移的一个重要核心处方。

☞ 杜建抓主要矛盾，创解毒消癥饮和扶正抑瘤方

杜建是福建中医药大学主任医师，博士生导师，福建省老年病学科带头人，全国老中医药专家学术经验继承工作指导老师。

杜建认为肿瘤围手术期治疗阶段，术前以实证为主，术后则以气血两虚、气阴不足等虚证为多；在细心权衡围手术期前后两者之间的轻重缓急之后，提出了术前以清热解毒药为辅，术后以扶正方药为助，分段实施治疗。杜建多年来总结出复方制剂，其一即术前祛邪范畴的核心处方——解毒消癥饮，其二为术后扶正范畴的核心处方——扶正抑瘤方。

1. 解毒消癥饮　该方组成如下：白花蛇舌草 30 g，夏枯草 15 g，山慈菇 10 g，苦参 15 g。方中重用白花蛇舌草为君药，取其善于清热解毒、消炎渗湿、消散痈肿之功；臣药山慈菇有较强的化痰散结作用，大凡癌肿之痰浊较盛、结聚成块者，均可酌加使用；配以夏枯草为佐，除加强清热消肿之效，亦可达祛痰消脓、破瘀散结之效；再合苦参为使，则可增清热燥湿之效果。四味合参，相互加强清热解毒力度，并达抗癌作用。现代基础试验研究表明，术前应用解毒消癥饮改善了患者血清中 IL-2、IL-4、IL-6、IL-10、IFN-Y 表达及使 Th_1/Th_2 之间趋向平衡状态，促进机体细胞免疫功能，对肿瘤有抑制作用；亦能调整 G-CSF、GM-CSF 的含量，使 G-CSF 降低和 GM-CSF 升高。

2. 扶正抑瘤方　该方组成如下：黄芪 30 g，灵芝 30 g，女贞子 15 g，山药 15 g。方中黄芪重用为君，对于术后的正气之伤可补之以甘，对放化疗后的不良反应则能疗之以温，托余毒，促进伤口愈合。女贞子滋补肝肾，乌须明目。患者术后经过数次放化疗，阴伤之重多深达至肾，女贞子不仅从根本

上补阴液之耗伤，还能防止阴不养阳而导致肾阳虚。山药益肺健脾补肾，上、中、下三焦兼顾，为平补三焦之要药，补气而不滞，养阴而不腻，加强黄芪的补脾之功，兼顾到多个脏腑。灵芝则补虚安神、益肾养精。四药合用，具有健脾补肾、益气滋阴之扶正功效，共补先天和后天之本。现代基础试验研究表明，扶正抑瘤方可以使 CD3+、CD4+、NK、IL-2、INF-γ、GM-CSF 升高，降低 IL-4、IL-6、IL-10、VEGF 及 G-CSF 水平，有明显的促机体免疫调节功能、诱导肿瘤细胞凋亡和抑制血管内皮生长因子的作用。

☞ 徐经世创健中扶正汤辨治肿瘤术后诸症

徐经世重平衡疗法，治以扶正安中，创健中扶正汤。方药虽平淡，却简而不繁，治养结合，紧慢有序。该方组成如下：生黄芪 30 g，酸枣仁、谷芽各 25 g，山药、橘络、绿梅花各 20 g，仙鹤草、石斛、无花果各 15 g，灵芝、竹茹各 10 g。方中黄芪为君药，补气升阳，补土生金，以滋养化源。黄芪补气之功非他药所能替代，且宜生用，不宜炙取，因生用则补而不滞，补中有消，炙则滞之，有碍于脾。仙鹤草养血调血，具有双向调节的作用，佐以补气血，提升血小板计数更为益彰。山药健脾固肾润肺，填精，补气除滞。石斛生津止渴，补虚除烦，开胃健脾，调理肠胃。绿梅花、谷芽芳香开郁，醒脾和胃。无花果润肠通便，收涩止泻。灵芝扶正祛邪，提高免疫，增效减毒。酸枣仁宁心而安五脏。橘络、竹茹和络护胃，降逆和中。其中竹茹具有清化痰热、宁神开郁的独特作用，调诸药，使胃受纳。同时徐经世指出，临证取方，须注意应变：若病位在胃而出现嗳气、呃逆、咽膈不利等肝气横逆症状，当加赭石以降逆和胃，配用诃子以收纳，二药相伍，使降不过位，平衡升降；如肠腑有变，大便阻滞不畅，可加杏仁、桃仁、大黄宽肠导滞，以通为顺；若便为溏泻，又当止泻，药用山药、莲子、山楂、黄连、马齿苋、扁豆花、薏苡仁之类以固涩而通顺；若病位在上，予以清宣肃降、滋养化源；病位在下，宜当变通，清利下窍。

☞金实创五白散治疗胃癌术后残胃吻合口炎

金实为南京中医药大学博士生导师，江苏省重点学科中医内科学首席学科带头人，江苏省名中医，作为主要人员创建江苏省中医院肝病门诊及风湿免疫专科。

胃癌术后残胃吻合口炎是由胃切除术后血清胃泌素水平降低所致，属中医学"胃痛""泛酸""恶心""呕吐"等范畴。金实认为本病主要原因为食管下端正常生理功能消失，加之胃排空障碍，反流机会增加，导致吻合口糜烂、溃疡及反流性食管炎。临床治疗须掌握"理气慎防伤阴""忌刚用柔"的原则；辛香燥烈的药物应予避免，因其易耗阴劫液，轻则延缓愈期，重则易引起出血。其病机以脾胃气虚为本，气滞血瘀、阴虚湿热内阻为标。基于以上的病机认识，金实拟五白散方，临床疗效显著。五白散由白术 15 g、白芍 12 g、白豆蔻 10 g、白芷 10 g、白及 15 g 组成。方中白术健脾化湿，白及生肌敛疮兼以活血化瘀，白芍缓急敛阴，白豆蔻燥湿健脾，白芷祛风燥湿。五药合用，共奏健脾化湿、敛疮生肌之功。

第18章 预防围手术期术后复发转移

肿瘤手术切除后仍存在肉眼和各种检测手段不能发现的亚临床致瘤细胞脱落进入血管和淋巴管，成为复发转移的根源。60%以上恶性肿瘤患者于初次诊断时发现有转移，临床上多采用"姑息性手术"治疗，而这同时又为术后癌肿的进一步浸润和播散埋下隐患。汤钊猷院士指出：所有实体瘤的手术切除、局部治疗或器官移植治疗均面临高转移率的问题，这是导致目前癌症患者生存率低的根本原因。因此，转移研究是今后癌症研究的重点和难点。西医对于复发转移性肿瘤疗效较差，而中医却显示出独特优势。恶性肿瘤术后复发、转移符合中医"伏邪""余毒"致病学说，"伏邪""余毒"未被机体免疫系统所清除，一旦机体内环境出现气血瘀滞，就会留着于脏腑筋骨而形成新的病灶。许多临床研究表明，中医药是预防肿瘤术后复发、转移的有效途径，术后及时运用中医药干预，能有效预防复发、转移，延长无疾病进展期和总生存期，提高生活质量。现就名中医治疗恶性肿瘤术后复发转移经验简述如下。

第一节 病机治法

☞王沛以养阴益气、化痰解毒法防治肺癌术后复发转移

王沛是北京中医药大学博士生导师，北京中医药大学东方医院主任医师，北京中医药大学重点学科学术带头人，长期从事中医外科及肿瘤的临床、教学、科研工作，在中医外科领域，尤其是肿瘤、疮疡、泌尿及乳腺病等方面具有很高的学术造诣和独到的临床经验，对抑制术后复发转移、癌性疼痛、减轻放化疗毒性等有独到的研究。

王沛认为肺癌术后复发转移机制主要在于肺阴不足、肺气虚和痰毒流窜。肺为娇脏，喜润而恶燥，术后肺叶切除，损伤肺阴，肺阴不足则肺气虚，肺气虚则精微不布，痰浊内生，脉络壅滞，聚而成积。王老认为癌毒即为痰毒，可夹瘀、夹热、夹湿等。《杂病源流犀烛》言："痰之为物，流动不测。故其为害，上至巅顶，下至涌泉，随气升降，周身内外皆到，五脏六腑具有。"临床中癌毒为块，早中期多无红、肿、热、痛，另癌毒转移可广泛播散至肝、脑、锁骨上淋巴结、骨、肾上腺、皮下等，这也与痰邪为患的特点相符。因此，王沛以养阴益气、化痰解毒法为防治肺癌术后复发转移的治疗方法，并根据自己独特的用药经验，辨证加减用药，临床疗效较好。养阴益气、化痰解毒的主要药物为沙参、天冬、麦冬、五味子、生黄芪、浙贝母、生半夏、干蟾皮、猪苓、茯苓、丹参、三七粉等。沙参、天冬、麦冬能够养阴清肺，增强机体免疫功能；肺为娇脏，喜润而恶燥，肿瘤总属内伤虚损之证，故治以养阴清肺为先。五味子甘、酸，温，有敛肺滋肾、益气生津、止咳、养心敛汗之功，《本草纲目》曰："酸咸入肝而补肾，辛苦入心而补肺，甘入中宫益脾胃""五味子为咳嗽要药"。黄芪益气托毒，《珍珠囊》曰："黄芪甘温纯阳，其用有五：补诸虚不足，一也；益元气，二也；壮脾胃，三也；去肌热，四也；排脓止痛，活血生血，内托阴疽，为疮家圣药，五也。"生半夏化痰散结消肿，王沛每用 10~12 g，先煎 20~30 min，患者长期服用，未见不良反应。干蟾皮甘、辛，温，有毒，功能为解毒、消肿、止痛，为外科常用药，用治一切痈疽、疮疡、无名肿毒。王沛认为肿瘤应属"阴疽"范畴，故临床常选此类药抗肿瘤。猪苓、茯苓健脾利水渗湿，具有明显提高机体免疫功能和抗肿瘤作用，且药性平和，适于长期服用。浙贝母苦、寒，归肺、心经，功能为清热化痰，开郁散结抗肿瘤。丹参、三七粉活血、养血、止血、消肿，有助于术后恢复。以上诸药配合，作为王沛的经验方，并随证加减，近 10 年来一直应用于临床，取得较好疗效，部分患者可明显改善症状，延长带瘤生存时间。

曾治疗一患者梁某，男，71 岁，1999 年 10 月因左肺癌行左肺全切术，术后病理显示为左肺上叶低分化鳞癌。11月开始出现腰部疼痛,并逐渐加重。2000年2月出现大腿、髋部疼痛。骨扫描提示两侧髂骨、左侧骶髂关节、腰1~4及胸9椎体癌细胞转移。于2000年3月6日入院。入院时饮食差,腰部、腿部疼痛难忍,双下肢活动受限,精神差,舌淡红苔白,少津。西医诊断为肺癌广泛骨转移。王沛诊断为肺积,中医辨证为气阴两虚、瘀毒内结。给予口服益气养阴肃肺汤(沙参15g,麦冬15g,五味子15g,鱼腥草30g,白花蛇舌草30g,生黄芪30g,猪苓15g,茯苓15g,地龙30g,川贝母8g,莪术30g,炙枇杷叶15g,女贞子30g,干蟾皮8g)。辨证加补骨脂、威灵仙、白芍、当归、鸡血藤。同时住院化疗,方案为诺维本加顺铂,共行3周期,未出现骨髓抑制,仅出现一度胃肠道反应,疗后患者骨痛完全消失,骨扫描提示病灶有所吸收,无新病灶出现。后继续口服益气养阴肃肺汤,定期复诊,生存期2年。

单兆伟以益气养阴、解毒化瘀法防治胃癌术后复发转移

肿瘤复发与转移是一个多因素共同作用的复杂过程。单兆伟认为"余毒未消,伏邪未尽"是肿瘤复发与转移的病因;而胃癌术后,正气亏虚、正不抑邪、伏邪内蕴是肿瘤复发与转移的主要病机。其中正气亏虚是胃癌复发与转移发生的主要原因,在胃癌术后的发展中占主导地位。脾胃为后天之本、气血生化之源,又是气机升降之枢纽,正气恢复有赖于脾胃对营养物质的吸收,一切药物的吸收亦有赖于脾胃的健运功能,故扶正治疗当以健运脾胃之气为要。而晚期胃癌患者胃气大虚,尤其术后更为明显,故临床治疗用药切忌重剂攻伐,当补中有运,攻图以缓,祛邪而不伤正。正如叶天士所说:"治癥瘕之要,用攻法宜缓宜曲,用补法忌涩忌呆。"清热解毒、活血化瘀二法应在健运脾胃、辅助正气的基础上配伍使用,如此则扶正不碍邪,祛邪而不伤正,促使术后患者阴阳气血平衡,恢复重建机体的免疫功能,修复手术或放化疗对人体正气的损伤,杀灭体内残留肿瘤细胞的增殖、浸润、转移,从而提高患者的生存质量,延长患者生命。单兆伟根据治病求本、扶正祛邪、

攻补兼施治则的指导思想，以益脾气、养胃阴、活血化瘀、清热解毒为基本大法，用于防治胃癌术后的复发和转移，临床疗效显著。

如治疗一术后胃小弯溃疡型低分化腺癌术后 2 个月余患者，LNM 1/5，无法耐受化疗反应而停止化疗，接受中医治疗。就诊时：白细胞计数 $1.5×10^9$/L，血小板计数 $32×10^9$/L，胃脘部隐痛，食后作胀，轻度恶心，胃纳不香，面色晦滞，形体消瘦，舌暗红，苔白，脉细涩无力。辨证属胃癌术后，正气未复，气血两伤，脾虚失健运，毒瘀内结，胃失和降，治拟益气健脾、化瘀解毒、和降胃气。处方：芪竹方加减。炙黄芪 15 g，玉竹 15 g，法半夏 6 g，麦冬 15 g，灵芝 15 g，莪术 10 g，仙鹤草 15 g，薏苡仁 15 g，半枝莲 15 g，白花蛇舌草 15 g，炒谷芽 15 g，炒麦芽 15 g。二诊：恶心呕吐症状消失，纳谷转香，但仍觉气短乏力，面色少华。上方去半夏，加太子参 10 g、当归 10 g 以益气养血。三诊：诸症悉减，查白细胞计数 $4.5×10^9$/L，血小板计数 $80×10^9$/L。效不更方，原方加减继续服用，同时配合阶段化疗。随访至今病情稳定，未复发。由此可见，正气的亏损是本病发生发展的关键。本着治病求本的原则，当以补虚为先，尤以健脾为主，清热解毒药、活血化瘀药使用次之，攻补兼施贯穿防治胃癌复发治疗的始终。因此，益气养阴、解毒化瘀法充分体现了单兆伟治疗胃癌术后防止复发与转移学术思想的核心内涵。

按语：胃癌术后复发转移的内因是正气亏虚，其中以脾、胃气虚为本，血瘀、热、毒为标。所以顾护脾胃之气当贯穿治疗的各个阶段，尤其对疾病术后的康复起到非常重要的作用。同时也说明，恶性肿瘤的治疗不能只重视局部之瘤而进行过度治疗，必须在全身整体之虚的基础上，提高机体自身的抗病能力以治疗局部之瘤。根据治病求本、扶正祛邪的指导思想，并结合胃癌术后患者本虚标实的证候特点，单兆伟以益气养阴、解毒化瘀为主要治疗大法，遣方用药、攻补兼施，同时辨病与辨证相结合，防治并重，长期服药巩固疗效，潜方用药崇孟河医家用药之特点，轻轻灵动、和缓醇正。

☞ 王笑民以疏肝补肾、化痰祛瘀解毒法防治乳腺癌术后复发转移

王笑民为首都医科大学附属北京中医医院肿瘤科主任医师,博士生导师,擅长治疗肺癌、乳腺癌等。他认为肾虚肝郁是乳腺癌术后的基本病机,治疗首推补肾疏肝,兼顾健脾,基于痰、瘀、毒互结是乳腺癌关键病机,以化痰、祛瘀、解毒散结贯穿乳腺癌治疗始终。王笑民认为久病必及肾,肾虚是乳腺癌发病、复发、转移的重要原因之一;加之乳腺癌手术、放化疗及内分泌治疗等方法攻伐邪毒后损伤正气,使真阴受灼,肝肾失养,则易致痰、瘀、毒结聚而复发转移。另外,乳腺癌多发于中老年人。中老年人肾气渐亏,加之恐惧、情志不畅则易肝气郁结;肝失于条达,影响冲任二脉,冲任二脉隶属于肝肾,而女子又以冲任为先天,故乳腺癌患者常出现肝肾不足。肾为先天之本,为五脏六腑阴阳之根本,闭藏人体精气,故治疗上首推补肾。女子以血为本,以肝为先天,乳腺疾病肝气郁结之象往往易见,因此王笑民治疗乳腺癌术后患者亦重视疏肝理气解郁,临床用药应顺肝之生理特性。故疏肝乃理气的根本。

在补肾疏肝的同时,健脾亦至关重要,盖脾为后天之本、气血生化之源。正如李东垣所言:"水为万物之元,土为万物之母,二脏安和,一身皆治,百疾不生。"若脾肾不足,则先后天平衡失调,致使正气内虚,最易致癌复发转移。临床中常以熟地黄、枸杞子、龟甲、女贞子、桑椹子、山药、山茱萸滋补肾阴,在补阴的同时常常加入补肾阳之品如巴戟天、菟丝子于阴中求阳;同时乳腺癌易出现骨转移,常加入补骨脂、牛膝、桑寄生、杜仲等补肾壮骨之品治疗或防止骨转移。疏肝则遵肝体阴而用阳之性,临床上常用白芍、当归养血柔肝,柴胡、郁金行气疏肝,并随证配以香附、枳壳、玫瑰花、合欢皮等。脾为人体后天之本,故王笑民常于补肾之中加健脾之药,临床常用四君子汤,善用生黄芪、太子参、白术、茯苓、薏苡仁、陈皮等益气健脾,扶助气血,顾护后天,使气血生化有源,五脏六腑皆受之。他强调在扶助正气

的基础上，化痰毒、化瘀毒、软坚散结是防治乳腺癌复发转移的关键一环，临床常用大量山慈菇、半枝莲、藤梨根、夏枯草、海藻等解毒散结，炮山甲、莪术、王不留行、土鳖虫等化瘀散结，法半夏、僵蚕、瓜蒌、浙贝母等化痰散结。临床常发现乳腺癌虽已切除，但患者常存在对侧乳腺增生、结节、纤维瘤等良性病变，王笑民善于将虫类药如穿山甲、地龙、九香虫、全蝎、僵蚕、蜂房、蟾皮、壁虎等用于乳腺癌术后的治疗，取其搜剔逐瘀、软坚消癥之功，以达消除肿块的目的。

如治疗一左乳腺浸润性导管癌术后患者，腋下淋巴结转移 LNM 7/16，免疫组化染色显示 ER（+++），PR（+），Her-1（-），Her-2（+），P170（-），CyclinD1（+++ > 75%），Ki-67（+++ > 75%），术后行 CA-T 方案化疗 8 周期，并行局部放疗，之后开始服用三苯氧胺内分泌治疗。2006 年 10 月 27 日初诊：症见腰酸腿软，多汗，乏力，耳鸣，气短，咽干，入睡困难，纳食尚可，大便不成形，舌暗，苔薄白腻，脉细滑数。辨证为脾肾亏虚，气阴不足，瘀毒内结。治以健脾益气，滋肾养阴，活血散结。方药：太子参 30 g，茯苓 10 g，白术 10 g，陈皮 10 g，半夏 10 g，生甘草 10 g，牛膝 10 g，熟地黄 30 g，山茱萸 10 g，生龙骨 30 g，生牡蛎 30 g，炒知母 10 g，炒黄柏 10 g，薏苡仁 15 g，女贞子 15 g，龙葵 30 g，白英 30 g，海藻 30 g，夏枯草 30 g，炮山甲 15 g，鸡血藤 30 g，牡丹皮 10 g。水煎服，30 剂，每日 1 剂。2006 年 12 月 12 日二诊：患者诉腰酸耳鸣稍有好转，烘热汗出，仍有入睡困难，纳可，口苦咽干，大便可，头晕目眩，稍有胁肋胀痛，舌暗红，苔白，脉细滑。辨证为肾阴亏虚，瘀毒内结兼有肝胆湿热。治以滋肾养阴，解毒散结，疏肝清热利湿。方药：熟地黄 60 g，肉桂 5 g，莪术 10 g，山慈菇 15 g，巴戟天 30 g，当归 15 g，龙胆 6 g，玫瑰花 10 g，枳壳 10 g，牡丹皮 10 g，焦山栀 10 g，柴胡 10 g，黄芩 10 g，半夏 10 g，杭白芍 30 g，灵磁石 30 g，生龙骨 30 g，生牡蛎 30 g。水煎服，30 剂，每日 1 剂。2007 年 2 月 17 日三诊：患者汗出耳鸣好转，时有心悸胸闷，易怒，双手晨起后关节胀痛，大便基本成形，纳眠可，小便可，舌暗，苔白厚腻，脉弦细。辨证为肝郁脾虚，肾气亏虚。

治以疏肝健脾，益肾通络。方药：玫瑰花10g，杭白芍30g，炒知母10g，炒黄柏10g，熟地黄30g，桑寄生20g，山茱萸10g，焦山栀10g，牡丹皮10g，柴胡10g，山慈菇20g，枳壳10g，络石藤20g，首乌藤30g，薏苡仁30g，莪术10g，当归10g。水煎服，30剂，每日1剂。此后间断服用此方半年余。2007年11月27日四诊：患者诉心悸好转，偶有胸闷气短，轻度耳鸣，偶有情绪急躁易怒，入睡好转，舌红苔白，脉细弦滑。复查腹部超声示子宫内膜增厚，脂肪肝。辨证为肝郁肾虚，瘀毒内结。治以疏肝益肾，化瘀散结。方药：柴胡10g，熟地黄60g，当归15g，枳壳10g，杭芍30g，女贞子15g，枸杞子20g，珍珠母30g，生龙骨30g，牡蛎30g，鳖甲30g，炮山甲10g，莪术10g，焦山栀10g，茯苓10g，山慈菇15g，阿胶珠10g，首乌藤30g，炒酸枣仁30g，草决明15g，茵陈15g，泽泻15g。考虑目前子宫内膜增厚和脂肪肝与服用三苯氧胺有关，患者为绝经后状态，改服来曲唑片内分泌治疗；针对脂肪肝，方药中加入草决明、茵陈、泽泻等清肝化浊之品。此后以健脾补肾、疏肝解郁、化瘀解毒为法加减处方，患者坚持服用中药5年余，定期复查未见肿瘤复发转移。

☞ 山广志健脾温阳、散结解毒辨治肠癌术后腹腔淋巴结转移

山广志是宁波市中医院肿瘤科主任，擅长中西医结合治疗各类肿瘤。

肠癌术后淋巴结转移属于中医的"传舍""流注"等范畴。肠癌术后耗伤正气，正虚则抗癌毒的能力下降；术后癌毒未尽，正虚无力祛邪，残存之余毒不断耗伤正气，致使癌毒随经络、气血流窜扩散；痰、毒、瘀等病理因素为癌毒扩散和转移提供了适宜的环境，痰瘀着而不行，则变证丛生，所谓"稽留而不去，息而成积也"。山广志认为肠癌术后淋巴结转移主要是由于患者机体内环境失衡，阴阳失调造成，病机以阴盛阳衰为主，治则上以扶阳抑阴为主要原则，恢复机体阴阳平衡。阳气为人身立命之本，阳气化生阴精，营养濡润五脏六腑、四肢百骸、五官九窍；阳气损伤，百病丛生。临床中肠

癌术后腹腔淋巴结转移的患者证型大多表现为阳虚且寒湿内盛，故山广志在扶阳抑阴、调整机体阴阳平衡的原则指导下，针对肠癌术后腹腔淋巴结转移的特殊病机，采用健脾温阳、散结解毒之法取得了显著的临床疗效。

如治疗肠癌术后 3 年伴腹腔淋巴结转移患者，腹部增强 CT 示：腹腔淋巴结肿大，约 3.4 cm×2 cm×2 cm。就诊时症见面色无华，全身乏力，胃纳差，腹部隐痛，大便溏薄，舌淡胖、苔白腻，脉细沉。辨证属脾肾亏虚，痰毒内结。治法温阳健脾，散结解毒。处方如下：黄芪、薏苡仁、茯苓各30 g，附子、夏枯草、车前子各20 g，白术 15 g，陈皮 10 g。服用 30 剂后，乏力消失，大便正常，仍腹痛。附子改为 6 g，加败酱草 20 g、黄连 3 g。继续服用 14 剂后，腹痛消失。后期基本上以补中益气汤合薏苡附子败酱散为主方，随证加减，连续服用 3 个月，复查腹部增强 CT 示肿块大小约 2 cm×1.3 cm×1.3 cm，较前明显缩小。

按语：老年患者加之大肠癌术后，气血亏损，日久脾肾阳虚，脾失健运，不能温化水湿，以致痰湿内蕴，加残留之邪毒互结并流窜至腹腔淋巴结，日久则导致淋巴结肿大。初诊时患者脾气虚，寒湿内盛，方中重用黄芪补气；配伍薏苡仁、茯苓、车前子取其利水渗湿、健脾散结之功；佐以附子之辛热，以行阴寒郁滞之气；白术、附子同用温脾胜湿，祛湿于下，配合软坚散结之夏枯草、理气兼化湿之陈皮。二诊时，患者脾气渐渐恢复，寒湿已除，腹痛则是由肠内残留的癌毒所致，用黄连、败酱草配合少量附子，温凉并用，祛除余毒。后期治疗以扶正祛邪、平补平泻为总则。

☞ 刘嘉湘以益气养阴、扶正抗癌法防治胃癌术后复发转移

刘嘉湘认为胃癌的病机主在脾胃虚弱、气阴两伤、邪毒留恋，三者相互影响，互为因果。术后患者经手术、化疗等治疗，正气进一步耗损，需及时干预以防进展、转移。综合胃癌病因病机以及脏腑生理特性，刘嘉湘认为脾胃虚弱贯穿胃癌术后患者疾病始终，重视胃阴虚对疾病的影响。叶天士在《临证指南医案》中有言"太阴湿土得阳始运，阳明燥土得阴自安"，脾胃阴

阳相合、升降相因、燥湿相济。脾虚则纳化不协，日久阴津亏虚，而见胃阴虚；且气为阳之渐，阳损及阴，亦可现胃阴虚。治疗时以益气扶正为总纲，辨病、辨证相结合，用药忌用刚烈性的、活用柔和性的，多以健脾益气、益胃生津为法，益脾气以健脾利湿，养胃阴以清脏腑之热。常选四君子汤合益胃汤为主方化裁。作为"扶正治癌"观点的倡导者，刘嘉湘强调扶正重在平补，同时亦需结合邪实的祛除，对于正气尚实、病情需要且可耐受攻伐的患者，在神壮、胃强能食、元气旺的基础上，可适度予以行气理气、活血化瘀、化痰散结、清热解毒、以毒攻毒类攻癌祛邪药物，谨守祛邪不伤正的原则，即可达"有故无殒，亦无殒也"之效。

如治疗一胃癌全切术后患者，女，62岁，术后病理示：印戒细胞癌及腺癌，低分化浸润浆膜下层，神经侵犯（＋），脉管（－），R（－），癌结节（－），LNM 4/32（＋）。术后接受化疗、中药（外院）等综合治疗5年余。刻下症见：纳后胃脘作胀，无疼痛，易汗出，寐安，二便调，舌质暗红，舌体胖，舌苔净，脉细。中医辨证：气阴两虚，脾虚气滞。治法：益胃生津，健脾行气。方药如下：太子参9g，生白术9g，茯苓15g，北沙参15g，麦冬9g，白芍12g，八月札15g，枳实9g，莱菔子9g，生薏苡仁30g，怀山药15g，红藤15g，野葡萄藤30g，山慈菇15g，黄连6g，紫苏叶9g，菝葜30g，半枝莲30g，薜荔果15g，生山楂12g，鸡内金15g，壁虎6g，甘草6g。二诊：上述症状缓解，腰膝酸软，背痛，无腹胀、腹痛，纳可，寐安，二便调，舌质红，舌体胖，舌苔净，脉细。效不更方，上方加桑寄生15g、狗脊15g。后规律随访于门诊，未见复发转移。

第二节　核心处方

 孙桂芝创溶纤方预防腹部恶性肿瘤术后肠粘连

腹部肿瘤术后，尤其是胃癌和肠癌术后，肠粘连发生率高，术后及时防止肠粘连的发生是重要的治疗法则。孙桂芝临床常用经验方——溶纤方，化瘀散结，逆转与防止肠粘连、肠梗阻的再次发生。溶纤方组成如下：生黄芪30 g，苏木6 g，三七6 g，白屈菜10 g，香茶菜10 g，地龙10 g，桃仁5 g，炮山甲6 g，蝼蛄5 g，水红花子10 g。方中生黄芪补气升阳；苏木、三七活血祛瘀；白屈菜清热解毒，活血止痛；香茶菜活血破瘀；地龙通络；桃仁活血祛瘀；蝼蛄、炮山甲善于走窜，专于行散活血，活血化瘀之力较强；水红花子散瘀软坚。现代研究证实，黄芪、三七、香茶菜等具有明显的抗纤维化作用。临证中配合间断小剂量化疗，不仅使病情稳定，而且控制了肠粘连、肠梗阻的再次发生。

☞ 单兆伟以芪竹方为核心处方辨治胃癌术后

胃癌术后正虚与邪实并存，属本虚标实之证。因此单纯扶正则有恋邪之弊，一味祛邪则正气愈伤，伏邪难除，而易促其复发、转移。故扶正和祛邪两大法则应当贯穿中晚期胃癌及其术后治疗的始终。单兆伟根据治病求本、扶正祛邪、攻补兼施治则的指导思想，制定了以益气养阴、活血化瘀、清热解毒为基本大法，并组成芪竹方，用于防治胃癌术后的复发和转移，临床疗效显著。该方组成如下：炙黄芪10 g，玉竹15 g，法半夏5 g，仙鹤草15 g，莪术10 g，薏苡仁15 g，灵芝10 g，白花蛇舌草15 g。

黄芪味甘，性温，归肺、脾经，《医学衷中参西录》谓："黄芪不但能补气，用之得当，又能滋阴……况虚劳者多损肾，黄芪能大补肺气以益肾之上源，使气旺自能生水。"黄芪有益气升阳、固表利水、生肌托毒之功，为方中君药。玉竹味甘、平，性微寒，益气养阴、生津止渴、润燥；灵芝，古方谓之"仙草"，入五脏，补益全身五脏之气，具有扶正固本之功效，与玉竹相伍助君药益气养阴、扶正固本，共为臣药。薏苡仁味甘、淡，归肺、脾、胃经，健脾养胃、补益脾阴、化湿清热；莪术辛温，破血逐瘀，张锡纯认为莪术为化瘀要药，"若与参、术、芪诸药并用，大能开胃进食，调血和血……于补药中加三棱、莪术以通活气血，其补破之力皆可相敌，不但气血不受伤损，瘀血之化亦较速"；仙鹤草别名脱力草，性平，味苦涩，归肺、肝、脾经，有清热补虚止血之功；半夏辛温，燥湿化痰、降逆止呕、消痞散结。四药相配共为佐药，具清热解毒、化癖之功，以治其标。白花蛇舌草清热解毒、利湿通淋。诸药相合共奏益气养阴、解毒化瘀之功，恰合胃癌术后"正气亏虚，伏邪内蕴"之病机，使脾胃复其健运之职，缓消毒瘀之伏邪，从而达到防治胃癌术后复发与转移之功效。大量的临床实践显示，长期服用芪竹方加减可改善胃癌患者生存质量，提高免疫力，抑制癌细胞复发转移，稳定和缩小瘤体，延长患者生存期，用于临床取得满意疗效，体现了中医药防治胃癌复发转移的优势。

第三节　常用药对

孙桂芝常用药对

1. 旋覆花 10 g，浮海石 15 g　旋覆花调气机，理肺胃，其性沉降，味辛、咸。辛则善散善行，宣散肺气达于皮毛；咸能入肾，故能纳气下行以归根，并俾胃中之痰涎或水饮下行从浊道出，不复上逆犯肺，则肺自清虚。旋覆花实为治咳之要药。《本草汇言》言："用旋覆花，虚实寒热，随证加入，无不应手获效。"浮海石性味咸、寒，寒能清肺降火，咸能软坚化痰，善清肺热，化老痰，治痰热壅肺、咳喘咳痰黄稠者。《本草纲目》曰："浮石，气味咸寒，润下之用也。"故浮海石入肺除上焦痰热，止咳嗽而软坚，清其上源。现代中药药理研究表明，浮海石有促进尿液排泄及祛除支气管分泌物的作用。二药相伍，一清一宣，孙桂芝常用于治疗肺癌术后兼有肺气郁闭，热不得越，秽浊阻塞，热遏胸中，大气不行，以致升降不灵，诸窍闭滞，辨证属痰热互结证者。

2. 萆薢 10 g，白果 15 g　萆薢性平，味苦，入膀胱经而利湿祛浊。《本草正义》曰："萆薢，性能流通脉络而利筋骨，入药用根，则沉坠下降，故主治下焦。虽微苦能泄，而质轻气清，色味皆淡，则清热理湿……"白果性平，味甘、苦、涩，归肺、肾经，功能收敛除湿，可治疗小便白浊、小便频数、遗尿。《本草纲目》曰："银杏，其气薄味厚，性涩而收，益肺气，定喘嗽，缩小便。"两者合用，一利一收，共奏疏理下焦、通利小便、分清别浊之功效。孙桂芝常用于治疗膀胱癌术后下焦亏虚、湿浊内蕴、气化无权、收摄无度引起的小便白浊、频数无度、淋漓不爽等症。

3. 橘核 15 g，荔枝核 15 g　橘核味苦，性温，入肝、肾经，理气散结止痛，主治寒凝气滞诸痛。《日华子本草》谓："治腰痛、膀胱气、肾疼。又妇人瘕疝、小腹攻疼、腰胯重滞，炒去壳，服良。"荔枝核味甘、微苦，性温，入肝、肾经，味苦能泄，性温祛寒，有疏肝理气、行气散结、散寒止痛之功。橘核与荔枝核为伍，相须为用，具有理气散结、散寒止痛之功。孙桂芝常用于治疗病在中、下二焦之肝、肾、膀胱、子宫、肠等肿瘤术后辨证属寒凝气滞者，同时也用于肿瘤患者晚期盆腔转移症见腹部癥瘕包块等。

4. 僵蚕 15 g，地龙 9 g　地龙味咸，性寒，归肝、脾、膀胱经，功能清热镇痉、解毒，用于壮热惊厥、抽搐等症；僵蚕味辛、咸，性平，具有祛风解痉、化痰散结、清热解毒、燥湿的功效，适用于痰热亢盛所致的惊痫抽搐。二药都有息风止痉的作用。地龙善于走窜，长于清热息风；而僵蚕长于化痰息风。孙桂芝常将两者合用，治疗肿瘤术后神经恢复期或肿瘤放射治疗后遗症（如放射性脊髓损伤和放射性脑病等）辨证属风痰内阻或痰火内盛引起的肢体麻木、瘫软或震颤，触电感并向远端放射，精神异常如多语、语无伦次，表情呆滞等。

5. 海蛤壳 15 g，浮海石 15 g　海蛤壳、浮海石，皆为性寒、味咸之品，入肺经，能清肺热而清化热痰，治痰热壅肺而咳喘、咳痰黄稠者；因"咸能软坚"，故又能化解老痰、顽痰。两者配合为药对，有清肺解热、化痰散结之功。孙桂芝临证用于治疗肺癌术后兼有肺气郁闭，热不得越，秽浊阻塞，热遏胸中，大气不行，以致升降不灵，诸窍闭滞，导致胸闷如窒、气短喘息、痰黄黏稠、咳吐不利等症状，辨证属痰热互结证者。

6. 鹿角霜 10 g，甘松 15 g　鹿角霜性温，味咸、涩，归脾、胃经，主治同鹿角胶，功效略缓，善治脾胃虚寒、食少便溏、胃反呕吐。甘松性温，味辛、甘，归脾、胃经，功能理气止痛、醒脾健胃，主治脘腹胀痛、不思饮食。《本草纲目》曰："甘松，芳香能开脾郁，少加入脾胃药中，甚醒脾气。"《开宝方》曰甘松"主心腹卒痛，散满下气"。上述皆取温香行散之意，其气芳香，入脾胃药中，大有扶脾顺气、开胃消食之功。两者相伍，温而不热，补而不滞，既可扶助正气，又可理气止腹痛。孙桂芝常用于治疗腹腔盆腔肿瘤术后病在中焦，证属中焦虚寒者，可收一举两得之效。

7. 何首乌 15 g，桑叶 10 g　何首乌味苦、甘、涩，性微温，归肝、肾经，功能养血滋阴、祛风、解毒，用于治疗风疹瘙痒、肠燥便秘等。现代中药药理研究表明，何首乌可使骨髓造血干细胞明显增加，还可显著提高小鼠粒 – 单系祖细胞产生率，并使骨髓红系祖细胞值明显升高。桑叶味甘、苦，性寒，归肺、肝经，功能疏散风热、清肺润燥、凉血止血。现代中药药理研究表明，桑叶煎液及经乙醚萃取后的水相于体外均有促红细胞生成的作用。两者相合，寒温并用，内外兼收，养血润燥，活血祛风，凉血止血。孙桂芝常用于治疗术后放化疗后骨髓抑制造成的血虚不润证，表现为肠燥便秘、肌肤瘙痒等症状者有良好的疗效。

 单兆伟常用药对

1. 黄芩 10 g，仙鹤草 15 g　黄芩味苦，清热解毒、燥湿，《名医别录》谓其"疗痰热、胃中热消谷，利小肠药"。现代药理研究证明黄芩具有良好的抗炎杀菌作用。仙鹤草苦、辛，平，功在健胃补虚，清热止血，《本草纲目拾遗》谓其"消宿食，散中满，下气，疗吐血各病、翻胃噎膈"。现代药理研究证明仙鹤草有保护细胞免疫功能及免疫调节作用。单兆伟认为两药配伍清热泻胃之力有增，而无黄连苦寒败胃之弊，且仙鹤草尚有清泻之中寓固本之意，适用于胃癌术后残胃伴幽门螺杆菌感染、肠化生的形成。

2. 麦冬 15 g，半夏 9 g　麦冬甘、微苦，寒，养阴润燥，益胃生津，《本草正义》云其为补益胃津之品。半夏辛温，有小毒，和胃降逆，化痰止呕。

麦冬配半夏，即麦门冬汤之意，麦冬得半夏养胃生津而无滋腻之弊，半夏有麦冬降逆止呕而无温燥之嫌。两药一燥一润，润燥相宜、刚柔相济，具生津养胃、醒脾开胃、降逆止呕之功，适宜于胃癌术后化疗胃阴亏虚之证。

3. 百合 15 g，乌药 6 g　百合甘寒，敛阴润燥；乌药辛温，可理上下之气。两药相伍，寒温共使、刚柔并济，故而奏效。百合与乌药相配即百合汤之意，是治疗因肝胃不和兼有郁热而致顽固性胃痛的奇方。单兆伟常用百合汤治疗胃癌术后或化疗后胃脘隐痛者。

4. 枳实 9 g，白术 15 g　枳实苦、辛，温，破气除痞消积；白术苦、温，健脾燥湿和中。两者相伍即枳术丸之意，可达健脾消痞的功效。枳实破滞气，消积滞，泻痰浊，除痞满以走以泻为主；白术补脾运中，燥湿以补以守为主。二药合用消补兼施，补而不滞，攻不伤正，急不破削，缓不留邪，相辅相成，共奏健脾开结、消除痞满之功。单兆伟认为两药对胃癌癌前病变及术后属胃痞者效佳。

5. 生黄芪 30 g，当归 6 g　黄芪为升阳补气之圣药，生品入药，具有升发之性，既能升阳举陷，又能温分肉、实腠理、补肺气、泻阴火；炙品用药，可补中气、益元气、温三焦、壮脾阳、利水消肿、生血生肌、排脓内托。当归为血中气药，补血、养血、润肠通便。两药相配，即当归补血汤之意，可补益气血，提高患者机体免疫功能，用于肿瘤术后与放化疗后气血虚损者尤佳。

6. 桂枝 6 g，白芍 15 g　桂枝味辛、甘，性温，能温中散寒，暖脾护胃。白芍酸、苦，寒，养血柔肝，缓止痛。两药均为建中汤要药，两者配伍，调和营卫气血，健脾养胃，临床治疗胃癌术后、化疗后中焦虚弱者效佳，也适用于晚期胃癌气虚自汗或低热不退者。

☞ 李杰常用三联药对

1. 党参 15 g，炒白术 10 g，茯苓 15 g　党参味甘性平，归脾、肺经，专补脾肺之气，兼补血、生津；白术甘苦而温燥，主入脾经，功专健脾燥湿，能助脾胃之健运，以促生化之源；茯苓味甘淡，性平，甘则能补，淡则能渗，既能扶正，又能祛邪，功专益心脾，利水湿。三药伍用，具有补气、健脾养胃之功。临床用于肿瘤术后脾胃虚弱，脾虚运化失常、水湿内蕴，而见食少、脘闷、便溏、乏力等症。

2. 杏仁9g，川贝母6g，桔梗9g　杏仁辛苦而温，辛能散邪，苦可下气，重在宣降肺气；贝母甘而偏凉，重在化痰兼清痰热；桔梗辛苦而平，重在宣通肺气，祛痰排脓。诸药合用，具有宣降肺气、化痰排脓之功，临床上用于胸部肿瘤术后肺失宣降而见咳嗽、咳痰、胸闷气短等症。

3. 生薏苡仁30g，白蔻仁15g，炒杏仁9g　薏苡仁甘淡微寒，利水渗湿，健脾除痹；白豆蔻味辛性温，芳香化湿，行气宽中，《本草备要》谓其"除寒燥湿，化食宽胀"。杏仁苦辛开上以通利肺气，通调水道给湿邪以出路。三药相配，取三仁汤之意，宣上、畅中、渗下，共奏理气健脾除湿之效，尤适宜于肠癌术后湿阻中焦，运化失职，脘痞纳呆。

4. 合欢皮15g，首乌藤30g，珍珠母30g　合欢皮解郁安神，活血消肿，《神农本草经》谓其"主安五脏，和心志，令人欢乐无忧"。首乌藤养血安神，祛风通络。珍珠母重镇潜阳安神。肿瘤术后失眠，对应中医"不寐"，主要病机为阳亢，阳不入阴。珍珠母重镇潜上亢之阳，首乌藤补血养阴，合欢皮解郁、活血。三者相伍，具有重镇养心安神之效，尤适宜于肿瘤术后失眠症；且首乌藤尚有养血祛风通络的作用，对于血虚不能荣养筋脉的肿瘤患者作用显著；合欢皮能解郁安神，尤其适用于肿瘤伴心烦易怒、烦躁不安的患者。三者相伍，除安神之外，尚能养血通络、疏肝解郁。

5. 白花蛇舌草15g，夏枯草15g，半枝莲15g　白花蛇舌草味苦甘，性寒，清热解毒，利湿；夏枯草清肝火，散郁结；半枝莲清热解毒，散瘀止血，利尿消肿。三药同为清热解毒之品，三药合用，用于术后呃逆、疼痛、发热、大便秘结等热毒内蕴之证，具有术后抗肿瘤复发转移之效。现代药理学研究证实清热解毒药具有明显的抗癌作用：白花蛇舌草对急性淋巴细胞型、粒细胞型、单细胞型及慢性粒细胞型肿瘤细胞有较强的抑制作用；夏枯草对小鼠S180肉瘤、宫颈癌U14有抑制作用，煎剂能抑制S180及艾氏腹水癌的生长。

第19章　化疗毒副作用的防护

第一节　病机治法

☞花宝金从寒客于胃论治化疗后呕吐

花宝金对于化疗引起的呕吐的病因病机认识主要有两点：一为寒邪客于胃，一为胃气虚为本。《诸病源候论·脾胃病诸候·呕吐候》指出："呕吐之病者，由脾胃有邪，谷气不治所为也，胃受邪气则呕。"强调了呕吐的病因是胃受邪气。花宝金认为化疗药物在中医理论属于苦寒败胃之品，用之则戕害胃气，使胃之受纳腐熟功能受损，气机逆乱，以致湿浊痰邪停留于胃腑，患者表现出食欲减退，厌油腻，恶心，呕吐痰涎。《素问·举痛论篇》云："寒气客于胃肠，厥逆上出，故痛而呕也。"也指出呕吐之症多本于寒邪，与化疗药物引起的消化道反应不谋而合。《景岳全书·杂证论·呕吐》云："所谓邪实者，或暴饮伤食，或因胃火上冲，或因肝气内逆，或以痰饮水气聚于胸中，或以表邪传里，聚于少阳、阳明之间，皆有呕证，此皆呕之实邪也。所谓虚者……必胃虚也。"强调了胃虚在呕吐病机中的重要性。脾胃乃后天之本，胃气受损则不能腐熟水谷，气血生化乏源，患者会出现乏力、神疲等症。临床上可以看到对于同样的药物，不同的患者反应有很大的区别，有的患者化疗后消化道反应很大，而有的患者反应很轻或者出现症状很晚。花宝金认为每个人脾胃功能先天禀赋有异，强人一般反应小。因此治疗由化疗引起的呕吐也应以健脾为中心，用药物帮助患者强脾胃，减轻反应。

☞魏品康消痰和胃法论治化疗后呕吐

魏品康认为化疗药物作为一种外邪，其诱导的恶心呕吐以实证为主，多见恶心呕吐、泛吐清水痰涎、脘腹胀满、厌食纳差、舌苔厚腻。化疗诱导的恶心呕吐虽以胃气上逆为最终表现，但其与胃肠代谢功能障碍密切相关，此种障碍导致的痰阻与滞留是恶心呕吐发生的两大内在核心因素。因此临证时魏品康并不一味着重于扶正，而是主张以消痰和胃法作为基本治则，讲求消痰与通降并举。魏品康临证用药喜以温性为主，药味以辛为重。魏品康认为恶心呕吐虽属胃气失和，但究其原因为痰阻与滞留所致，因此多用理气药。消食药降气通腑为治标之举，更为关键的在于祛除痰浊阻滞，消痰化积方为治本之策。标本同治，胃和气降，才可邪去正安。《金匮要略》云："病痰饮者，当以温药和之。"辛味药物又有发散之功，重用温药与辛味药物正是治本的体现。化痰药消痰化积、祛除壅盛痰涎，消食药消积导滞、促进脾胃功能的恢复，痰阻消、滞留除，则胃气自降。魏品康临证方中又多见苦味药，辛苦相配，辛散痰浊，苦降气逆，从而达到辛开苦降之功。

魏品康防治化疗引起的恶心呕吐以消痰和胃为治则，紧扣痰阻与滞留两大病理因素，消痰与通降并重，理气、化痰、消导为先，用药讲求温药治本与辛开苦降，值得临床借鉴。

曾治疗一患者韩某，男，62岁，胃部反复隐痛，胃镜检查诊为胃癌，2009年4月行胃癌根治术，术后病理检查显示为胃小弯低分化腺癌。2009年5月开始化疗，化疗方案为多西紫杉醇+5-氟尿嘧啶＋顺铂，虽化疗前给予格雷司琼和地塞米松止吐，患者仍出现呕吐频作，呕吐物为灰黑色清水样污浊油腻感，泛酸、嗳气频频，几乎不能进食，大便2日未行，乏力头晕，舌质红，苔白腻，脉弦。魏品康会诊以消痰和胃方治之。消痰和胃方加减如下：姜半夏15g，杭白芍15g，蒲公英15g，白花蛇舌草15g，仙鹤草15g，佛手15g，香橼皮15g，川黄连15g，海螵蛸15g，川厚朴15g，炒鸡内金15g，制大黄15g，炒枳实15g，炒枳壳15g，炙甘草6g。上方水煎服，分多次频服。患者服用次日呕吐、泛酸即明显较少，只感恶心，能少量进食。上方加沉香6g继服，至化疗结束未有呕吐发生。次月来院化疗，在化疗前2天开始服用消痰和胃方，化疗未再有呕吐，只稍有恶心感，胃纳只较平常稍有减少。后续化疗皆如此，化疗顺利完成。

☞ 张培宇辨热毒治疗化疗所致周围神经毒性

张培宇认为导致周围神经毒性的化疗药本质为热毒，损伤人体并对机体造成一系列影响，有别于六淫致病的是，它侵入人体未经皮肤由外及里的传变过程，而是直入血脉脏腑，损伤气血津液，造成气血津液的严重亏虚。化疗热毒直中血脉，一般说来会造成两方面影响。一方面，热毒直接损伤血脉，耗伤气血，因为其热力和毒性相对于热邪来讲危害更重，所以气血津液耗伤也要严重得多，尤其是津液的耗伤。气虚则卫外功能障碍，腠理开，本应恶寒而汗出，今热毒损伤气血，气虚津液更虚，腠理开而无足够的津液外出作为汗，常出现恶寒而无汗的临床表现。气血津液耗伤，四肢失去濡养，则表现为四肢末端的麻木、迟钝和痉挛。另一方面，热毒炽盛，留于血脉，炼液成痰，炼血成瘀，痰瘀阻滞经络，造成经络不通，不通则痛，则表现为疼痛。此外，经脉不通则气血运行不畅更加重了气血津液亏虚。因此，在辨治化疗这一热毒引起的周围神经毒性时，张培宇认为，气血津液亏虚贯穿了整个疾病过程，而病至初、中、晚期随正虚与邪实的不断交争和发展病机各有侧重。初期营卫俱虚而卫伴有邪实；中期风寒湿邪或瘀血痰湿进一步留阻经络，邪实进一步加重；病至晚期则肝肾不足，气血两虚，风寒湿邪侵袭日久而成痹证。

☞ 贾英杰重补气论治化疗后骨髓抑制

贾英杰认为，虚、毒、瘀贯穿于癌瘤病程的始末，三者相互并存、相互交织、相互影响、互为因果，因此"正气内虚，毒瘀并存"是癌瘤病机的关键所在。而正气亏虚又是癌瘤发生、发展的内在因素，所谓"至虚之处，便是留邪之所""风雨寒热不得虚，邪不能独伤人"，人体必是先有内虚，而后外之邪气、邪毒，内之饮食、劳倦、情志等，引起局部（至虚之处）的气滞、血瘀、痰凝、湿聚等相互胶结，留滞不去，久则酝酿成瘤。癌瘤有形，阻碍气血，加重血瘀、毒聚之势。再者癌瘤耗伤正气，劫夺精微，加重内虚之势。可见癌瘤一旦形成，则虚、毒、瘀会进一步加重，终致正气赢弱，阴阳俱损，阴竭阳亡，阴阳离决。而化疗恰恰催化着这一进程。贾英杰认为，化疗是作为一种"药毒"催化着虚、毒、瘀这一恶性循环。中医各家对骨髓抑制的病机认识尚不一致，但以虚为主是基本公认的，大多数认为以脾肾二脏亏虚、气血亏虚为主。概而言之，正气亏虚是化疗后骨髓抑制的病理基础。因此，在治疗上以扶正为纲。正气内虚是骨髓抑制的病本，因此贾英杰在治疗骨髓抑制时始终扶正，采用补气生血法。中医谓"有形之血不能速生，无形之气所当急固"，贾英杰喜用黄芪，《本草求真》指出："黄芪为补气诸药之长，是以有耆之称。"贾英杰亦认为补气莫过于黄芪，且运用时往往大刀阔斧、重拳出击。贾英杰运用黄芪常采用投石问路的方法，初用 30 g 做试探性用药，后渐加至 45 g、60 g、90 g，甚至 120 g，体现了仲景"渐加，以知为度"的学术思想。贾英杰临证常配伍太子参 15 g，亟亟补气为要，以期气旺血生。

☞ 周岱翰从升降学说论治化疗后消化道不良反应

周岱翰认为化疗药物内注机体后常出现的恶心呕吐、腹痛、腹泻、倦怠、手足麻木疼痛等症，具有寒邪的性质特征。他主张化疗所致消化道反应的总病机为胃气上逆致呕，湿浊下降而泄。病位重在脾胃、大肠，治法谨遵"六腑以通为用，以降为和"，重在恢复机体气机的升降出入平衡。由于个体差异存在，虽将化疗归为寒淫邪气，但可表现出寒热错杂、虚实兼夹、邪气相合相并相转化等复杂征象，当随证而施分利、引消等升降浮沉的调气药物进行治疗，如《素问·六微旨大论篇》所载"出入废则神机化灭，升降息则气立孤危。故非出入则无以生长壮老已，非升降则无以生长化收藏。是以升降出入，无器不有。故器者生化之宇，器散则分之，生化息矣"。气机畅通，阳郁得伸，血行湿化痰解则症消。周岱翰以升降学说防治化疗消化道反应，多从脾升胃降、肝升肺降、心肾相交、水火相济等脏腑升降特性着手，对药物性味归经及升降浮沉特性灵活应用，常以辛开苦降、寒温并用之法以斡旋气机，常用药对有半夏、黄连，旋覆花、代赭石，春砂仁、白豆蔻，熟附子、生大黄。

曾治疗一升结肠癌根治术后患者曾某，男，58岁，因上腹部剧痛，CT检查考虑结肠癌，行腹腔镜右半结肠切除术＋胆囊切除术，术后病理示：回盲部隆起型黏液腺癌，LNM（8/12）。外院建议术后辅助化疗，但因患者惧怕不良反应，转投中医治疗。初诊时为术后1个月，精神紧张，面色㿠白，形体偏瘦，诉术后曾体重骤减10斤，恢复缓慢，口淡，纳谷不香，怕冷，虽已至初夏仍着厚外套，大便前硬后溏，舌质淡暗，苔白腻，脉濡细。周岱翰诊为肠癌术后气血不荣，脾失健运兼有痰湿，以寒象为主。治法：健脾温阳，益气化痰。处下方：春砂仁（后下）10 g，熟党参30 g，茯苓15 g，白术15 g，法半夏15 g，陈皮6 g，高良姜10 g，枳实15 g，厚朴15 g，阿胶珠3 g，鸡内金15 g，炙甘草6 g。水煎服，每日1剂，早晚分服。3天后胃纳增加，精神好转，经充分权衡协商后予奥沙利铂联合卡培他滨方案化疗。化疗当日患者呕吐1次，次日查房时患者述胃脘胀闷、欲呕，大便2日未排，略觉口干，少咳，苔白腻，舌质较初诊时转红。治以辛开苦降、补泻一体的半夏泻心汤加减。3剂后便调寐安，食欲有所恢复，舌苔转薄。后继以辨证处方，患者共行6个疗程化疗，并配合中药，化疗耐受良好，术后2年未见肿瘤复发转移。

第二节　核心处方

☞花宝金以香砂六君子汤为核心处方辨治化疗后呕吐

花宝金治疗由化疗引起的呕吐时强调分期论治与治未病。化疗或即将化疗的患者按服药时间分化疗用药前、化疗反应早期和化疗反应间期。花宝金主张辨证应着眼于寒、虚、湿。其病机过程应为寒邪客胃为因，胃气虚为本，致湿停于胃为标。提倡整体论治、重视兼症。总体以益气健脾为核心，胃气强则寒邪不得侵，正所谓"正气存内，邪不可干"；以温胃为原则，化疗药物性寒，寒者热之，温胃是治疗的基本原则；佐以利湿化浊之品，主方为香砂六君子汤加减。对于乏力、气虚明显的患者，要重视益气健脾，重用黄芪、党参；大便不通者，加用酒大黄、肉苁蓉等；寒湿重者，重用砂仁、木香；痰涎盛者，加半夏化痰止呕；拒药难入者，加生姜和胃。

如治一70岁患者，肺癌术后13天化疗中。现病史：患者因咳嗽、胸痛、消瘦检查发现右肺占位，支气管病理示：低分化腺癌。2010年8月18日于中国医学科学院肿瘤医院行右肺上叶切除，术后分期为ⅢA期。拟下周行NP（NVB+DDP）方案辅助化疗。就诊时症见乏力，神疲，自汗，无食欲，二便调，舌质淡，苔厚腻，脉滑。在治疗上花宝金认为：患者化疗方案可能会导致严重的胃肠道反应，化疗前服药，拟益气健脾、温胃化湿为法。方药：炙黄芪80g，太子参15g，白术15g，云苓20g，陈皮6g，木香6g，砂仁6g，姜半夏9g，黄连6g，荷梗12g，苏梗12g，白芍15g，鸡内金15g，大枣20g，生姜9g。14剂，水煎服。二诊时患者已行1周期化疗，无明显不良反应，轻度呃逆，体力、食欲可，二便调。

☞刘金文以健脾补肾方辨治化疗后骨髓抑制

刘金文是广州中医药大学第二附属医院主任医师，博士研究生导师，临床工作近50年，积累了丰富的临床经验，尤其在中医药对恶性骨肿瘤化疗减毒增效的研究有较深造诣。刘金文认为，化疗后骨髓抑制属中医学"虚劳""内伤发热"等范畴。其主要病因为患者久病，正气已虚，化疗药物作为邪毒进一步损害机体，耗伤气血，脏腑功能受到损伤，出现以气血虚弱为主要病机的临床证候。外在表现虽然为气血阴阳虚弱，但与脏腑虚损有密切关系，其中，脾肾虚损在白细胞减少症的发生与发展过程中起主要作用。由于气血受损，气虚无以推运血行，阴血虚少，脉道艰涩，血流不畅；阳虚鼓脉无力，或阳虚生内寒，血遇寒则凝，导致血瘀形成；脾肾阳虚，水湿运化失调，气血生成障碍，导致痰浊内生，气血进一步虚耗。故本病病机在于脾肾阳虚、气血亏虚，在此基础上衍生出血瘀痰浊变证。针对本病主要病机脾肾阳虚，刘金文自拟健脾补肾汤。处方：炙黄芪、当归、太子参、白术、茯苓、炙甘草、熟地黄、补骨脂等。对常见虚证进行以下加减。气阴两虚证加五味子、女贞子、枸杞子、黄精、阿胶等益气养血。脾气虚弱证原方重用太子参、白术、茯苓、炙甘草，去滋腻之熟地黄；饮食不消、胸脘满闷、胃纳差者，酌加山楂、麦芽、鸡内金等；恶心呕吐者，加丁香、枳实、白豆蔻等。气血双亏证原方重用黄芪、当归、太子参，酌加白芍、阿胶、陈皮、郁金、砂仁等；胃纳差者酌加麦芽、厚朴、神曲等；血虚甚者加阿胶、黄精等以厚味补血。脾肾阳虚证原方重用补骨脂，酌加淫羊藿、熟附子等，配合静脉滴注参附注射液等；若纳差、脘闷不舒者酌加山楂、神曲、厚朴、枳实；肾阳不足、体力衰败者，酌加紫河车、鹿茸（代）、仙茅、淫羊藿、补骨脂等。在治疗过程中，刘金文十分注意患者由于化疗等出现的焦虑、抑郁等症状表现，必要时加用疏肝理气的药物，往往能达到事半功倍的效果。

如治一右股骨下端骨肉瘤患者陈某，男，24 岁，行骨肉瘤术前化疗（第 1 周阿霉素 60 mg×2 天、顺铂 170 mg×1 天，第 3、第 4 周甲氨蝶呤 16 g/m^2 各 1 次，异环磷酰胺 3 g×5 天），完成第 1 次甲氨蝶呤化疗后即出现白细胞减少症。症见面色稍白，形体消瘦，脱发，疲乏无力，纳差，脘腹胀满，舌淡嫩有齿印、苔薄白，脉弱。外周血白细胞计数 3.3×10^9/L。证属脾气虚弱。治以健脾益气。处方：炙黄芪、薏苡仁各 30 g，当归 6 g，太子参、白术、山楂、鸡内金、麦芽各 20 g，茯苓、山药各 15 g，炙甘草、补骨脂各 10 g。每天 1 剂，水煎，早晚分服。3 天后复查血细胞分析，外周血白细胞计数提高至 4.2×10^9/L，疲倦、脱发等症状好转。继续服用本方 4 天，外周血白细胞计数已升至 5.52×10^9/L，顺利进行第 2 次甲氨蝶呤化疗。

☞张培宇以炙甘草汤为核心处方辨治化疗后骨髓抑制

炙甘草汤是张培宇治疗肿瘤相关性贫血，偏于心血亏虚患者的常用方剂，药物组成及常用剂量：炙甘草 18 g，党参 12 g，桂枝 12 g，生地黄 30 g，麦冬 12 g，阿胶珠 30 g，生姜 6 片，大枣 30 枚，酸枣仁 12 g。张培宇认为此方乃补血之大剂。"中焦受气取汁，变化而赤是谓血。"炙甘草为君药，性味甘平，归心、肺、脾、胃经，功效补脾益气、祛痰止咳、缓急止痛、清热解毒、调和诸药。蜜炙后药性微温，甘味更甚，加之方中党参、生姜、大枣，顾护脾胃，补气生血，共奏中焦取汁之功。方中大枣果皮为红色、五脏入心，果肉为黄色、五脏入脾，起到补益心脾的作用。桂枝辛、甘，温，入心经，以助心化气，变化而赤，但桂枝性辛，易伤血，所以重用生地黄、麦冬以清润之，从而柔和桂枝辛烈之性，生血而不伤血。方中尚有重量阿胶珠以滋补肝肾真阴，使血海充，血藏于肝中。原方中的火麻仁替换为酸枣仁，结合临床，若患者大便秘结，则予火麻仁入药，但现今临床中所遇患者中多无便秘，尚有大便稀溏者，故去火麻仁，加酸枣仁一味，酸甘敛阴血，可助生地黄、麦冬滋生血脉，平和桂枝辛烈之性，又有宁心安神之效。《血证论》评价此方："生血之源，导血之流，真补血之第一方。"张培宇在临床运用此方时，常通过加减方中药品的用量来补阴补阳。例如心阴血亏虚时，重用生地黄 30 g、阿胶珠 30 g、炙甘草 18 g 以滋阴补血；大枣予 30 枚，30 为至阴之数，意在滋补心阴。又阴不离阳，阳不离阴。当心阳亏虚时，方中滋阴药物减半；大枣予 25 枚，25 为至阳之数，意在温补心阳。临床中应对证分析，灵活运用。

如治一右肺低分化腺癌化疗后出现Ⅲ度骨髓抑制的患者胡某，男，70 岁。刻下症见经常自觉心慌惊悸，时有干咳、胸闷，无咳血，周身乏力，少气懒言，偶有自汗、盗汗，口干，纳不香，失眠多梦，二便尚可。望之形体消瘦，面色苍白无光泽，舌淡白，质干，苔薄白，脉沉细无力。辨为气血亏虚、心神失养证。处方：炙甘草汤加减。炙甘草 18 g，党参 12 g，桂枝 12 g，生地黄 30 g，麦冬 12 g，阿胶珠 30 g，生姜 6 片，大枣（切开，但不要切断）30 枚，酸枣仁 12 g，柏子仁 12 g，龙骨（先煎）30 g，牡蛎（先煎）30 g。14 剂，水煎服，2 日 1 剂，每日 2 次。二诊：患者服药后，心慌惊悸、失眠多梦明显缓解，面见光泽，自觉干咳、周身乏力、少气懒言、自汗、盗汗也有所减轻。

☞ 张培宇以桂枝汤为核心处方辨治化疗后周围神经毒性

桂枝汤是张培宇治疗化疗所致周围神经毒性的基本方剂之一，药物组成及常用剂量：桂枝和白芍各为 12 g，甘草 18 g，大枣（切开，但不要切断）12 枚，生姜 6 片。张培宇认为化疗为热毒，早期热毒损伤卫气营血，后直入脏腑。初期出现营血的亏虚，以致四肢末端失于濡养，进而出现手足麻木，感觉异常。风邪伤卫，腠理不固，卫气外泄，营阴不得内守，本应该汗出而恶风，但是有别于传统桂枝汤证的是，热毒导致的营阴不足要严重得多，以至于当风寒袭表时，卫气不足，腠理开放，没有足够的营阴外流，所以临床上很少见到患者出现汗出的情况，多现为恶风而无汗。营卫源于中焦，宣于上焦，外达于分肉腠理之间，故调和营卫，当顾中焦脾胃。此外，热毒直入脾脏，损伤脾阳，同时造成脾气不足。脾胃为后天之本、气血生化之源，脾胃气虚，受纳与健运乏力，则饮食减少，湿浊内生，大便稀溏；脾主肌肉，脾胃气虚，四肢肌肉无所享受，故四肢乏力；气血生化不足，血不足不荣于面，而见面色萎白；脾为肺之母，脾胃一虚，肺气先绝，故见气短、语声低微、舌淡苔白、脉虚弱。正如《医方考》所说："夫面色萎白，则望之而知其气虚矣；言语轻微，则闻之而知其气虚矣；四肢无力，则问之而知其气虚矣；脉来虚弱，则切之而知其气虚矣。"治宜补益脾胃之气，以复其运化受纳之功。所以患者除表现为手足麻木、恶风无汗的症状外，还多出现脾运化功能障碍致湿浊内生的表现。脾胃功能障碍亦可导致四肢的痿软无力。《素问·痿论篇》言："帝曰：如夫子言可矣，论言治痿者独取阳明何也？岐伯曰：阳明者，五脏六腑之海，主润宗筋，宗筋主束骨而利机关也。冲脉者，经脉之海也，主渗灌溪谷，与阳明合于宗筋，阴阳总宗筋之会，会于气街，而阳明为之长，皆属于带脉，而络于督脉。故阳明虚则宗筋纵，带脉不引，故足痿不用也。"所以在治疗上，张培宇多在桂枝汤的基础上加用四君子汤。临床常用剂量：党参 30 g，白术 12 g，茯苓 12 g，甘草 18 g。方中党参为君，甘温益气，健脾养胃；臣以苦温之白术，健脾燥湿，加强益气助运之力；佐以甘淡之茯苓，健脾渗湿，白术相配，则健脾祛湿之功益著；使以炙甘草，益气和中，调和诸药。四药配伍，共奏益气健脾之功。临床加减：气虚重者加党参、黄芪，阴虚者加知母、生地黄、麦冬、山茱萸、枸杞子、沙参，血虚者加当归、熟地黄、阿胶珠、龙眼肉，纳差者加鸡内金、山楂、神曲、麦芽，恶风重者加防风、僵蚕，痰湿者加半夏、陈皮。

 常忠莲以当归四逆汤为核心处方辨治化疗后周围神经毒性

常忠莲是北京市石景山医院主任医师，其在长期临床实践中擅长应用经方治疗肿瘤患者放化疗不良反应及术后并发症，取得一定效果。常忠莲临证常以当归四逆汤加味治疗化疗引起的周围神经毒性反应。《伤寒论·辨厥阴病脉证并治》第351条云："手足厥寒，脉细欲绝者，当归四逆汤主之。"成无己曰："手足厥寒者，阳气外虚，不温四末；脉细欲厥者，阴血内弱，运行不利，与当归四逆汤，助阳生阴也。"常忠莲认为，一些化疗药物如草酸铂、顺铂、长春新碱、去甲长春碱等所致的周围神经毒性表现为四肢冷、痛、麻木无力、感觉异常、深腱反射减弱或消失，呈袜套样对称性改变，其病机为化疗药物损伤人体阳气，血虚寒滞，气血运行不畅，正与当归四逆汤证的病机合拍。临床应用此方辨治化疗后出现周围神经毒患者，一般用药后1周诸症好转，2周左右诸症渐消。如预防用药，在化疗开始前一天服用，不会出现或仅有轻微症状，化疗后巩固2~3天即可。基本方：桂枝10~15 g，白芍12 g，赤芍12 g，当归10 g，细辛3 g，桃仁10 g，红花10 g，穿山甲6 g，通草6 g，白芥子6 g，熟地黄20 g，麻黄6 g。其中后3味取阳和汤之意，常忠莲亦将此方广泛用于其他疾病引起的麻木，效果良好。临床上肿瘤患者因体质及所患病种、治疗方案等不同，其证候往往错综复杂，因此，常忠莲常随证加减应用。如素体偏热者，加黄柏、知母、羚羊角粉等；便秘者，加火麻仁、郁李仁、玄明粉等；气虚明显者，加黄芪、党参等。

☞ **常忠莲以百合地黄汤治疗化疗后肝损伤**

原发性或转移性肝癌，因放化疗损伤，肝功能衰竭而发生肝昏迷，症见魂不守舍，精神错乱，神志恍惚不定，欲卧不能卧，欲行不能行，舌质红绛，少苔，脉沉细数。常忠莲认为，其病状如《金匮要略·百合狐惑阴阳毒病脉证治第三》中描述的百合病，同时可有低蛋白血症、大量腹水及黄疸等肝功能不全的临床表现，属于中医的肝阴不足，虚热内生，三焦气化不利。此时正虚邪实，治疗上矛盾重重，攻则伤正，补则碍邪，唯有滋润养正，甘淡利邪，使邪去而正不伤。临证常予养阴清热的百合地黄汤、百合知母汤加味，使神机回转，气化水行。基本方如下：百合15 g，生地黄10 g，盐知母10 g，盐黄柏10 g，北沙参10 g，麦冬10 g，生鳖甲15 g，郁金10 g。方中鳖甲、郁金为不可或缺之品。现代药理研究证明鳖甲有抗肿瘤、消结块、增加血浆蛋白的作用；郁金可以提高肝对肝毒物的生物转化功能，并可一定程度地对抗或减轻毒物对肝的破坏作用，能保护肝细胞，促进肝细胞再生。常忠莲应用本方辨治肝癌化疗后肝昏迷，1周后复查肝功能，各项指标均有不同程度的好转，尤以白蛋白升高明显，从而控制了腹水的增长速度，明显延长了腹水引流的间隔，使患者能"带水生存"。

第三节　常用药对

☞ **周岱翰常用药对**

1.法半夏15 g，黄连3 g　法半夏辛温，归脾、胃、肺经，辛以通滞，温以散痞，辛温开达，主在燥湿化痰；黄连苦寒，苦以下气，寒以清解，功以清热燥湿、泻火解毒。二药合用，大有泻心汤之意，辛开苦降，升降并用，斡旋气机，交通痞塞，如《医方考》所言"以既伤之中气而邪乘之，则不能升清降浊，痞塞于中，如天地不变而成否，故曰痞。泻心者，泻心下之邪也。

姜、夏之辛，所以散痞气；芩、连之苦，所以泻痞热"。临床常用于化疗后中焦气机不和而见脘部胀满、恶呕、腹痛等症状者。

2. 旋覆花 10 g，代赭石 10 g　旋覆花辛、苦、咸，微温，升降一体而重降，且诸花皆解郁，功善降胃气、止呕恶、行气消痰；代赭石苦寒重镇，主入胃、肝、心经，重以定逆，如《本经疏证》所言"用旋覆花以转其逆，复用代赭石以定之，则所转之气，不至再变为逆也"。二药合用，具有重镇降逆、疏肝行气之功。临床常将其用于化疗后脘腹胀满兼嗳气、呃逆，病机属土虚木乘者。但周岱翰认为代赭石类金石重镇药物耗气伤津，用量需考究，体虚者药量可为旋覆花二分之一，并加补中益气之品。

3. 砂仁 6 g，白豆蔻 6 g　砂仁辛温，归脾、胃、肾经，气味芳香，长于温脾暖胃、化湿通滞，如张元素所论"治脾胃气结滞不散"，气味降多于升，又可益肾，疗虚劳冷泻；白豆蔻辛香温化，宣肺暖中，《本草求真》云其"上入肺经气分，而为肺家散气要药"，宣达肺胃。二药相伍，芳香宣上，温中益下，三焦疏利则气畅痞散湿化。临床常用于化疗后脾虚湿盛呕吐、腹泻者，二药等份相须为用，各 6~10 g，煎服后下，若化疗期间纳呆，并见便秘、舌苔白腻、脉濡滑等者，可加用厚朴、枳实类降气通腑药物。

4. 熟附子 10 g，生大黄 6 g　附子辛甘大热，为气之厚者，阳中之阳，专补下焦阳虚；大黄苦寒泻热。两药一辛一苦，一热一寒，反激逆从，相辅相成。受多程化疗及患者体质等复合因素影响，患者化疗后常见卫阳不足而便秘、畏寒、自汗等上有心胃火痞，下有肾阳亏虚的寒热错杂类兼夹证候，需以附子专煎扶阳，大黄轻泡泻热。

第20章 放射性肠炎中医药防护

第一节 病机治法

刘沈林治病求本，内调更重外治。刘沈林认为，放射性肠炎表现多端，但由于其为肿瘤治疗过程中的继发表现，究其病因，当以原发肿瘤病为致病根本。其发病在于正气亏虚，脏腑功能失调，癌瘤内伏，消耗人体之气、血、阴、阳。脏腑功能失调，五脏不藏精，六腑不能传化，气机阻滞，痰湿内生，痹阻经络，气虚血瘀，加之射线照射，外感热毒，引动内生癌毒，邪热入于血分，虚实夹杂，痰湿瘀毒阻于肠腑络脉，故致本病。肠炎最常见便血，《疡科心得集·辨肠风脏毒论》云："夫大肠之下血也，一曰肠风，一曰脏毒。肠风者，邪气外入，随感随见，所以色清而鲜；脏毒者，蕴积毒久而始见，所以色浊而暗。经云：阴络伤，则血内溢而便血。"刘沈林认为肠炎便血的病机在于阴络损伤。在本病中，射线照射导致外感邪热、阴血虚耗、痰湿瘀毒阻于阴络，以致阴络损伤。因此，治疗应以清热养阴、止血通络为大法。除了邪热迫血妄行外，放射性肠炎多合并脾胃虚弱、肠腑积滞，单纯以中药汤剂口服清热止血，易阻遏阳气，导致肠腑失运，效果不佳。而中药灌肠方作用于局部，剂量大、浓度高，不仅可利用肠道局部吸收起效，还可通过直接接触受损肠黏膜，产生直接修复作用，同时又不会引起腹泻、食欲缺乏等全身反应。对于长期便血，合并严重贫血的患者，及时输血、止血等对症西医治疗措施可挽救患者危急情况，是治疗中不可偏废的重要部分。因此，刘沈林主张中西医结合，内外治法同用，共起沉疴，并在长期临证中，贯彻始终，取得了满意的疗效。

其治疗一老年宫颈鳞癌患者，放疗后一年余，出现便血5个月余，间断加重。就诊时症见精神萎靡，面色苍白，头晕乏力，食欲缺乏，解大量暗红色血块，日行 5 次，量约 100 ml，大便日行 1 次，成形，与便血不同时，夜寐差，双下肢明显水肿，肛门坠胀，舌质淡、有瘀斑，苔薄白，脉细数，无发热恶寒，无明显消瘦，无腹痛腹泻。急查血常规示：白细胞计数 3.80×10^9/L，血红蛋白浓度 42 g/L。便常规：隐血弱阳性。就诊当天、第 2 天分别予以红细胞悬液 2 U 输注，另予中药仙榆合剂：仙鹤草 15 g，地榆炭 15 g，白及 15 g，石菖蒲 10 g，山栀子 10 g，赤芍 10 g，浓煎 100 ml，另加锡类散 15 g、康复新液 20 ml，每日保留灌肠。同时予中药汤剂口服，治以补益中气、活血止血，方选补中益气汤加减：党参 20 g，生黄芪 30 g，白术 10 g，陈皮 6 g，柴胡 6 g，炙升麻 10 g，当归 10 g，三七粉（后下）5 g，仙鹤草 15 g，炒蒲黄 10 g，炙甘草 6 g，大枣 10 g。共 7 剂，每日 1 剂。经治疗 1 周后，患者便血消失，诸症明显好转。

按语：出血量大，且病程日久，血常规示患者贫血明显，故先予输血以改善贫血，同时配合经验方仙榆合剂灌肠以止血；患者气随血脱，加之腹腔巨大肿块消耗气血，舌苔脉细，辨证属气血亏虚、中气下陷之证，故以补中益气汤为主方口服。如此，中西合用，内治加外用，调理一周病愈。

第二节　核心处方

刘沈林重外用，倡灌肠，以仙榆合剂止便血。仙榆合剂是刘沈林根据多年临床经验，结合大量放射性肠炎患者辨证总结出的灌肠方，具体方药如下：仙鹤草 15 g，地榆炭 10 g，白及 10 g，山栀子 10 g，赤芍 15 g，石菖蒲 15 g。该方以仙鹤草、地榆炭、白及为君，清利下焦血分之热，清热凉血，收敛止血，生肌敛疮；山栀子、赤芍为臣，凉血化瘀，既能凉血止血，又助祛瘀生新；反佐一味辛温之石菖蒲，理气活血，祛风除湿，宣发气机，畅通气、血二分，又防苦寒太过，阴寒内生。仙鹤草性微温，味苦涩，不仅善收敛止血，又可治脱力劳伤。现代药理研究证实，仙鹤草有抗菌、抗病毒、抗癌、止血、杀虫等功效，并有较好的补益强壮作用，对荷瘤机体非特异性免疫，尤其是对肿瘤的免疫监视具有增强作用。此外，对于便血次数多、便血量大的重症患者，方中可加用锡类散、康复新液，中西医结合，增强疗效。前者由象牙屑、青黛、壁钱炭、人指甲（滑石粉制）、珍珠、冰片、牛黄研末组成，可解毒化腐，多外用于疮疡破溃、咽喉肿痛等热毒之证。现代药理研究表明其有抗溃疡、促进愈合、消除免疫反应及抑菌、抗炎、解痉等作用。配合仙榆合剂灌肠，一方面解毒化腐，另一方面促进局部肠黏膜愈合修复。康复新液为美洲大蠊（即蟑螂）干燥虫体的乙醇提取物，药理研究证实，其能显著促进肉芽组织生长，促进血管新生，加速坏死组织脱落，迅速修复各类溃疡及创伤创面；抗炎、消除炎性水肿；提高巨噬细胞的吞噬能力；提高淋巴细胞及血清溶菌酶的活性；使体内 SOD 值回升；调节机体的生理平衡。康复新液可应用于包括放射性直肠炎在内的多种放化疗黏膜、皮肤损害，配合中药灌肠，起到局部修复创面，促进受损肠黏膜血管生成的作用。

第21章　放射性肺炎中医药防护

第一节　病机治法

☞ 张代钊以阴虚为本，养阴不忘清热

张代钊认为，放射治疗属热毒之邪。放射线在杀伤肿瘤细胞的同时，灼伤正常的肺组织，毒热灼阴，津枯肺燥，渐至肺叶枯萎。所引起的症状符合热盛阴虚的表现。其机制是因为热能化火，灼伤肺络，耗伤肺阴造成阴虚。而肿瘤患者素体正气不足，痰瘀内结，正不胜邪，热毒之邪与痰瘀互结，瘀积成毒，阴虚与热毒是放射治疗不良反应最主要的表现，放射线之热毒是引起放射性肺炎的原因，热毒不去，则病根难除，故治疗放射性肺炎在养阴的同时应予以清肺热。放射性肺炎的临床表现如干咳、气急、喘憋等，在中医学中属"咳嗽""喘证""肺痿"等范畴，病理特点是本虚标实，以肺气阴两虚为本，兼有痰、热、瘀为标，故中医药治疗重点是养阴与清热解毒两者并重，不可偏废，兼以止咳化痰、活血化瘀等。

其曾诊治一老年男性肺鳞癌放化疗后患者，5 天前结束放疗。患者自述1 周来干咳剧烈，无痰，夜间加重，影响休息，活动时感觉呼吸困难，口干口渴，喜冷饮，食欲差，入睡困难，大便干燥，2~3 天一行，舌质红，少苔，无津，脉细数。复查胸 CT 见右肺门肿物缩小至 1.5 cm×1 cm，沿肺门有索条样放射状影。提示放射性肺炎。张代钊判断患者目前合并放射性肺炎。辨证属于肺胃阴虚，上焦热盛。病因是放射治疗热毒损伤肺阴，所以治疗以养阴润肺、清热解毒为主。方药如下：沙参 20 g，麦冬 15 g，五味子 9 g，枇杷叶 20 g，金银花 30 g，黄芩 20 g，赤芍 10 g，鸡血藤 30 g，鱼腥草 15 g，山豆根 9 g，白术 9 g，茯苓 9 g，薏苡仁 30 g，鸡内金 20 g，焦三仙各 15 g，瓜蒌 20 g，枸杞子 15 g，女贞子 15 g，生甘草 6 g。2 周后患者第 2 次来院就诊，述咳嗽明显减轻，已不影响睡眠，食欲有所恢复；大便 1 次 / 天，仍比较干燥；舌质仍偏红，舌苔薄白，脉细数。张代钊认为患者肺热有所减轻，肺燥仍存在，将黄芩减至 10 g，金银花减至 15 g，加当归 15 g，嘱服用 14 天。1 个月后复查，CT 示肺门索条影明显变淡。本例的治疗初期养阴清热并用，后期重在养阴活血。

☞ 李斯文倡创"辨证＋辨病＋对症＋情志疗法"组方模式

李斯文认为放射性肺炎的发生，主要缘于以下两方面因素。一方面，射线直接侵袭机体，煎灼津液，熬耗营阴，致内则娇脏失其润养，咳吐浊唾涎沫等，致外则五官九窍失其濡养，可见口干鼻燥，口腔黏膜破溃，两目干涩等。前贤有云"火热者，必有毒""毒者，火邪之盛也"，在病理过程中放疗所致的热盛或热结，久则俱可成毒，"毒热炽盛，蔽其气，凝其血""津液被火灼竭，则血行愈滞"。另一方面，放射线治疗可引起气机阻遏、内生湿热，气滞则血行不畅，致使血瘀而成结，湿热内蕴，浊邪瘀结，可见患者舌质暗红或暗紫或夹瘀，苔薄黄或黄腻，舌底静脉粗涨纡曲等。概而言之，李斯文认为放射性肺炎多由正气不足，瘀、毒、痰内结于娇脏，宣发清肃失司所致，而"瘀毒内结肺络"始终贯穿于放射性肺炎整个病理过程中。其主张辨病与辨证相结合，宏观与微观相结合，整体与局部相结合，谨守病机，审证求因，审因求治，并主张早期即应用活血解毒之法治疗放射性肺炎。因此，临床遣方用药时多以活血解毒类药物为主，再依兼症选用化痰祛湿、软坚散结等药味。其组方在辨证基础上结合辨病，再兼次症，对症辅之，形成了自己治疗放射性肺炎独特的处方法则，即"辨证＋辨病＋对症＋情志疗法"的组方模式。李斯文认为，治疗放射性肺炎不同于一般肺系疾病，辨病显得尤为重要，乃取"有的放矢"之义。放射性肺炎患者多为肿瘤患者，其常情绪低落，自暴自弃。可以通过语言的作用解除患者疑虑，帮助患者树立带瘤生存的信心，从而影响人的生理功能，以达配合治疗的目的。

其治疗一中年肺癌术后患者，来诊时为放疗结束后第 12 周。现在症见连声作咳，痰少，色白黄相间，质黏稠，咳出觉舒，胸胁刺痛，气喘，低热，寐可，纳差，大便干，小便调。查体：体温 37.8 ℃，双肺呼吸音略低，双肺未闻及干、湿啰音。复查胸部 X 线片见与照射野形态大约一致的内索条状、大片状密度增高影，密度不均、边界较清楚。提示放射性肺炎。舌质暗红，苔黄微腻，舌底静脉粗涨纤曲，脉细数。李斯文据症将其诊断为肺癌术后放疗后并放射性肺炎。中医辨证属瘀毒内结，宣降失司。治以活血解毒，开胸气，散结平喘。拟方如下：金银花 20 g，连翘 15 g，蒲公英 30 g，虎杖 15 g，当归 15 g，丹参 15 g，土鳖虫 10 g，全蝎 10 g，炒黄芩 15 g，炒知母 15 g，白果 10 g，炙瓜蒌壳 15 g，牡丹皮 10 g，赤芍 10 g，炙鸡内金 15 g，炙甘草 5 g。每日 1 剂，水煎服，14 剂。嘱：避风寒，忌食牛羊肉、生冷香燥辛辣之品，调畅情志。上方加减服用 28 剂，不适症状均明显缓解。

按语：当归辛甘而温，为血中之气药，补血活血，且化瘀而不伤正；丹参，微寒微苦，活血祛瘀止痛，能"破宿血，补新血"，同当归相须为用；金银花、连翘二味芳香清解，既能辛凉透邪清热，又可芳香辟秽解毒。四药同用，为君药。炒黄芩、炒知母清肺泻火，生津润燥；蒲公英、虎杖二药专入肺经解毒散结化痰。上四味助君活血解毒，是为臣药。白果、炙瓜蒌壳宽胸理气，敛肺而不留邪，宣肺而不耗气；牡丹皮、赤芍清热凉血；土鳖虫、全蝎散结通络；炙鸡内金健脾开胃纳谷。上药同为佐药。炙甘草调和诸药。全方药味相伍，共奏活血解毒、开胸顺气、散结平喘之功，清养并用，又加以心理疏导，帮助患者减轻思想包袱，使症状自缓。

☞ 徐艳玲倡温邪犯肺论，从卫气营血辨证论治

徐艳玲是辽宁中医药大学附属医院呼吸内科主任医师、教授，治疗放射性肺炎取法于温病。叶天士《温热论》云："温邪上受，首先犯肺。"温邪侵袭人体，多呈现出卫、气、营、血的传变规律。临床上，胸部肿瘤的患者经 2~6 个月的放射治疗多出现气分证候，肺卫分证候几乎不见，故徐艳玲认为

放射线属于温邪，具有传变迅速之特点，且肺为娇脏，不耐寒热，其骤然袭肺，多径入气分而致肺热壅盛。肺热壅盛，失于清泻，久而久之，邪热可由气分内陷入营分，可致气营两燔证。营分邪热未及时透转气分，营热羁留，进而深入血分，灼伤肺络，迫血妄行，可致咳血等血分证候。"壮火食气"，热邪属"壮火"，为阳邪，最易伤阴耗气。邪热内蕴不泻，病程日久，往往导致肺之气阴大伤。肺虚日久，子盗母气，而致肺脾气阴两虚。肺为气之主，肾为气之根。肺主呼气，肾主纳气。肺之气阴亏虚，日久必及肾，往往导致肾之气阴亏虚。邪热为患，灼津为痰，痰热互结，壅阻于肺，往往导致肺的宣降功能失常。热入营血，热与血结，或邪热灼伤肺络，血溢脉外；肺气虚则其朝百脉之功能失常，血运不畅，或气虚失于固摄，血溢脉外。以上均可导致瘀血内停。即所谓"久病从络""久病从瘀"之说。病程日久，缠绵难愈，痰瘀互结，气血不通，络脉痹阻；气阴亏耗，络虚不荣，肺燥阴竭，肺失濡养，日渐枯萎。病理因素总属热、虚、痰、瘀。病性为本虚标实之证，病程较长，缠绵难愈。本病初期多以气分实热证为主，治宜辛寒清热或苦寒攻下。气营两燔，则宜清气凉营。若邪热深入血分，则宜凉血散血。病至后期，往往导致肺、脾、肾气阴亏虚，痰瘀互结之本虚标实证，即本病的恢复期阶段。治宜标本兼顾，通补兼施，寓通于补，通不致虚，补不留邪，燮理阴阳，调畅气血，恢复脏腑功能，使热清、虚复、痰消、瘀除而肺络自通，咳喘易平。

☞ 胡志敏擅用经方，中西医结合分型辨证论治

1. 术后防复发及转移而接受放疗者　此类患者以肺脾气虚兼阴虚为主。常见症状为：久咳不止，或吐痰清稀而多，或咽干口燥，声低懒言，胸闷气短，倦怠乏力，食少纳差，面白无华，舌红、少苔、边有齿痕，脉细弱。治宜益气养阴，润肺健脾。方选麦门冬汤合百合知母汤加减，方药：麦冬30 g，党参10 g，半夏9 g，百合15 g，知母9 g，粳米30 g，炙甘草10 g，大枣6枚。麦门冬汤主治津液耗伤所致虚热肺痿。方中重用甘寒清润之麦冬，入肺胃两

经，养阴生津，滋阴润燥，为君药；臣以党参、甘草、粳米、大枣益胃气，养胃阴，使中气充盛，则津液自能上归于肺；肺胃气逆，故佐以少量半夏降逆下气，化其痰，半夏虽属辛温之性，但与大量麦冬配伍则其燥被制，且麦冬得半夏则滋而不腻，相反相成；甘草润肺利咽，调和诸药，以为使。百合知母汤主治百合病误用汗法所致阴津更伤、燥热尤甚之证。方以百合为主润肺清心，益气安神；以知母养阴清热，除烦润燥。润肺燥，养肺津，下逆气，止浊唾，益肺脾气，主从有序，润降得宜。另外，加黄芪、白术以健脾益气；伤阴甚者去党参，加西洋参、北沙参、玉竹、玄参、黄精、女贞子；痰多者加陈皮、旋覆花、瓜蒌、贝母；饮食差者加焦三仙、鸡内金。

2. 未行手术治疗，单纯放疗者　此类患者以瘀毒内蕴兼阴虚火旺为主，属虚实夹杂。常见症状为胸痛有定处，如锥如刺，或痰血暗红，口唇紫暗，咳嗽不畅，胸闷气憋，或灼热感，低热，手足心热，舌质暗或有紫斑，苔薄黄，脉细弦或细涩。治以活血化瘀，解毒散结。方选鳖甲煎丸合麦门冬汤加减。鳖甲煎丸是治疗疟疾迁延日久，反复发作，结成痞块于肋下所致疟母的主方，方药：鳖甲 15 g，大黄 9 g，鼠妇 6 g，土鳖虫 6 g，蜂房 6 g，蜣螂 6 g，厚朴 9 g，瞿麦 15 g，石韦 10 g，半夏 9 g，柴胡 9 g，黄芩 9 g，阿胶 6 g，白芍 15 g。方中鳖甲软坚散结，入肝络而搜邪，又能咸寒滋阴，活血化瘀，为君药。大黄攻积祛瘀，鼠妇、土鳖虫、蜂房、蜣螂破血逐瘀，助君药加强软坚散结的作用；厚朴使气机舒畅；瞿麦、石韦利水祛湿；半夏祛痰；柴胡、黄芩清热疏肝，以调畅郁滞之气机，消除凝聚之痰湿。上述药为臣药。佐以阿胶、白芍补气养血，使全方攻邪不伤正。此方具有软坚散结、活血化瘀之功，合麦门冬汤以补其肺阴。该方寒热并用，攻补兼施，升降结合，气血津液同治，集诸法于一方，俾攻不伤正，祛邪于渐消缓散之中。

3. 放射治疗后合并肺内感染者　此类患者以痰热郁肺为主，属实证。常见咳嗽气息粗促，或喉中有痰声，痰质黏厚或稠黄，咳吐不爽，或有血痰，咳时引痛，胸中隐隐作痛，口干而不甚渴，身热，舌红，苔黄腻，脉滑数。

治以清热解毒，化痰止咳。方选桔梗汤合《备急千金要方》苇茎汤加减，方药：桔梗15g，甘草10g，苇茎15g，薏苡仁30g，冬瓜瓣15g，桃仁10g。桔梗汤中桔梗功善宣肺祛痰，生甘草清热解毒。苇茎汤以苇茎为君药，甘寒轻浮，善清肺热，《本经逢原》谓其"专于利窍，善治肺痈、吐脓血臭痰"；臣以冬瓜瓣清热化痰，利湿排脓，能清上彻下，与君药配合则清肺宣壅，涤痰排脓；薏苡仁甘淡微寒，上清肺热而排脓，下利肠胃而渗湿，亦为臣药；桃仁活血逐瘀，且润燥滑肠，与冬瓜瓣配合，可泻痰瘀，从大便而解，瘀去则痈消，为佐药。该方特点是清肺热、宣肺郁、化痰湿，药性平和，攻邪而不伤正。里热甚者加黄芩、连翘、蒲公英、山豆根、鱼腥草、败酱草。痰多质黏厚或稠黄者加瓜蒌、川贝母、竹茹。咳血重者加白及、三七、仙鹤草，或加犀角地黄汤。喘咳重者加杏仁、枇杷、紫菀、款冬花、葶苈子。

如其治疗一老年男性肺癌患者，放疗1周后出现食少，乏力，恶心，干咳无痰，胸闷气短，活动后加重，口干咽燥，便秘，来门诊要求中药治疗。患者舌质绛红，无苔，脉细数无力。胸部X线片示：左肺上叶术后改变，右肺中上叶见斑片状模糊阴影，放射性肺炎改变。中医四诊合参，证属肺脾气虚兼见阴虚，气血损伤，肺气不足，又因放疗后热毒伤阴耗气而致肺气亏虚、阴津不足之证。治以益气养阴，润肺止咳，健脾和胃。方药：麦冬20g，太子参15g，沙参15g，玄参15g，玉竹15g，百合20g，炙百部20g，生黄芪20g，女贞子15g，白术10g，茯苓15g，制半夏15g，陈皮15g，鸡内金20g，麦芽20g，黄精20g，枸杞子20g，鸡血藤30g。连用7剂后，症状明显缓解，进食增多，自觉有力，体重增加2kg，胸闷气短好转，复查胸部X线片示：右肺中上叶片状影吸收。

按语：该患者属术后放疗后，以虚证表现为主，故选用麦门冬汤合百合地黄汤加减。患者纳差乏力，脾气亏虚表现明显，故加白术、茯苓、生黄芪以健脾益气，鸡内金、麦芽以健胃消食，同时加枸杞子、黄精、女贞子之属以加强养阴之效。全方共奏益气养阴之功。经调理1周，病即告愈。

第二节 核心处方

 张代钊巧用生脉饮祛邪扶正

张代钊善用生脉饮，认为放射性肺炎患者阴虚多于气虚，处方：沙参15 g，麦冬 10 g，五味子 9 g。方中君药为沙参，比党参更合适。沙参为君药，甘润而偏于苦寒，能补肺阴，兼能清肺热，适合阴虚肺燥干咳少痰者，《本草从新》曰其"专补肺阴，清肺火，治久咳肺痿"。麦冬，养阴润肺，益胃生津，《本草汇言》曰其"清心润肺之药。或肺热肺燥，咳声连发，肺痿叶焦"。二药在现代药理研究中都具有提高机体免疫功能的作用，对于放疗后患者免疫功能下降更为适用。五味子酸温，敛肺止汗，生津止渴。三药合用，一补一润一敛，益气养阴，敛肺止咳。有研究指出，转化生长因子 - β（TGF-β）在肺纤维化中起重要作用，发生肺纤维化时 TGF-β 增高，而应用活血化瘀中药时，TGF-β 会下降。当归能明显降低放射性肺损伤过程中转化生长因子 - α（TNF-α）和 TGF-β 的表达水平，认为其可能通过调控细胞因子起辐射防护作用。因此用当归活血化瘀，有使肺纤维化逆转的作用。如果患者表现为痰多，则可能是合并了肺部感染，这时中医认为是痰热共阻，治疗时张代钊常加入化痰的鱼腥草、全瓜蒌、石菖蒲等药物；咳血重者加白及、三七、仙鹤草，或加犀角地黄汤；喘咳重者加杏仁、枇杷叶、紫菀、款冬花。

第 22 章　靶向药物相关不良反应的中医药防护

第一节　病机治法

☞ 花宝金以清热利湿解毒为本，治疗靶向药物相关性皮疹

花宝金认为靶向药物属于刚性热药，能够精准对抗癌毒，但因其自身特有的药毒性，在内攻脏腑的同时热毒亦外淫肌肤，因此其抗癌疗效越显著，皮疹也越严重。其所致皮疹通常出现于头面部，其次是上背部、胸部，少数发生于四肢，表现为脓疱性丘疹和痤疮，临床上药疹患者常有干皮脱皮、皮肤红斑肿胀、瘙痒、触痛、烧灼感、流水流脓等症状。花宝金认为具体发病机制包括：肺气虚损，热溢肌肤；药毒性热，湿热蕴结；阴津亏虚，内燥化火。"邪之所凑，其气必虚"，肺为娇脏，感邪易先受之，其在体合皮，其华在毛，因此药疹发于肌肤与肺中郁热关系密切。热为阳邪，其性炎上，易伤津耗气；药毒入体，郁久化热，热邪深入营血，血热妄行，外溢于肌表；湿阻中焦，复感药物热毒，湿热相合，难以化解；且药物攻伐力度强悍，加重脾胃的损伤，母病及子，肺气更虚，宣降失司，湿遏卫阳，郁而化热，湿热蕴滞肌肤皮毛，发为药疹。晚期肺癌患者病体虚，长期抗癌药物的使用销铄营阴，使人体处于阴津亏虚的状态，阴不敛阳，阴虚之火浮越于上，虚火灼肺耗津，燥火内郁；加之靶向药物的热毒属性，攻伐日久，热盛伤阴，加重火毒燔灼营血，内燥化火，发于肌表而致皮疹。基于以上病机分析，花宝金认为治疗靶向药物相关性皮疹应以清热利湿解毒为本，根据药疹发病的不同程度进行辨证论治。药疹早期，病情尚属初期阶段，皮疹限于身半以上，尤

以头面部为主，皮疹微红，有瘙痒感，并伴有发热头痛等表证，治宜祛风清解为主，临证处方常以消风散加减为基础，疏风养血、清热除湿。病情逐渐深入，皮疹色深红，湿烂浸渍，或有发热、纳呆、便溏等湿热蕴结等症状，宜清热利湿为主，临证处方常以三仁汤合二妙散加减为基础，宣畅气机、清热利湿解毒。药疹后期，气阴两伤，可见低热烦渴、头昏乏力、口干口渴、皮疹红肿渐退、大片脱屑等热毒伤阴症状，治宜养阴清热为主，临证处方常以沙参麦冬汤或青蒿鳖甲汤加减为基础，清热润燥、益气养阴。

其治疗一晚期肺癌患者，患者接受吉非替尼片（易瑞沙）口服靶向治疗，250 mg/d，每天 1 次，治疗 10 个月出现药物相关性皮疹。初诊时，症见面部、胸口皮疹，皮肤潮红、干燥、脱皮，纳可，眠差，口干欲饮，大便溏不成形，小便调，体重稳定，舌红质干，苔少，脉滑。拟方沙参麦冬汤加减，药用：南沙参 15 g，北沙参 15 g，麦冬 15 g，桑叶 12 g，杏仁 10 g，女贞子 15 g，旱莲草 30 g，柴胡 12 g，黄芩 15 g，夏枯草 15 g，半枝莲 30 g，生黄芪 80 g，太子参 15 g，白扁豆 15 g，山药 30 g，珍珠母 30 g，酸枣仁 30 g，首乌藤 20 g，盐杜仲 15 g，川牛膝 15 g，红景天 15 g，生姜 20 g，大枣 5 枚。水煎服，每日 1 剂，分二次服。二诊症见面部、胸口皮疹减轻，偶有瘙痒，晨起腹胀，上眼睑浮肿，纳可，眠差，烦躁，口中黏腻，大便每天 2~3 次，成形，小便调，体重稳定，舌红，苔黄腻，脉弦滑。上方去夏枯草、半枝莲，加苍术 15 g，黄柏 15 g，金荞麦 30 g，蒲公英 30 g。服法同前。三诊时头面、胸口皮肤未见皮疹，无瘙痒。

按语：此患者确诊时已属晚期，存在多发淋巴结、骨转移，服用靶向药物治疗 10 个月，气阴虚损，药毒入体。初诊时患者已发药疹时久，为疾病后期，热毒未除，阴血已伤，皮肤潮红、干燥、脱皮，结合余症及舌脉，辨为热盛伤阴证，治当养阴清热，遂以沙参麦冬汤为主方。二诊时患者皮疹还未消退，津液稍复，然脾虚湿蕴，热象犹存，遂在前方基础上加苍术、黄柏等清热燥湿。三诊皮疹已尽数消退。

☞ 林胜友从"阴火论"论治恶性肿瘤靶向治疗后口腔溃疡

林胜友是杭州市肿瘤医院副院长，主任医师，教授，浙江省中青年临床名中医，入选浙江省"新世纪151人才工程"培养对象。林胜友认为，靶向治疗后口腔溃疡与"阴火"病因病机及证候特点相一致。"阴火"是由金元四大家之一的李东垣最早提出，李东垣在《脾胃论·饮食劳倦所伤始为热中论》中云："既脾胃气衰，元气不足，而心火独盛，心火者，阴火也……火与元气不两立，一胜则一负。"在此明确提出脾胃虚衰、元气耗损而致虚阳浮越，而脾胃虚弱是阴火产生的前提。先天不足的肿瘤患者本身就易发生口腔溃疡，而经过靶向治疗，致脾胃愈弱，饮食不及，元气亏虚，从而中焦气机失调，运化无权，阴火内生，上炎口舌导致口腔黏膜溃疡。临床上所见的靶向治疗后口腔溃疡患者，多表现为脾胃虚弱所致的疲倦乏力、恶心纳差，以及阴火上炎所致的口腔黏膜溃疡、舌尖舌边溃疡、口干口苦等症状。林胜友认为，阴火多因脾胃虚损、气机升降无权而生，治疗上当以李东垣先生之"甘温除大热"思想为基本治则，并根据近三十年的临床诊治经验，总结了"甘温补中、清泻阴火、升发阳气"的十二字大法。同时，林胜友特别强调，阴火辨证慎以单纯虚实概之，当审慎求因，方药对证，丝丝入扣。靶向治疗后口腔溃疡患者可出现口干口苦、苔黄或苔腻等症，辨治时容易误以为实热证或湿热证，而以大剂量苦寒清热之品泻火，使胃气益伤，病情加重。临床症见口腔溃疡伴神疲乏力、纳差、口淡等脾胃气虚的证候时，需明确此类患者是否由于中气不足、阴火内伤所致，合理运用李东垣阴火证治之法，方可见奇效。在临证运用中，也需要随着病情变化随时加减化裁，方随证变，应因人、因时、因地制宜，尤其要注意以脾胃为本，顾护人体正气。

☞ 李杰基于证型演变分段辨治延缓肺癌靶向药物耐药

表皮生长因子受体酪氨酸激酶抑制剂（epidermal growth factor receptor tyrosine kinase inhibitors，EGFR-TKIs）的出现为晚期非小细胞肺癌提供了

新的治疗手段，但耐药问题不容小觑。EGFR–TKIs 耐药机制复杂，根据服用 EGFR–TKIs 后机体产生的不良反应，结合临床研究结果，李杰认为 EGFR–TKIs 之药性属热，服用后必耗气伤津，日久气阴两虚，阴虚内热逐增，以致阴阳失衡，产生耐药。并且，发现随着靶向药物服用时间的延长，中医证型亦随之变化，服用靶向药物后的前 3 个月内，热证渐增，气阴亏虚渐重，大多数患者出现皮疹、瘙痒、干燥脱屑、腹泻等症状，影响患者生活质量，严重者需停用药物。3~6 个月时，热证所占比例已超过寒证，热邪对气阴之耗伤加重，气阴亏虚证之比例渐增，同时肺脾亦受损伤，肺脾气虚证增多。6 个月以后，靶向药物所产生的不良反应基本缓解，瘤体体积缩小减缓，气阴两虚证所占比重继续增多，痰浊壅肺证明显减少，整体以虚证为主，耐药机会增加。因此，为延缓靶向药物耐药，需根据证型演变，分清标本缓急，根据不同阶段病情的不同，分段辨治。在服用靶向药物初期的 3 个月内根据急则治其标之治疗原则，应考虑药物对机体的影响，减轻不良反应，使患者可坚持服药，故以清热解毒为要。因热邪易耗气伤津，临床证型多为气阴两虚证，故给予益气养阴、清热解毒为主要治法，以减少不良反应，稳定瘤体，提高疾病控制率。在服用靶向药物 3~6 个月时，在前基础上佐健脾补肺为主要治法，扶正抗癌，既可继续制约靶向药物所产生的不良反应，预防机体气血津液的进一步耗伤，又可补充正气以抗癌。在服用靶向药物 6 个月以后，根据缓则治其本之治则，应以扶正抗癌、预防耐药为主，根据患者的病理基础及整体属虚的证型变化，以健脾补肺、益肾抗癌为主要治法改善机体偏颇，扶助正气，逐步恢复阴平阳秘之状态，以防耐药。因 EGFR–TKIs 之药物需长期服用，加之其性属热，易耗气伤阴，故治疗全程忌用苦温燥湿之药。

第二节　核心处方

☞ **林丽珠以荆防四物汤辨治靶向药物导致的皮疹**

林丽珠认为，患者服用分子靶向药物后出现的皮疹属于祖国医学的"中药毒""药毒疹"等范畴。肿瘤患者药疹的发生乃禀赋不耐、邪毒侵犯所致。禀赋不耐是指患者为血热或湿热之体，易受邪毒引触，而使内外邪合而为病。邪毒多指风、热、湿、毒之邪。风热之邪侵袭腠理，入里化热，热入营血，血热妄行，溢于肌肤；或禀血热之体，受药毒侵扰，火毒炽盛，燔灼营血，外发皮肤，内攻脏腑；或禀湿热之体，受药毒侵扰，体内湿热郁蒸，郁于肌肤，发为本病。林丽珠在临床实践中多根据皮疹的程度轻重、病邪深浅，参考温病卫气营血理论中斑疹性病变进行辨治，总以肺胃热盛、血热风燥病机为主，以荆防四物汤加减，并配合自拟皮肤外洗方，常获良效。加味荆防四物汤组成：荆芥 10 g，防风 10 g，生地黄 20 g，赤芍 10 g，当归 10 g，川芎 10 g，白鲜皮 15 g，紫草 10 g，蝉蜕 10 g，甘草 6 g。皮肤外洗方：银花藤 30 g，野菊花 15 g，紫花地丁 30 g，蚤休 30 g，五倍子 15 g，地肤子 15 g，牡丹皮 30 g，赤芍 30 g，煎取 1000 ml，局部皮肤外洗，每日 2 次。

☞ **王笑民重视温补中焦，善用黄芪建中汤**

王笑民针对肿瘤患者靶向治疗导致的皮疹、腹泻等一系列的不良反应提出了中阳外泄的病因病机，认为靶向药物为大寒之品，直入脾胃则导致阴寒极盛于中焦，引发腹泻、恶心、呕吐等中焦寒凉之症。而入于人体的阴寒则将中焦阳气隔绝于外，外泄的阳气发散于人体肌表则为皮疹发生的病机。针对此类不良反应，应以温中焦之寒、补脾胃之虚为治本，清热凉血活血、祛风燥湿止痒为治标，标本兼治，寒热并调，靶向药物所致不良反应自然消除。王笑民多采用黄芪建中汤等加减行温中补虚、和里缓急之功效。黄芪建中汤出自《金匮要略》"虚劳里急，诸不足，黄芪建中汤主之"。论述了中焦阳气虚损，阴寒得以乘之。其中重用饴糖，加以黄芪、大枣等药物取其甘温之性，既可去除靶向药所带来的寒邪，同时又奏温中补虚之功效。另外，桂枝辛温，入气分为主，解肌的同时温助中焦阳气；芍药酸甘，入血分为主，可制肝气之横逆。两药合用调气和血，解表和营，温补中焦，抑肝扶脾。同时加以生姜、大枣共护脾胃之阳气。若此时患者病情较重，合并有心悸、气短等水气凌心等症状，亦可选择四逆汤、附子理中汤等刚燥之剂急则治其标，加大温中之功效，甚则回阳救逆。针对患者皮疹，王笑民认为在健脾温中、顾护阳气的基础上，可加入赤芍、丹皮、桃仁、川芎、凌霄花及红花等凉血活血之药治其表，使表面之阳热随血分而去。瘙痒严重者可同时给予防风、白鲜皮、苦参等祛风燥湿止痒。